艾滋病临床
病例分析

赵清霞　孙　燕　主编

AIZIBING LINCHUANG BINGLI FENXI

河南科学技术出版社
·郑州·

图书在版编目（CIP）数据

艾滋病临床病例分析 / 赵清霞，孙燕主编.—郑州：河南科学技术出版社，2023.4

ISBN 978-7-5725-1166-0

Ⅰ.①艾…　Ⅱ.①赵…②孙…　Ⅲ.①获得性免疫缺陷综合征 – 病案　Ⅳ.①R512.91

中国国家版本馆CIP数据核字（2023）第050644号

出版发行：河南科学技术出版社

地址：郑州市郑东新区祥盛街27号　邮编：450016

电话：（0371）65788613　　　65788629

网址：www.hnstp.cn

责任编辑：邓　为

责任校对：崔春娟

封面设计：中文天地

责任印制：朱　飞

印　　刷：河南博雅彩印有限公司

经　　销：全国新华书店

开　　本：720 mm×1020 mm　1/16　印张：22.25　字数：307千字

版　　次：2023年4月第1版　　2023年4月第1次印刷

定　　价：128.00元

如发现印、装质量问题，影响阅读，请与出版社联系并调换。

本书编写人员名单

主　编　赵清霞　孙　燕

副主编　杨　萱　陈媛媛　张　雪

编　委　刘春礼　侯明杰　刘旭辉　王章云

　　　　原海珍　王延丽　安永辉　王双利

　　　　焦　敏　张焕霞　张晓华　辛宁波

主编简介

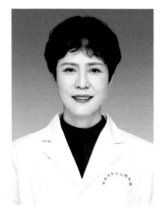

赵清霞，河南省传染病医院（郑州市第六人民医院）艾滋病大科兼感染一科主任，艾滋病防治办公室主任，主任医师，郑州市艾滋病重点学科带头人。国家卫生健康委艾滋病医疗专家组成员、中华医学会感染病分会第十一届委员会艾滋病学组委员、中国性病艾滋病防治协会第六届理事会理事、中国性病艾滋病防治协会第二届学术委员会委员、中国防痨协会结核分枝杆菌/艾滋病毒双重感染专业分会常务委员、河南省艾滋病医疗救治专家指导组副组长、河南省医学会感染病学分会第七届委员会常务委员、河南省医学会微生物学与免疫学分会第五届委员会常务委员、郑州市医学会第九届传染病学专业委员会主任委员、《中国艾滋病性病》杂志第六届编辑委员会编委。

从事传染病临床工作30余年，近20年来主要在艾滋病领域进行临床、科研与教学工作，曾到美国北卡罗来纳州立大学艾滋病医学中心、美国哈佛大学公共卫生学院访问学习。参加《国家免费艾滋病抗病毒药物治疗手册》、中华医学会《艾滋病诊疗指南》的编写工作。发表专业论文60余篇、参编专著7部。获得郑州市科学技术进步奖二等奖6项、河南省科学技术进步奖三等奖2项。带领艾滋病学科团队发挥河南省艾滋病临床治疗中心及艾滋病诊疗质量控制中心的引领作用，救治来自全省的疑难危重艾滋病患者，对全省的市、县、乡、村级艾滋病救治定点机构开展巡诊指导，长期坚持对基层艾滋病定点医疗机构医务人员开展临床带教与理论培训，为提高全省的艾滋病诊疗质量，降低病死率做出了不懈努力。2011年获得国际治疗倡导联盟（中国区）第三届"精忠奖"。曾获得全省医德标兵、全省艾滋病防治工作先进个人、郑州市优秀共产党员、郑州市先进工作者、郑州市第十二批专业技术拔尖人才、郑州市首届"好医生"、第九届"河南优秀医师"奖等荣誉称号。2020年获得"全国抗击新冠肺炎疫情先进个人"荣誉称号。

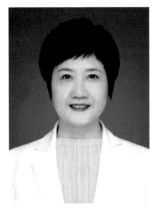

孙燕，河南省传染病医院（郑州市第六人民医院）感染二科主任，郑州市中西医结合艾滋病重点学科带头人，主任医师。享受郑州市政府特殊津贴专家。现任中华医学会热带病与寄生虫学分会艾滋病学组委员，中国中西医结合学会第四届传染病专业委员会委员，世界中医药学会联合会艾滋病专业委员会第三届理事会常务理事，中国性病艾滋病防治协会 HIV 合并结核病专业委员会常务委员，中国性病艾滋病防治协会艾滋病与机会感染专业委员会委员，中华中医药学会防治艾滋病分会第四届委员会委员，河南省艾滋病防治协会临床专业委员会副主任委员，河南省中医药学会中医、中西医结合艾滋病分会常务委员，河南省艾滋病医疗质量控制专家委员会副主任委员，郑州市医学会第九届传染病专业委员会副主任委员。

从事感染性疾病的临床、教学及科研工作 30 年。2000 年曾到重庆第三军医大学附属西南医院进修，2007 年曾到加拿大国际学院学习。自 2004 年开始从事艾滋病的临床及科研工作，目前负责国家及省市艾滋病基层工作人员的培训及临床带教，负责郑州市 3000 余例艾滋病患者的免费抗病毒治疗及长期随访工作，在艾滋病各种机会性感染的诊治、规范化抗反转录病毒治疗、药物毒副作用处理等方面积累了丰富的临床经验。在历次突发公共卫生事件及新发传染病的救治中得到历练，在 2020 年新型冠状病毒肺炎的救治中发挥重要作用。

作为协作单位参与国家"十一五""十二五"重大专项艾滋病相关课题的研究，作为子课题负责人参与"十三五"重大专项"中医药降低艾滋病抗病毒治疗不良反应和机会性感染发生率的方案研究"课题。发表论文 70 余篇，参编专著 8 部，获河南省科学技术进步奖三等奖 2 项；河南省医学科学技术进步奖一等奖 1 项、二等奖 3 项；河南省中医药科技成果奖一等奖 1 项、二等奖 2 项；获郑州市科学技术进步奖二等奖 5 项。曾荣获河南省卫生系统先进个人、河南省艾滋病防治工作先进个人、郑州市疾病预防控制工作先进个人、郑州市第十一批专业技术拔尖人才、郑州市优秀科技工作者、郑州市巾帼科技带头人、第八届郑州市"十大科技女杰"等荣誉称号。

序一

20世纪80年代中期，艾滋病开始传入我国并造成感染。20世纪90年代中期，由于不规范地采供血，造成河南省局部地区艾滋病的传播、流行。党中央、国务院对此高度重视，"四免一关怀"政策出台，河南省在摸清本省艾滋病疫情后，建立了村、乡、县、市、省五级艾滋病定点医疗机构，定点机构的医务人员接受了来自国内艾滋病临床专家的培训、指导，承担了艾滋病患者的基本治疗任务。河南省传染病医院（郑州市第六人民医院）作为河南省艾滋病临床治疗中心，在救治来自全省疑难危重艾滋病患者方面发挥了重要作用。

这本《艾滋病临床病例分析》是河南省传染病医院（郑州市第六人民医院）艾滋病科临床医师对他们10多年来临床典型病例的总结，既有自己的心得体会，又有临床的经验教训。艾滋病专业临床研究发展迅速，这些病例分析限于当时医院的技术水平，或者当时艾滋病临床诊疗的国际国内标准，包括抗病毒药物的供应等，有些典型病例今天看来已经不再重要，但是作为一段历史记忆记录下来也有其重要价值，对艾滋病诊疗技术的发展、进步也有重要作用。

近年来，全国艾滋病疫情发病数仍然呈增长的趋势，在全国各地存在很大的区域差异，基层艾滋病医疗机构承担的救治任务仍然占较大比重，希望河南省传染病医院（郑州市第六人民医院）的这本《艾滋病临床病例分析》能够对基层医疗机构艾滋病的综合医疗救治起到一定的启示作用。

李太生

2021年1月

李太生简介

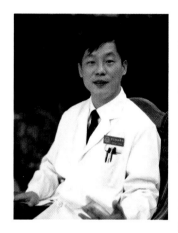

李太生，男，1963 年 8 月出生，1984 年中山医学院本科毕业，1999 年获法国高等应用研究院地球与生命科学系博士学位。中国医学科学院北京协和医院教授、清华大学医学院兼职教授，中华医学会感染病学分会主任委员，曾任中华医学会热带病和寄生虫病学分会主任委员。

他长期致力于感染性疾病的临床诊治和基础免疫研究；近 30 年来，在国家传染病重大专项的支持下，为我国重大传染病艾滋病的临床诊疗及免疫学研究做出了较大贡献。1998 年在国际上首次发现抗病毒治疗能够重建艾滋病患者 $CD4^+$ T 细胞功能，奠定了艾滋病免疫重建理论的重要基础。以此为基础，他牵头开创了适合中国国情的艾滋病抗病毒治疗、综合诊治及全程管理模式，形成了艾滋病抗病毒治疗和免疫重建的"中国方案"，在我国和其他发展中国家推广应用，从根本上改变了我国艾滋病临床治疗水平低下的局面；取得了国内国际系列创新性成果，入选中国医学科学院建院 60 年"十大科技成就"。

新冠疫情期间为国家应对新型冠状病毒肺炎医疗救治组专家、北京协和医院第二批援鄂医疗队队长、北京协和医院院内疫情督查组组长。疫情初期，牵头院内近 30 位专家讨论形成了《北京协和医院关于"新型冠状病毒感染的肺炎"诊疗建议方案（V2.0）》，受到业界高度评价并向国际推广。武汉一线抗疫期间发现并提出新冠免疫发病机制，病程三阶段；发现新冠患者高凝及过度免疫激活状态并提出静脉注射免疫球蛋白联合低分子肝素治疗的有效解决方案，降低（危）重症患者病死率；于武汉坚守 81 天至当地新冠病例清零。

在 *Science* 、*The Lancet*、*Nature Medicine*、*Cell Research*、*CID* 及 *AIDS* 等期刊上发表 SCI 论文 140 篇（IF 因子 5 分以上 30 篇），IF 总分 700 分，他引 8 100 次。作为第一完成人获教育部科学技术进步奖一等奖、华夏医学科技奖一等奖，国家科学技术进步奖二等奖（排名第六），2016 年度法国医学科学院"塞维亚"奖、2016 年度吴阶平－保罗·杨森医学药学奖，2018 年度吴阶平医药创新奖，"新世纪百千万人才工程"国家级人选，国家首批"万人计划"科技领军人才，2020 年度全国先进工作者，2020 年度北京市高等学校教学名师。

序二

艾滋病严重危害人们的生命健康，目前尚无法彻底治愈，也无有效的疫苗。艾滋病抗病毒治疗 30 年来，相关领域虽然取得巨大进展，但艾滋病仍然为全球范围内严重危害人类健康的重大公共卫生问题和社会问题，直接关系到我国的经济发展和社会稳定。

艾滋病抗病毒治疗延长了 HIV 感染者和艾滋病患者 (PLWHAS) 的生存时间，艾滋病相关机会性感染的死亡率大大降低，免疫功能得以重建，使艾滋病成为一种可以控制的慢性传染病。但长期服药带来的不良反应、AIDS 相关及非相关并发症的增多等，如心脑血管疾病引起的死亡人数在增加，非艾滋病相关肿瘤逐年增多，不仅影响患者的生理功能，而且为患者及其家庭带来极大的心理和经济负担，成为医疗机构面临的难题。

河南省 2004 年开始艾滋病高效抗反转录病毒治疗（ART），是全国最早开展抗病毒治疗的省份之一，治疗覆盖率高及治疗时间长是河南省艾滋病治疗的特点。河南省由于早期不规范采供血造成艾滋病局部流行，大多数患者集中在资源有限的基层医疗机构治疗，通过有效的抗病毒治疗，艾滋病患者的发病率和死亡率明显下降，艾滋病患者得以长期生存，对长期生存患者中越来越多的心脑血管病、内分泌疾病、心理疾病等慢性疾病，药物毒副作用等导致了患者生活质量下降，由于基层医疗条件和技术水平所限，对上述问题不能及时发现与处理，造成巨大的医疗负担与经济负担，艾滋病防治工作还面临着诸多问题与挑战。

《艾滋病临床病例分析》一书由河南省传染病医院牵头，由工作在防治艾滋病工作一线、对艾滋病有着丰富经验和切身体会的临床医生撰写，总结 10 年来的临床治疗经验，通过典型病例的临床病例分析，介绍疾病的发生、发展及结局，最后针对病例进行深入浅出的点评，分享艾滋病治疗经验与不足，引导基层医生掌握正确的临床思维，进行合理的检查、规范的治疗。本书的出版，既是河南省传染病医院对本院艾滋病临床治疗的经验总结，也有助于同道间的经验交流，对提高基层医疗机构艾滋病的综合救治水平将起到很好的作用。

张福杰

2021 年 1 月

张福杰简介

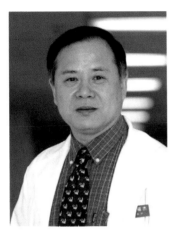

　　张福杰，医学博士，首都医科大学附属北京地坛医院感染临床和研究中心主任，首都医科大学艾滋病临床诊疗和研究中心主任，主任医师，首都医科大学传染病学系副主任、教授，博士生导师，北京市突出贡献专家。

　　他是传染病专家，是国内最早开展艾滋病抗病毒治疗的医生，领导中国首例黄热病的治疗和科研工作。2002—2015 年，其在卫生部（现卫健委）的领导下负责组织、协调和实施国家的艾滋病免费抗病毒治疗，治疗 HIV/AIDS 超过 80 万例，挽救了大量患者的生命，减少了 HIV 性传播。2018 年领导中国首例黄热病的研究，2020 年在新型冠状病毒（COVID-19）医疗和科研方面取得突出成绩。

　　担任世界卫生组织（WHO）耐药委员会委员、国家卫生健康标准委员会传染病标准专业委员会副主任委员、国家卫生健康委员会艾滋病临床专家组组长、中国性病艾滋病防治协会专家委员会副主任委员和中华医学会热带病和寄生虫病学分会常委等。担任《柳叶刀·艾滋病》（*The Lancet HIV*）国际委员、*JAIDS* 和 *AIDS Patient Care and STDs* 等编委。

　　主持"十五""十一五""十二五"和"十三五"国家科技重大专项，"973"子项目负责人。主持和参与美国国立卫生研究院（NIH）的 5 项艾滋病研究及其他各种科研项目。

　　在《柳叶刀》、《柳叶刀·传染病》、《内科学年鉴》（*Ann Intern Med*）、《临床传染疾病》（*CID*）等中外杂志发表英文论文 114 篇，中文论文 160 篇。总影响因子 494.18，SCI 论文被引用 2 531 次。获得中华医学科技奖一等奖 1 项、北京医学会　等奖 1 项、北京市科学技术奖二等奖 2 项，中华医学科技卫生管理奖和华夏医学科技奖各 1 项。

前　言

人类免疫缺陷病毒（human immunodeficiency virus，HIV）感染人体后，随着 HIV 病毒的不断复制，病程进展，机体免疫功能受损直至崩溃，艾滋病患者由于免疫功能缺陷导致各个系统、各种病原体的相关感染或肿瘤的发生。同时由于传播途径相似，HIV 感染者部分合并乙型肝炎病毒（HBV）、丙型肝炎病毒（ HCV）或梅毒。抗反转录病毒药物治疗使得患者体内病毒复制受到抑制，免疫功能得以恢复与重建，相应的药物不良反应的监测、发现与正确处理成为保证患者治疗质量的重要工作。而随着 HIV 感染者和艾滋病患者（以下简称 HIV/AIDS 患者）生命的延长，非 AIDS 相关慢性并发症与肿瘤的发生逐渐增多，艾滋病临床医务工作者面临的疑难、复杂病例越来越多，对艾滋病临床医生提出了更大的挑战。《艾滋病临床病例分析》汇集了河南省传染病医院（郑州市第六人民医院）近年来诊治的艾滋病定义的机会性感染、HIV 合并感染（HIV/HBV、HIV/HCV、HIV/ 梅毒）、HIV 相关与非相关肿瘤、HIV 慢性并发症、抗 HIV 药物不良反应等常见典型疾病与部分疑难病例，在经治医师的观察、分析和全科讨论及手术后病例得到了正确的诊治方向，其中也不乏由于对疾病的认识不足而需要汲取的经验教训。《艾滋病临床病例分析》对诊断治疗过程中的临床思维要点、经验教训进行了归纳总结，并对相关进展加以介绍。通过对典型病例、疑难病例的点评，可以丰富我们的临床认识和经验，不断提高临床诊断与治疗水平，同时可为其他艾滋病临床医生提供借鉴，此为我们编写的目的。

本书分为两章，第一章对 HIV/AIDS 进行了概述；第二章为临床病例分析，根据病例特点分为四节，分别按照艾滋病相关机会性感染、艾滋病合并肿瘤、艾滋病合并其他疾病、抗病毒治疗相关药物导致的不良反应四个方面选择典型病例 108 例，从病史、辅助检查、治疗过程、病情转归等方面对病例进行了全面呈现，其中一些病例在我院相关科室如外科、血液净化科、病理科、检验科等同事的大力支持下得到了明确的诊断与治疗。部分病例由于当时医院条件所限，特别是由于我们临床医生的医疗水平的局限，可能存在诊疗的不当之处，恳请同道和读者在阅读当中予以批评指正。

编　者
2021 年 1 月

目 录
CONTENTS

第一章 HIV/AIDS概述

一、定义

1981 年 5 月美国在一些同性恋中首先报道了卡氏肺孢子虫肺炎和卡波西肉瘤（Center for Disease Control：1981a，1981b，1981c）等少见的疾病。1983 年证实这类获得性免疫缺陷综合征（Acquired Immune Deficiency Syndrome，AIDS）由反转录病毒引起。1986 年国际病毒分类委员会将导致艾滋病的病毒正式命名为"人类免疫缺陷病毒"（human immunodeficiency virus，HIV）。

人类免疫缺陷病毒主要攻击人类的免疫系统，削弱人体对感染和某些癌症的防御系统。随着病毒破坏和损害人体的免疫细胞功能，感染者的免疫系统会逐渐出现缺陷。免疫功能通常通过 CD4$^+$ T 淋巴细胞计数（以下简称 CD4）来衡量。

获得性免疫缺陷综合征（以下简称艾滋病 /AIDS）是指当人体的免疫功能被破坏到一定程度时，就会受到一系列感染、肿瘤和疾病的侵袭而出现相关的临床症状和体征，通常为艾滋病毒感染的晚期。

二、传播途径

艾滋病病毒主要存在于感染者的血液、精液、阴道分泌物、乳汁等多种体液中，当与感染者的上述体液发生交换，就可导致艾滋病病毒的传播，因此，人可以通过以下几种途径感染 HIV。

（一）性传播

与已经感染 HIV 的性伴侣发生无保护的性行为，包括异性或同性间的阴道性交、肛交等。若已感染其他性传播疾病，如梅毒、疱疹、衣原体、淋病和细菌性阴道炎等，则是感染艾滋病毒的危险因素。

（二）血液传播

血液传播包括不安全的注射、输入污染的血液或血液制品、组织器官移植、未充分消毒的侵入性医疗操作等。注射吸毒时共用受到污染的针头、注射器具等也是一种非常危险的感染因素。

（三）母婴传播

感染 HIV 的母亲可以在妊娠期间、分娩过程中或产后哺乳时将 HIV 传染给下一代。

应当说明的是 HIV 不会通过昆虫等叮咬的方式传播，日常生活接触如握手、拥抱、礼节性亲吻、同吃同饮等不会传播艾滋病。完整皮肤接触 HIV 污染的体液（如血液）也不会感染 HIV。

三、HIV感染自然史

人体感染 HIV 后，在没有任何干预的情况下疾病发生和发展的过程，称之为自然史。HIV 感染后在人体内主要经历以下几个阶段：HIV 在体内播散、急性感染期、血清转换期、无症状 HIV 感染期、艾滋病前期、艾滋病期、艾滋病晚期。根据美国 1993 年的临床分期标准，将 HIV 感染分为Ⅳ期（急性 HIV 感染、无症状期、持续性淋巴结肿大期和艾滋病期），而我国分为三期（急性 HIV 感染、无症状期和艾滋病期）。

HIV 在体内播散：HIV 进入人体内与 CD4 细胞融合，在 2 天后到达局部淋巴结，在 5 天内进入血液循环，其结果是 HIV 全身播散。

（一）急性感染期

80%～90%（报道数据不一）的人在感染2～4周后出现临床症状，而且通常出现在血清阳转之前，主要症状有发热，且是自限的，经常持续1～3周；淋巴结肿大，咽炎，皮疹，口腔、食管溃疡，关节和肌肉痛，腹泻，头痛，恶心呕吐，肝脾大，鹅口疮；神经系统表现有脑炎、末梢神经炎。

血清转换期（窗口期）：机体被感染后，有一段时间血清中不能检测出艾滋病病毒抗体，从艾滋病病毒感染到血清艾滋病病毒抗体转阳，这一段时间称为窗口期。核酸血筛检测体系、第四代检测试剂，将检测窗口期从3周缩短到2周以内，可更加及时地发现HIV感染者。

（二）无症状期

患者无症状，可以有持续性淋巴结肿大，其定义是除腹股沟部位外有2个或2个以上的淋巴结肿大；淋巴结直径超过1cm，无压痛，无粘连；持续时间3个月以上；除外其他病因。

艾滋病前期出现的症状不是艾滋病的典型症状。

（三）艾滋病期

主要参照1993年美国CDC标准：包括25种艾滋病指征性疾病，只要包括其中之一者即为艾滋病；同时规定：CD4细胞＜200个/μL或CD4%＜14%的HIV感染者也按艾滋病病例报告。

四、临床特征

艾滋病因感染的病原体与感染的部位不同，可以出现各系统的临床症状与体征。

1. 呼吸系统　主要有反复的咳嗽、发热、进行性呼吸困难、胸痛往往伴有发热。常见的疾病有细菌性肺炎、肺孢子菌肺炎（pneumocystis pneumonia，PCP）、巨细胞病毒（cytomegalovirus，CMV）肺炎、肺结核、霉菌性肺炎、肿瘤等；而PCP是最常见的机会性感染。

2. 消化系统 患者主要表现为吞咽疼痛和吞咽困难、恶心、食欲下降、反复持续的腹泻。常见的疾病有食管的念珠菌病、巨细胞病毒性胃炎。

3. 神经系统 患者有持续的头痛、恶心、呕吐、肢体无力、活动障碍，甚至有抽搐和痴呆的表现，常见的疾病有弓形虫脑病、结核性脑炎、真菌性脑炎（隐球菌性脑膜炎最常见）、脑内肿瘤等。

4. 皮肤和黏膜 主要表现为口腔反复的白膜和溃疡，反复的皮疹和皮肤的瘙痒，以及皮肤感染和皮肤肿瘤。

5. 眼部 视物模糊和视力进行性下降，主要为弓形虫和巨细胞病毒视网膜炎，梅毒引起的视神经炎也需引起重视。

五、HIV疾病进展的实验室指标

评价 HIV 疾病进展与预后及抗病毒治疗效果的两个重要的实验室指标是 CD4 计数和 HIV 病毒载量（HIV-RNA）。

1. CD4 计数 CD4 细胞是 HIV 感染最主要的靶细胞，HIV 感染人体后，出现 CD4 细胞进行性减少，CD4/CD8 细胞比值倒置现象，细胞免疫功能受损。CD4 细胞减少与临床的恶化经常是平行的。

CD4 细胞是 HIV 疾病进展的预兆指标，通过 CD4 细胞可以了解机体的免疫状态和病程进展、确定疾病分期、判断治疗效果和 HIV 感染者的临床合并症。

2. HIV-RNA 病毒载量一般用血浆中每毫升 HIV-RNA 的拷贝数（拷贝/mL）或每毫升国际单位（IU/mL）来表示。定量检测常用于监测 HIV 感染者的病程进展和抗病毒治疗效果。高病毒载量预示病程快速发展，有效的抗病毒治疗能够显著降低病毒载量并可达到小于最低检测限。当病毒载量低于检测下限后而又出现反弹时，则提示抗病毒治疗可能出现病毒学失败。

六、HIV感染的诊断

参照 2018 年中华医学会制定的《HIV/AIDS 诊断标准及处理原则》中华人民共和国国家标准（试行），将艾滋病的全过程分为急性期、无症状期和艾滋病期。

诊断原则：HIV/AIDS 的诊断需结合流行病学史（包括不安全性生活史、静脉注射毒品史、输入未经抗 HIV 抗体检测的血液或血液制品、HIV 抗体阳性者所生子女或职业暴露史等）、临床表现和实验室检查等进行综合分析，慎重做出诊断。诊断 HIV/AIDS 必须是 HIV 抗体阳性（经确证试验证实），而 HIV-RNA 和 P24 抗原的检测有助于 HIV/AIDS 的诊断，尤其是能缩短抗体"窗口期"和帮助早期诊断新生儿的 HIV 感染。

（一）急性期

诊断标准：患者近期内有流行病学史和临床表现，结合实验室 HIV 抗体由阴性转为阳性即可诊断，或仅实验室检查 HIV 抗体由阴性转为阳性即可诊断。

（二）无症状期

诊断标准：有流行病学史，结合 HIV 抗体阳性即可诊断，或仅实验室检查 HIV 抗体阳性即可诊断。

（三）艾滋病期

（1）原因不明的持续不规则发热 38℃以上，＞1 个月。

（2）腹泻（大便次数多于 3 次 / 日），＞1 个月。

（3）6 个月之内体重下降 10% 以上。

（4）反复发作的口腔真菌感染。

（5）反复发作的单纯疱疹病毒感染或带状疱疹病毒感染。

（6）肺孢子菌肺炎（PCP）。

（7）反复发生的细菌性肺炎。

（8）活动性结核或非结核分枝杆菌病。

（9）深部真菌感染。

（10）中枢神经系统占位性病变。

（11）中青年人出现痴呆。

（12）活动性巨细胞病毒感染。

（13）弓形虫脑病。

（14）马尔尼菲篮状菌病。

（15）反复发生的败血症。

（16）皮肤黏膜或内脏的卡波西肉瘤、淋巴瘤。

有流行病学史、实验室检查 HIV 抗体阳性，加上述各项中的任何一项，即可诊断为艾滋病。或者 HIV 抗体阳性，而 CD4 细胞＜ 200 个 /μL，也可诊断为艾滋病。

第二章　临床病例与分析

第一节　艾滋病相关机会性感染

一、肺孢子菌肺炎

肺孢子菌肺炎（PCP）是艾滋病患者肺部最常见、最严重的并发症，占整个肺部机会性感染的 60.0% ~85.0%，一般发生在 CD4 淋巴细胞 < 200 个 /μL 时。据报道约有 70% 的艾滋病患者病程中至少要发生一次 PCP，已成为患者死亡的主要原因之一。

本病起病隐匿或亚急性，表现为干咳、气短，活动后加重，可伴有发热、发绀，严重者发生呼吸窘迫，肺部阳性体征少。症状与体征的严重不一致为本病的特点。胸部 X 线检查可见：双肺从肺门开始的弥漫性网状结节样间质浸润，有时呈毛玻璃状阴影。CT 扫描比 X 线片更清楚，不过，即使 CT 没有发现明显异常，临床上有典型的症状出现，及时进行处理也是合理的。动脉血气分析提示：低氧血症；严重病例动脉血氧分压（PaO_2）明显降低（< 60mmHg），出现 I 型呼吸衰竭。乳酸脱氢酶常升高，如明显升高常常提示预后差。确诊依靠病原学检查如痰液或支气管肺泡灌洗、肺组织活检等发现肺孢子菌的包囊或滋养体。

肺孢子菌肺炎的首选药物是复方磺胺甲噁唑，用量为每次 3 片，每日 3 次口服，同时服用碳酸氢钠片减轻不良反应。轻症病例可尝试口服药物门诊治疗。但对于呼吸功能恶化，或 $PaO_2 < 70mmHg$ 的患者，应立即住院治疗，在服用复方磺胺甲噁唑的同时使用类固醇类药物，必要时给予辅助性机械通气。治疗期间应定期监测血常规、肝肾功能，还应注意的就是复方磺胺甲噁唑的药物热及过敏性皮疹的不良反应。对复方磺胺甲噁唑过敏者，可改为氨苯砜替代治疗或预防。对于 CD4 细胞 < 200 个 / μL 的 AIDS 患者，PCP 症状好转疗程结束后，复方磺胺甲噁唑改为预防用量（2 片 / 日，口服），直至 CD4 细胞 > 200 个 / μL 以上并维持 3 ~ 6 个月方可停用。

【病例 1】发热、胸闷——肺孢子菌肺炎、气胸

贾某，男，35 岁，已婚，自由职业者。入院日期：2012 年 1 月 11 日，出院日期：2012 年 2 月 4 日。

主诉：发现 HIV 感染 2 年，发热、胸闷 7 天。

现病史：2 年前确诊 HIV 感染，未行 CD4 检测，一直未抗反转录病毒疗法（ART）。7 日前出现胸闷、发热，热峰达 39.0℃，伴咳嗽、咳大量黄白色黏痰，偶有头晕、头痛，无恶寒。当地医院抗感染、对症治疗（具体用药不详），效果差，呼吸困难进行性加重，转入我院诊治。

既往史：16 年前有多次不规范单采血浆史。

体格检查：T：38.8℃，P：130 次 / 分，R：36 次 / 分，BP：100/68mmHg。神志清，精神差。口唇重度发绀，口腔黏膜及舌面可见大量片状白斑，咽腔充血，双侧扁桃体无肿大。双肺呼吸音粗，未闻及干湿性啰音。腹部稍膨隆，无压痛及反跳痛，肝脾肋下未触及。双下肢无水肿。

辅助检查：胸部 CT：双肺广泛分布云絮样模糊影及斑片影。血气分析：pH：7.406，PCO_2：23.2mmHg，PO_2：51mmHg，HCO_3^-：14.7mmol/L，$SO_2\%$：88%，Lac：2.33mmol/L，BE：-10mmol/L。血常规：WBC：$11.2×10^9$/L，N%：

97%，L%：2.12%，RBC：3.45×10^{12}/L，HGB：111g/L，PLT：146×10^9/L。LDH：632U/L。CRP：138.9mg/L。CD4：105个/μL。PCR-HCV-RNA：8.44×10^4拷贝/mL。

初步诊断： ① 艾滋病合并肺孢子菌肺炎，细菌性肺炎，I型呼吸衰竭，真菌性口炎。②病毒性肝炎 丙型 慢性中度。

诊疗经过： 入院后查血气分析提示I型呼吸衰竭，立即给予面罩吸氧（8 L/min），甲泼尼龙注射液80mg，每8小时1次，静脉注射；冲击治疗3天后改为醋酸泼尼松片80mg，2次/日，口服；以后醋酸泼尼松片每5天减半量口服，直至疗程结束停药。复方磺胺甲噁唑片每次3片，每日3次口服治疗肺孢子菌肺炎；碳酸氢钠片每次2片，每日3次口服减轻不良反应。亚胺培南西司他丁钠抗细菌治疗，血必净减轻全身炎症反应治疗。上述治疗7天，呼吸困难无改善，查血PCR-HCMV-DNA：1.33×10^4拷贝/mL，考虑合并巨细胞病毒性肺炎。给予更昔洛韦注射液抗巨细胞病毒治疗，用法：5mg/kg，静脉滴注，每12小时1次；3周后改为维持量，5mg/kg，静脉滴注，1次/日，同时加强营养支持治疗。入院第14天时，患者剧烈咳嗽后突然胸闷加重，复查胸部CT显示：右侧气胸，立即行胸腔闭式引流术，后患者胸闷逐渐缓解，胸腔闭式引流8天后复查胸CT显示气胸吸收，肺部病变较前好转，拔出引流管。治疗21天抗PCP疗程结束，患者症状及检查结果均明显好转，复方磺胺甲噁唑片减为2片/日，进行PCP二级预防，并启动3TC+TDF+NVP方案ART，病情稳定后好转出院。

出院诊断： ①艾滋病合并肺孢子菌肺炎，细菌性肺炎，巨细胞病毒肺炎，右侧气胸，I型呼吸衰竭，真菌性口炎。②病毒性肝炎 丙型 慢性中度。

点评： 该患者发现HIV感染2年，一直未ART，发病时按普通的细菌感染治疗，直到病情加重，才转诊我院，这在农村比较常见，应引起患者和基层医务人员重视。若艾滋病患者出现发热、咳嗽、进行性呼吸困难，应首先考虑 PCP，尽早进行胸部影像学检查，早期诊断，早期治疗，能提高抢救成功率。艾滋病晚期患者并发 PCP 的同时多合并有细菌性肺炎、CMV 肺炎等，造成病情复杂，基层医院受条件限制，病原诊断更为困难，若患者抗 PCP 治疗 7 天，病情无改善甚至加重，应考虑到合并 CMV 感染的可能，可以经验性抗 CMV 治疗，病情稳定后立即开始 ART。

【病例 2】发热、咳嗽、进行性胸闷、气胸——肺孢子菌肺炎、气胸

姚某，男，24 岁，未婚，职员。入院日期：2013 年 9 月 6 日。

主诉：发热、咳嗽 1 个半月，进行性胸闷 1 个月。

现病史：1 个半月前出现发热，体温最高达 40℃，间断咳嗽，咳少量白色黏痰，无痰中带血。在院外用头孢类抗生素治疗，效果欠佳。1 个月前出现胸闷，气喘，且进行性加重。在外省某医院住院时 HIV 抗体初筛阳性，予"复方磺胺甲噁唑片、卡泊芬净及头孢吡肟"治疗 1 周后体温正常，胸闷无改善，转入我院。近期体重下降 10kg。

个人史：男男性接触史。

既往史及家族史：无特殊。

体格检查：T：38.9℃，P：132 次 / 分，R：32 次 / 分，BP：90/58mmHg。神志清，精神差，形体消瘦，呼吸急促。由平车推入病房。口唇轻度发绀，口腔黏膜可见少量白斑。咽腔充血。听诊双肺呼吸音清，未闻及干湿性啰音。听诊心率为 132 次 / 分，律齐，心音有力，各瓣膜听诊区未闻及杂音。腹平软，无压痛及反跳痛，肝脾肋下未触及，墨菲征阴性，肝区无叩击痛，双下肢无水肿。

辅助检查：动脉血气分析，pH：7.431，PCO_2：22.30mmHg，PO_2 59.20mmHg，HCO_3：14.50mmol/L，BE：−7.45mmol/L，SO_2%：90.60%。WBC：$8.80×10^9$/L，N%：94.54%，L%：4.22%，RBC：$4.47×10^{12}$/L，HGB：131g/L，PLT：$138×10^9$/L。TBIL：12.7μmol/L，DBIL：9.3μmol/L，TP：65g/L，

ALB：30g/L，ALT：49IU/L，AST：34IU/L。LDH：512U/L。CRP：20.70mg/L。CD4：16 个 /μL。胸 CT：两肺透光度差，双肺可见散在斑片状密度增高影（图 2-1-1）。

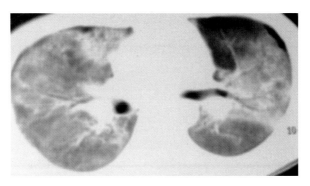

图 2-1-1　PCP 治疗前胸部 CT

初步诊断：获得性免疫缺陷综合征并肺孢子菌肺炎，细菌性肺炎，I 型呼吸衰竭，真菌性口炎。

治疗经过：入院后嘱患者卧床休息，吸氧（8L/min），予复方磺胺甲噁唑片每次 3 片，每日 3 次，口服；碳酸氢钠片每次 2 片，每日 3 次，口服；醋酸泼尼松片 40mg，12 小时 1 次，口服，减量方法同病例 1；亚胺培南西司他丁钠抗细菌治疗。治疗 21 天，PCP 疗程结束后，患者症状减轻，复方磺胺甲噁唑片改为每次 2 片，每日 1 次预防用量；同时开始 3TC ＋ TDF ＋ EFV 方案 ART。治疗过程中患者反复出现双侧气胸（图 2-1-2），持续双侧胸腔闭式引流，保守治疗效果差，外科会诊后建议：待患者 CD4 上升后，可进行外科手术治疗，帮助肺泡复张。在患者 ART 治疗 1 个月后，CD4 上

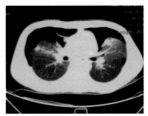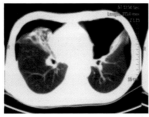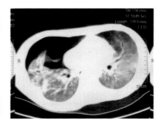

图 2-1-2　PCP 治疗后反复出现气胸的胸部 CT

升至 100 个 /μL 以上，拟行外科手术治疗，但因患者再次出现发热，营养状况差，无法手术，故一直采取内科保守及持续胸腔闭式引流治疗，间断治疗 4 个月后，患者体温正常，无明显不适，复查胸部 CT 提示气胸基本吸收（图 2-1-3）。夹闭引流管数天后，未再出现气胸，拔除引流管出院。

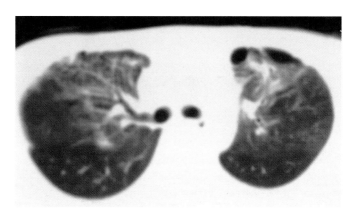

图 2-1-3　气胸治疗后胸部 CT

出院诊断： 获得性免疫缺陷综合征并肺孢子菌肺炎，细菌性肺炎，Ⅰ型呼吸衰竭，双侧气胸，真菌性口炎。

点评： 肺孢子菌肺炎患者肺部解剖特点：肉眼可见肺组织充实而含气减少，组织学上可见肺泡内充满泡沫状渗出物，其内可查得肺孢子菌。于肺泡间隔、血管周围间质及血管内查出肺孢子菌的患者可陷于肺坏死，形成空洞，又可并发气胸。上述病理特点提示 PCP 易合并气胸。所以患者在进行 PCP 治疗恢复过程中，症状好转时突然出现胸闷加重，体格检查可见一侧呼吸音减弱甚至消失，应立即行胸片检查，要考虑到合并气胸的可能。但该患者双侧胸腔反复多次出现气胸临床上并不常见。

气胸经内科胸腔闭式引流效果欠佳的患者，应考虑外科治疗，否则会影响肺的复张。但因该患者反复发热，心率较快（132 次 / 分），营养状况较差，迟迟不宜手术，只能采取内科保守治疗。

二、巨细胞病毒感染

【病例3】视物模糊、飞蚊症——CMV视网膜炎

石某，男，23岁，汉族，已婚，农民。入院日期：2014年2月18日，出院日期：2014年3月4日。

主诉：发现HIV感染1个月，视物模糊5天。

现病史：1个月前，患者查HIV抗体初筛及确认试验阳性，CD4：4个/μL。开始ART，方案为TDF+3TC+EFV。5天前无诱因出现发热，体温38℃，无寒战、抽搐、咳嗽、咳痰、腹痛、腹泻等症状。同时出现双眼视物模糊，飞蚊症。为进一步诊治来我院。

个人史：患者有不安全性行为。

体格检查：T：37.6℃，P：100次/分，R：25次/分，BP：117/86mmHg。发育正常，营养中等，神志清，精神一般，全身皮肤黏膜无黄染、皮疹及出血点，全身浅表淋巴结未触及肿大。口腔黏膜见大量白斑，咽腔充血，双侧扁桃体无肿大。颈软，双肺听诊呼吸音粗，未闻及干湿性啰音。心率为100次/分，律齐，各瓣膜听诊区未闻及杂音。腹平软，无压痛及无反跳痛，肝脾肋下未触及，双下肢无水肿。

入院诊断：获得性免疫缺陷综合征并巨细胞病毒性视网膜炎？口腔念珠菌病。

入院检查：血常规：WBC：3.46×10^9/L，N%：45.64%，L%：42.8%，RBC：3.69×10^{12}/L，HGB：118g/L，PLT：181×10^9/L；肝功能，TP：66g/L，ALB：34g/L，TBIL：11.0μmol/L，DBIL：5.7μmol/L，ALT：19U/L，AST：25U/L，ALP：90U/L，r-GT：30U/L，CHE：6 537U/L。血HCMV-DNA：6.48×10^2IU/mL。口腔拭子：白色假丝酵母菌。眼科会诊：双眼裸眼视力0.6，双眼前段未见异常，眼底：右视盘界清，鼻上方周边部视网膜大片黄白色混浊伴少量出血，后极部未见异常，左视盘界清，颞下方视网膜

沿血管走行可见黄白色混浊伴少量出血，后极部可见棉绒斑（图2-1-4）。

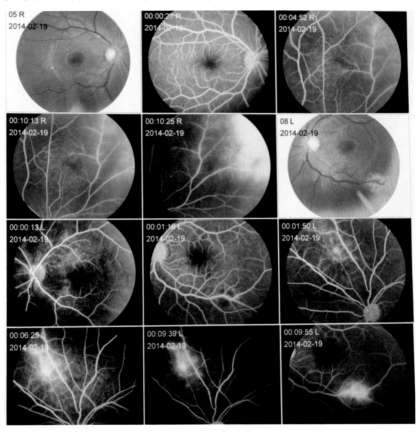

图2-1-4 眼底造影

诊疗经过： 入院后继续ART。给予更昔洛韦5mg/kg静脉滴注，每12小时1次；氟康唑0.2，静脉滴注，每日1次，首剂加倍。半个月后患者视物模糊减轻，口腔黏膜白斑消失，好转出院。嘱患者出院后到当地医院继续更昔洛韦维持治疗，5mg/（kg·d），静脉滴注。

出院诊断： 获得性免疫缺陷综合征并巨细胞病毒性视网膜炎，口腔念珠菌病。

点评： CMV病毒血症常发生于艾滋病终末期，常常导致严重的后果，甚至威胁生命。艾滋病患者的CMV感染可以侵犯各个器官，其中CMV视网膜炎是艾滋病患者眼部常见的机会性感染，通常发生于CD4细胞<50个

/μL 的患者。

巨细胞病毒性视网膜炎临床表现为患者自觉眼内有漂浮物感或飞蚊症，有的患者感觉视力下降，或视野丧失。CMV 视网膜炎的诊断应由眼科医生对患者进行眼底镜检查，眼底呈现 CMV 视网膜炎特征性的表现，如沿血管周围散在分布的黄白色渗出物，常伴有视网膜出血。晚期有视网膜萎缩、血管硬化闭塞、视神经萎缩和视网膜脱离等。视网膜周围炎症可无症状或仅有悬浮物，暗点或周围视野缺损。视网膜中央或视神经损伤可致视力下降或中央视野缺陷。CMV 视网膜炎是全层坏死性视网膜炎，其特征是散在的黄白视网膜损伤，伴或不伴视网膜内出血。如无有效的 ART 或针对性的抗 CMV 治疗，在出现症状后的 10~21 天，视网膜炎即呈不可逆进展。CMV 视网膜炎诊断多依赖有经验的眼科医生检查，可见特征性的视网膜改变。尽早开始抗 CMV 治疗，是视网膜炎患者视力恢复的关键。所以我们发现艾滋病晚期患者出现视力减退，在没有条件进行眼底检查的情况下，可以先给予更昔洛韦或膦甲酸钠抗 CMV 治疗。

该患者虽然在发现 HIV 感染后及时进行了 ART，但是由于患者 CD4 太低，仍出现了较严重的机会性感染。所以对于 HIV 感染者还要早诊断、早治疗，减少机会性感染的发生。对于 CD4 < 50 个 /μL 的艾滋病患者应常规进行眼底检查。

【病例 4】视物模糊、右眼失明——CMV 视网膜炎、免疫重建炎性综合征

李某，男，32 岁，已婚，农民。入院日期：2014 年 5 月 12 日，出院日期：2014 年 6 月 6 日。

主诉： 视物模糊 3 个月。

现病史： 3 个月前因"右眼视物模糊"于当地医院就诊，诊断为"玻璃体混浊"，给予对症治疗 1 个月，无效。又到北京某眼科医院就诊，眼底造影检查诊断为"眼底病变"，HIV 抗体筛查阳性，转回当地疾病预防控制中心（CDC）做 HIV 确证试验阳性，当时 CD4：49 个 /μL，立即开始抗病毒治疗，方案为"TDF+3TC+EFV"；20 天前右眼失明，左眼视力下降，转入我院治疗。

既往史：平素体质一般，无"高血压病""心脏病""糖尿病"等慢性病史。无"肝炎""结核"等传染病史及密切接触史；无外伤手术史。无输血史。

个人史：出生于原籍，初中文化。在家务农，家庭居住环境一般，无疫地疫区居住史，无疫水接触史。有吸烟史 20 年，平均每天 10 支。偶有饮酒，无药物嗜好，无有毒有害物质长期接触史。冶游史不详。

婚育史：20 岁结婚，配偶 HIV 抗体阴性。育 1 子体健，HIV 抗体初筛试验阴性。

家族史：父母亲体健。2 兄 1 弟均体健。家族中无类似病史，无遗传性疾病及其他传染病史记载。

体格检查：T：36.5℃，P：85 次 / 分，R：26 次 / 分，BP：118/70mmHg。右眼有极微弱光感。左眼视力下降。双肺呼吸音清，未闻及干湿性啰音。心律齐，各瓣膜听诊区未闻及杂音。腹软，肝脾肋下未触及，肠鸣音正常。四肢肌力、肌张力正常，双下肢无水肿。

辅助检查：CD4：125 个 /μL；血常规，Hb：105g/L，WBC：3.84×10^9/L；N%：53.84%，PLT：136×10^9/L；肝功能，AST：24μ/L，ALT：30μ/L；TBIL：8.9μmol/L；肾功能，Cr：70μmol/L；BUN：6.0mmol/L。

初步诊断：获得性免疫缺陷综合征并 CMV 视网膜炎？

治疗经过：患者入院后查血 HCMV-DNA：1.56×10^2 IU/mL，尿 HCMV-DNA：3.18×10^4 IU/mL。T 淋巴细胞亚群：CD4 为 157 个 /μL，CD8 为 523 个 /μL，CD4/CD8 为 0.3；眼底检查：患者右眼眼底大片渗出病变；左眼底部正常。眼底造影：右眼颞下方视网膜见大面积黄白色坏死区，早期呈斑驳状低荧光，随时间推移至晚期出现明显强荧光渗漏，伴少量出血遮挡背景荧光，造影晚期相黄斑区视网膜未见荧光素渗漏。左眼造影正常。考虑

CMV 视网膜炎、免疫重建炎性综合征。给予更昔洛韦抗巨细胞感染治疗，继续给予抗 HIV 治疗、对症治疗；3 周后改为维持量。患者右眼有光感，左眼视力正常，病情好转转回当地医院继续巩固治疗。

点评：随着 ART 的广泛应用，HIV/AIDS 患者在治疗的前 3 个月内，各系统功能细胞已经稳定的患者中会出现原有机会感染的重燃或另一种机会感染的发生，特别在病毒载量低至检测下限及 CD4 细胞迅速上升的情况中，甚至引起生命危象，称之为免疫重建炎性综合征。

本例患者第一次出现视力下降的时候没有正确诊断"CMV 视网膜炎"，在没有抗巨细胞病毒情况下开始 ART 治疗，引起原有机会感染的加重，出现免疫重建炎性综合征。对有条件开展眼底检查的医院建议对有眼部症状或 CD4 < 50 个 /μL 的初次就诊患者，要进行常规视野和眼底的检查，并要随访 3~4 个月。本例患者确诊为巨细胞病毒性视网膜炎时，右眼已经失明，及时进行抗巨细胞病毒治疗也无法挽回失去的视力，因此，对于巨细胞病毒性视网膜炎患者应该早诊断，早治疗。

【病例 5 】间断发热，伴乏力——CMV 肺炎

柴某，男，44 岁，汉族，已婚，工人。入院日期：2013 年 11 月 27 日，出院日期：2013 年 12 月 26 日。

主诉：间断发热 4 个月，加重 2 天。

现病史：4 个月前，患者无明显诱因出现发热，体温最高达 38℃，伴畏寒，下午发热为主，给予物理降温后体温可降至正常，曾到国内多家知名医院门诊检查，未系统治疗，仍发热，体温最高为 38℃，以下午发热为主，无咳嗽、咳痰、胸闷等症状。20 天前，患者到当地县疾控中心筛查 HIV 抗体阳性，进一步确证试验阳性，CD4：30 个 /μL。1 周前，开始给予"TDF+3TC+EFV"抗病毒治疗，服药依从性好，无错服、漏服。2 天前，患者受凉后出现发热，体温最高达 39℃，伴头痛，头晕，乏力，无咳嗽、

咳痰、胸闷等症状，为求进一步治疗遂来我院，门诊以"AIDS 并发热原因待查"为诊断收入我科。发病以来，神志清，精神欠佳，饮食及睡眠尚可，大便 1~2 次 / 天，黄色糊状便，小便正常。体重无明显变化。

既往史：13 年前，车祸后左锁骨骨折，于当地县人民医院手术治疗。无输血、献血史。

个人史：生于并成长于原籍，初中毕业，从事室内装修工作，9 个月前，在南京居住 2 个月。吸烟史 20 年，约 20 支 / 天；饮酒 20 年，约 250mL/ 天。有冶游史。

体格检查：T：36.2℃，P：96 次 / 分，R：24 次 / 分，BP：119/80mmHg。发育正常，营养中等，神志清，精神差，体格检查合作。全身皮肤无黄染、皮疹及出血点，无肝掌及蜘蛛痣。颌下及颈部可触及多枚肿大淋巴结，最大约 0.5cm×0.5cm，轻压痛。颈软，无抵抗。听诊双肺呼吸音粗，未闻及干湿性啰音。心率为 96 次 / 分，律齐，各瓣膜听诊区未闻及杂音。腹部平软，下腹部压痛，无反跳痛，肝上界位于右侧锁骨中线第 5 肋间，肋下及剑突下未触及，肝区无叩击痛，脾肋下未触及，墨菲征阴性，双肾区无叩击痛，腹部移动性浊音阴性，肠鸣音正常。双下肢无水肿。生理反射存在，病理反射未引出。

辅助检查：T-SPOT.TB（北京胸科医院，2013 年 10 月 23 日）：阴性。总免疫球蛋白 E（北京协和医院，2013 年 10 月 29 日）：＞ 5 000kU/L。T 细胞亚群（河南省传染病医院，2013 年 11 月 12 日）：CD4 为 30 个 /μL，CD4% 为 5%。

入院诊断：①获得性免疫缺陷综合征；发热原因待查：细菌性肺炎？继发型肺结核？马尔尼菲篮状菌病？②酒精性肝炎。

诊疗经过：患者入院后仍发热，最高体温达 38.5℃，伴乏力、头痛等症状。入院后进一步检查，彩超：肝实质弥漫性回声改变，肝右叶实性略高回声（血管瘤？），双侧颈部、颌下、锁骨上窝、腋窝实性低回声（肿大淋巴结？）。胸部 CT：右肺叶可见小片状淡薄密度影，边缘模糊，纵隔内未见肿大淋巴结影，印象：右肺炎症。血常规：WBC：4.1×10^9/L，N%：73.7％，L％：12％，RBC：4.12×10^{12}/L，HGB：119g/L，PLT：189×10^9/L；CRP：5.7mg/L，肝功能：ALT：92 U/L，AST：118 U/L，ALP：133 U/L，γ-GT：75U/L，TP：83g/L，ALB：38g/L。乙肝五项：均阴性。HCV抗体阴性，HCV-RNA小于检测下限。入院后给予复方甘草酸单铵S护肝治疗，以及维生素对症支持治疗。2013年11月30日检查血HCMV-DNA：1.83×10^2 IU/mL。于2013年12月1日开始给予膦甲酸钠3.0，每8h1次静脉滴注，抗巨细胞病毒治疗。于2013年12月1日行纤维支气管镜检查：会厌、声门正常，气管环清晰，隆突嵴锐利。双侧Ⅰ~Ⅲ、Ⅳ级支气管黏膜光滑、色正常，管腔形态正常，均通畅。未见明显分泌物。支气管灌洗液结果：未检出真菌孢子及菌丝，涂片未发现抗酸杆菌，镜下可见少量柱状上皮、吞噬细胞、淋巴细胞、中性粒细胞、组织细胞，未见肿瘤细胞。支气管灌洗液HCMV-DNA 1.0×10^4 IU/mL，TB-DNA小于检测下限。2013年12月7日起患者体温正常。复查肝功能，ALT：62U/L，AST：48U/L。血常规，WBC：2.86×10^9/L，N％：54.3％，L％：25.9％，RBC：3.6×10^{12}/L，HGB：105g/L，PLT：264×10^9/L。2013年12月10日起，患者锁骨上窝及腹股沟淋巴结明显减小。2013年12月17日，乏力症状基本消失，复查血HCMV-DNA小于检测下限。将膦甲酸钠减量为6.0，每日1次，静脉滴注10天。住院期间2次检查眼底均未见异常。2013年12月25日复查CD4为15个/μL。复查胸部CT：右肺感染较前有所减轻。患者乏力、头痛症状消失，体温正常半个月后出院。

出院诊断：①获得性免疫缺陷综合征并巨细胞病毒性肺炎，巨细胞病毒性肝炎，药物性肝炎，白细胞减少，轻度贫血。②酒精性肝炎。

点评：该患者长期发热，入院诊断是发热原因待查。患者在到我院就诊之前已经到国内知名医院做了多次结核相关检查，均不支持结核病的诊断。在当地疾控中心查HIV抗体阳性，且患者免疫功能很差，CD4＜50个/μL。患者入院后胸部CT提示，右肺感染。但是入院时查白细胞、CRP均正常，不考虑细菌性肺炎。血及支气管灌洗液中 HCMV-DNA 均阳性，诊断为巨细胞病毒性肺炎。同时患者肝功能轻度异常，考虑为巨细胞病毒性肝炎。由于患者入院前已经开始行 ART，也不排除药物性肝炎。患者经抗巨细胞病毒治疗后临床症状消失、肿大淋巴结消失，肺部感染较前有所吸收，所以诊断成立。

巨细胞病毒感染往往是全身性的，会出现 CMV 血症，所以我们查血 HCMV-DNA 阳性。患者可出现长期低热，往往有 2 个以上的器官受累，如肺、淋巴结、肝脏、视网膜、肠道等，会出现一些相应的临床表现，在 CD4 ＜ 100 个 /μL 的艾滋病晚期患者中并不少见。

【病例6】发热、腹痛腹泻——CMV 肠炎、CMV 视网膜炎、CMV 肺炎

杨某，男，41 岁，汉族，已婚，农民。入院日期：2013 年 8 月 24 日，出院日期：2013 年 9 月 7 日。

主诉： 发现 HIV 感染 8 年，发热、腹泻 10 天。

现病史： 8 年前，患者 HIV 抗体初筛及确证试验阳性。5 年前，患者因发热、腹泻、消瘦，CD4 不详，开始 ART，方案不详。2 年前，更换为 3TC+TDF+LVP/r 方案（原因不详），因腹泻服用 3 天后更换为 3TC+TDF+EFV 方案，有漏服。3 个月前，查 CD4 为 46 个 /μL。10 天前，患者出现发热，体温最高为 39.0℃，伴畏寒，咳嗽，咳少量白色黏痰，腹泻，4~5 次 / 天，为黄色稀水样便，偶为黄色稀糊状便，伴腹痛，感乏力，无头痛、头晕、恶心、呕吐等不适，在当地医院按"感染性腹泻"治疗（具体不详），效果差。今为求进一步诊治，转我院。

既往史： 患者 18 年前（1995 年）有不规范单采血浆。

体格检查： T：37.2℃，P：94 次 / 分，R：23 次 / 分，BP：115/83mmHg。发育正常，营养一般，神志清，精神差，全身浅表淋巴结未触及肿大。上颚及咽后壁可见点状白斑，咽腔充血，扁桃体无肿大，听诊双肺呼吸音粗，未闻及明显干湿性啰音，心率为 94 次 / 分，各瓣膜听诊区未闻及杂音。腹

平软，脐周有压痛，无反跳痛，肝脾肋下未明显触及，肝肾区无叩击痛。双下肢无水肿。

入院诊断： 获得性免疫缺陷综合征并感染性腹泻，口腔念珠菌病。

入院检查及化验： 胸部 CT 示：双肺散在少许云絮样模糊影，印象：双肺感染。2014 年 8 月 25 日查血常规，WBC：3.96×10^9/L，N%：63.94%，L%：28.3%，RBC：3.84×10^{12}/L，HGB：127g/L，PLT：126×10^9/L。生化，ADA：29U/L；CRP：9.4mg/L。肝功能，TP：64g/L，ALB：34g/L，TBIL：11.0 μmol/L，DBIL：2.9 μmol/L，ALT：157U/L，AST：65U/L，ALP：150 U/L，CHE：5 764 U/L。肾功能，BUN 4.5mmol/L，Cr：60 μmol/L，UA：266 μmol/L，β_2- 微球蛋白：6.96mg/L；血糖：5.29mmol/L；心肌酶，LDH：237U/L，CK：31U/L，CK-MB：2U/L；电解质、淀粉酶、脂肪酶均正常；ESR：19mm/1h。血 HCMV-DNA：1.98×10^3 IU/mL，CD4：31 个 /μL，CD4%：2%。口腔拭子培养：白色假丝酵母菌。眼底检查：双眼视盘界清，血管走行未见异常，视网膜偶见棉絮斑，黄斑中心反光存在，结合全身病史，考虑双眼巨细胞病毒性视网膜炎。

治疗经过： 患者入院后给予氨基酸、维生素等支持治疗。给予膦甲酸钠 3.0，每 8 小时 1 次，静脉滴注；氟康唑 0.2，静脉滴注，抗真菌治疗 1 周，患者体温正常，腹泻停止。2014 年 9 月 3 日复查肝功能，TP：65g/L，ALB：35g/L，TBIL：14.9 μmol/L，DBIL：3.2 μmol/L，ALT：105U/L，AST：62U/L，ALP：123U/L，CHE：5517U/L。患者出院，回当地医院继续治疗。

最终诊断： 获得性免疫缺陷综合征并感染性腹泻（CMV 肠炎），巨细胞病毒性视网膜炎，巨细胞病毒肺炎，口腔念珠菌病。

点评： 由 CMV 所致的终末器官疾病通常发生于严重免疫抑制患者，尤其是那些未接受 ART 或 ART 治疗无效且 CD4 < 50 个 /μL 的艾滋病患者。该患者 CD4 为 31 个 /μL，是该病的易感人群。巨细胞病毒感染可侵犯消化道，引起消化道溃疡，引发腹泻，同时可以造成轻度的肝损害，也可能引起肺部感染、视网膜炎等。该患者眼部、肺部、消化道均有表现，入院后查转氨酶也轻度升高。仅给予抗巨细胞病毒治疗和支持治疗的情况下，患

者体温正常，腹泻停止，肝功能正常。所以该患者的一系列症状及肝功能异常均考虑为巨细胞病毒感染所致。本病例未找到肺部及肠道巨细胞感染的证据，未复查胸部 CT，有些遗憾。对于 CD4 < 50 个 /μL 的患者应该常规检查 HCMV-DNA，如果发现巨细胞病毒血症，应给予抗巨细胞病毒治疗，同时给予有效的抗反转录病毒治疗。

【病例 7】头痛、双下肢运动障碍——CMV 脑炎、CMV 脊神经根炎

胡某，男，31 岁，汉族，离异。第一次入院日期：2013 年 7 月 10 日，出院日期：2013 年 09 月 18 日。

主诉： 发现 HIV 感染 6 年，头痛、双下肢运动障碍 10 天。

现病史： 6 年前，患者 HIV 抗体初筛及确证试验阳性，CD4：480 个 /μL，未行 ART 治疗。6 个月前，查 CD4 为 78 个 /μL，仍未治疗。10 天前，患者受凉后出现头痛、低热，体温 37.5℃左右，伴双下肢疼痛、肌力下降，至当地诊所按"感冒"给予对症治疗效果差（具体不详）。7 天前，转至当地医院住院治疗，头颅 MRI 检查未见明显病灶，给予对症治疗后头痛、双下肢疼痛稍好转（具体诊疗不详），查梅毒抗体阳性，自行应用止痛药后头痛暂时缓解（具体用药不详），出现双下肢无力，疼痛，不能行走，呈进行性加重，无明显恶心、呕吐，无明显咳嗽、咳痰、胸闷不适，无大、小便失禁。1 天前，开始 ART 治疗，方案：3TC+AZT+NVP。今为进一步诊治来我院，门诊以"AIDS 并神经系统感染"收入我科。发病以来，神志清，精神差，饮食差，睡眠欠佳，大便干，4~5 日 1 次，小便频、量少，小便时下腹部疼痛。近 1 个月体重下降 5kg。

既往史： 对"头孢哌酮舒巴坦钠"过敏。有男男不安全性接触史。

个人史： 出生于原籍，初中文化，在酒吧工作 8 年。曾因工作到广东、深圳、中国香港、新加坡、长沙、武汉、兰州、珠海、武汉等多地居住。

体格检查： T：36.5℃，P：96 次 / 分，R：24 次 / 分，BP：112/90mmHg。发育正常，营养一般，神志清，精神差，轮椅推入病房。全身皮肤黏膜无

明显黄染，未见皮疹及出血点，未见肝掌及蜘蛛痣。浅表淋巴结未触及肿大。双侧瞳孔等大、等圆，直径约为 2.5mm，对光反射存在。口腔黏膜未见白斑，舌苔白厚，伸舌居中，颈软，甲状腺未触及肿大。听诊双肺呼吸音粗，未闻及干湿性啰音。心前区无隆起，心尖冲动正常，心前区未及震颤，叩诊心脏相对浊音界正常，听诊心率为 96 次 / 分，律齐，各瓣膜听诊区未闻及杂音。腹部平软，上腹部有压痛，无明显反跳痛，肝脾肋下未明显触及，墨菲征阴性。肝区叩击痛阴性，双肾无叩击痛。腹部移动性浊音阴性，肠鸣音正常。肛门及外生殖器未查。双下肢无水肿。脊柱生理弯曲无异常，双上肢关节活动自如，肌力、肌张力正常，双下肢肌力Ⅱ级，肌张力下降，膝腱反射消失，巴氏征阴性。

入院诊断：①获得性免疫缺陷综合征并中枢神经系统病变？脊神经根炎？②梅毒？

诊疗经过：入院后患者仍头痛，低热，体温在 38℃左右。双下肢无力，疼痛、麻木感。并出现尿频，排尿无力。双下肢关节无法自主活动。入院后查血常规，WBC：1.71×10^9/L，N%：62.1%，L%：29.8%，N：1.06×10^9/L，L：0.51×10^9/L，RBC：3.92×10^{12}/L，HGB：124 g/L，PLT：120×10^9/L。CRP：4.3mg/L，PCT < 0.05ng/mL。肝肾功能、电解质均正常。CD4：20 个 /μL。乙肝五项、丙肝抗体均阴性。梅毒抗体：阳性。行腰椎穿刺术，脑脊液压力为 138mmH$_2$O，脑脊液常规示：无色清晰，无凝块，潘氏试验阳性，细胞总数 0.04×10^9/L，墨汁染色未找到隐球菌；脑脊液生化：ADA：14U/L，蛋白：3.7g/L，糖：2.37mmol/L，氯：114mmol/L；脑脊液 HCMV-DNA 为 1.09×10^5 拷贝 /mL。血 HCMV-DNA 为 1.01×10^3 拷贝 /mL。脑脊液梅毒四项：TP-GICA、TPPA 阳性，RPR、DD 阴性。尿常规正常。给予留置尿管。给予舒血宁、胞磷胆碱等对症治疗。膦甲酸钠联合更昔洛韦抗巨细胞病毒治疗。青霉素 400 万 U 静脉滴注，每 4h 1 次驱梅治疗。人免疫球蛋白及地塞米松冲击治疗。治疗半个月后患者双踝关节能自主活动，仍发热，双下肢无力、麻木、有针刺感，双下肢肌力Ⅱ级。重组人粒细胞刺激因子升高白细胞。半个月复查血 HCMV-DNA 小于检测下限。

脑脊液 HCMV-DNA 3.24×10^5 IU/mL。脑脊液常规：无色清晰，无凝块，潘氏试验阳性，细胞总数为 0.03×10^9/L，墨汁染色未找到隐球菌。脑脊液生化：ADA：11U/L，蛋白：1.9g/L，糖：3.32mmol/L，氯：114mmol/L。复查血常规：WBC：1.76×10^9/L，N%：68.2%，L%：24.4%，N：1.2×10^9/L，L：0.43×10^9/L，RBC：3.66×10^{12}/L，HGB：116g/L，PLT：165×10^9/L，继续给予更昔洛韦联合膦甲酸钠抗巨细胞病毒治疗。给予重组人粒细胞集落刺激因子升高白细胞。将齐多夫定改为替诺福韦。停用青霉素，改用苄星青霉素240万U，每周1次分两侧臀部肌内注射。用药治疗1个月后，患者仍低热，双下肢肌力较入院时稍恢复，双下肢疼痛、麻木感有所减轻。膝腱反射消失，但仍不能自主排尿，无头痛。复查WBC：1.63×10^9/L，N%：62.6%，L%：31.3%，N：1.02×10^9/L，L：0.51×10^9/L，RBC：3.39×10^{12}/L，HGB：111g/L，PLT：182×10^9/L。ALT：61U/L，AST：49U/L。脑脊液 HCMV-DNA 小于检测下限，患者进入功能恢复期，给予针灸治疗。继续留置尿管。由于患者白细胞持续降低，停用更昔洛韦，单用膦甲酸钠抗 CMV 治疗，继续应用重组人粒细胞刺激因子升高白细胞。2013 年 8 月 15 日复查血常规：WBC：4.47×10^9/L，N%：70.54%，L%：21.5%，N：3.15×10^9/L，L：0.96×10^9/L，RBC：3.32×10^{12}/L，HGB：110g/L，PLT：232×10^9/L。2013 年 8 月 20 日起患者双下肢膝关节可自主屈曲，膝腱反射恢复，较弱。再次出现发热，最高体温39.2℃，发热前伴有寒战。2013 年 8 月 21 日复查脑脊液 HCMV-DNA 为 1.27×10^3 IU/mL。继续膦甲酸钠抗巨细胞病毒治疗。患者能自行排尿，拔除导尿管。胸部 CT 示：双肺下叶后基底段内可见少许条索状密度增高影，边缘欠清晰，左侧胸膜增厚粘连，印象：双下肺炎症，左侧胸膜肥厚粘连。给予抽取血培养，留尿培养，拔除右锁骨下静脉置管。尿培养结果为大肠埃希菌。敏感药物（阿米卡星、亚胺培南、美罗培南、哌拉西林/他唑巴坦、氯霉素、环丙沙星、左旋氧氟沙星、头孢哌酮/舒巴坦），耐药（庆大霉素、头孢唑林、头孢他啶、头孢噻肟、头孢吡肟、氨曲南、氨苄西林、哌拉西林、阿莫西林/克拉维酸、氨苄西林/舒巴坦、复方磺胺、四环素）。给予美罗培南抗感染。T-SPOT 阳性，考虑肺结核，给予 HRZE 抗结核治疗。奈韦拉平更换为依非韦伦，2013 年 9 月 6 日起体温正常，复查脑脊液，HCMV-DNA：8.87×10^2 IU/mL，继续抗巨细胞病毒治疗。患者体温一直正常，复查 CD4 为 42 个 /μL，于 2013 年 9 月 18 日出院，回当地医院继续治疗。

出院诊断：①获得性免疫缺陷综合征并巨细胞病毒性脑膜炎，脊神经根炎、尿潴留、尿路感染、脓毒血症、白细胞减少、轻度贫血；②神经梅毒；③继发性肺结核（涂阴）初治。

第二次住院：入院日期：2013 年 9 月 22 日，出院日期：2013 年 11 月 5 日。

患者于出院后 4 天再次入院。入院后继续 TDF+3TC+EFV 抗 HIV 治疗，膦甲酸钠 3.0，每 8 小时 1 次，静脉滴注，抗巨细胞病毒治疗。HRZE 抗结核治疗。复查血常规，WBC：7.01×10^9/L，N%：69.44%，RBC：2.94×10^{12}/L，HGB：105g/L，PLT：153×10^9/L；尿液常规：白细胞（++），镜检红细胞 195/μL，白细胞 18.2/μL。彩超：双肾积水。血、尿 HCMV-DNA 小于检测下限，尿培养热带念珠菌。给予氟康唑 400mg 静脉滴注，每日 1 次抗真菌治疗。2013 年 9 月 30 日行腰椎穿刺术，测脑脊液压力为 125mmH$_2$O。脑脊液细胞数为 0.03×10^9/L，蛋白 1.4g/L。脑脊液 HCMV-DNA 小于检测下限。患者双下肢肌力有所恢复，双下肢麻木感有所减轻，但尿潴留无明显改善。请泌尿外科会诊，诊断为：①神经源性膀胱炎并发慢性尿潴留；②双肾积水；③充溢性尿失禁。将患者转入泌尿外科给予膀胱造瘘术。患者手术创口愈合后再次转入我科。未再发热，出院时双下肢肌肉萎缩，左侧肢体浅、深感觉正常，左下肢肌力Ⅳ级，右下肢浅感觉减弱，较前好转，肌力Ⅲ级，肌张力下降，膝腱反射减弱。

2014 年 10 月患者复诊，双下肢肌力基本恢复正常，能拄单拐行走。CD4：233 个 /μL，HIV 病毒载量小于检测下限。

点评：CMV 所致神经系统疾病可致痴呆、脑室脑炎或多发性神经根脊髓病。脑脊液检查见淋巴细胞增多（伴中性粒细胞），糖可偏低或正常，蛋白质可正常或升高。脑室脑炎患者进展迅速，出现局灶性神经症状，表现为脑神经麻痹或眼球震颤症，患者可迅速致死。CMV 多发性脊神经根脊髓病可导致格林－巴利综合征，表现为尿潴留和进行性双下肢无力。症状多在数周内进展，可致肠、膀胱失控及迟缓性截瘫，偶可见强直性脊柱病和骶骨感觉异常。CSF 中性粒细胞增多（多为中性粒细胞 100~200/μL 及少量红细胞）伴葡萄糖减少及蛋白增多。对于神经系统疾病，积极治疗是取得良好临床疗效的关键。应用更昔洛韦联合膦甲酸钠作为起始治疗能稳定病情，最大程度上取得较好的效果，但其不良反应发生率较高。更昔洛韦主要的不良反应是白细胞减少，膦甲酸钠常见的不良反应是肾功能损害。该患者应用更昔洛韦联合膦甲酸钠抗巨细胞病毒治疗，脑脊液中 HCMV-DNA 一度转阴，由于更昔洛韦致患者白细胞持续降低，应用重组人粒细胞集落刺激因子白细胞仍未回升，所以停用更昔洛韦，单用膦甲酸钠抗巨细胞病毒治疗。由于患者免疫功能低下，单用膦甲酸钠治疗等原因，HCMV-DNA 再次转阳，迟迟不能转阴。患者脊神经根炎恢复缓慢，导致肢体活动及感觉障碍，膀胱功能障碍。

该患者入院时出现白细胞减少，考虑为齐多夫定的不良反应。患者将齐多夫定更换为替诺福韦后白细胞仍低，则考虑更昔洛韦导致白细胞减少。停用更昔洛韦，应用重组人粒细胞刺激因子后患者白细胞逐渐升高。

患者免疫功能低下，是结核病的好发人群。在住院期间合并肺结核，这也是在艾滋病晚期患者中常见的感染。由于长期留置导尿管，导致尿路反复感染。

【病例 8 】乏力、反应迟钝——CMV 免疫重建炎性综合征（CMV 脑炎、CMV 视神经网膜炎）

袁某，男，55 岁，农民。入院日期：2013 年 11 月 10 日。

主诉：发现 HIV 感染 9 年，左踝肿痛、发热 2 个月，乏力、反应迟钝 20 余天。

现病史：9 年前，患者查 HIV 抗体初筛及确证试验阳性，未查 CD4，未治疗。2 个月前因"左踝肿痛、头晕、发热"在我院按"AIDS 并继发型肺结核，左踝关节结核"给予 HRZE 抗结核治疗 2 周，左踝关节肿痛明显，体温未能控制，转外科行左踝关节结核病灶清除术，后继续 HRZE 联合 AMK、PAS、Lfx 抗结核治疗，左踝关节肿痛消失，体温恢复正常。1 个月前开始 TDF+3TC+EFV 方案 ART 治疗，当时查 CD4 为 150 个 /μL。20 余天前无明显诱因出现乏力、反应迟钝，症状逐渐加重，在当地医院治疗效果差，转入我院。

既往史：发现 HCV 感染 9 年，未治疗。2 个月前，测血压为 163/103mmHg，给予"硝苯地平缓释片"口服，血压降至正常。20 年前有输血史。

个人史：出生于原籍，农民，中学文化，无长期外地居住史。无吸烟及饮酒史，无药物嗜好，无工业毒物、粉尘、放射性物质接触史。

体格检查：T: 36.7℃，P: 94 次 / 分，R: 20 次 / 分，BP: 120/80mmHg。神志清，精神差。反应迟钝，记忆力减退。浅表淋巴结未触及肿大。口唇无苍白，口腔黏膜未见白斑，咽腔无充血，扁桃体无肿大。颈软，无抵抗。听诊双肺呼吸音粗，未闻及干湿性啰音。听诊心率为 94 次 / 分，律齐，心音有力，心脏各瓣膜听诊区未闻及杂音。腹平软，无压痛，无反跳痛，肝脾肋下未触及。墨菲征阴性，肝区无叩击痛，移动性浊音阴性。因极度乏力双下肢肌力无法配合检查，双下肢肌张力正常。双下肢无水肿。生理反射存在，病理反射未引出。

入院检查：血常规、肝肾功能、血糖、电解质、N 端脑钠肽正常。T 淋巴细胞亚群示：CD4 为 288 个 /μL，CD8 为 465 个 /μL，CD4% 为 38%，CD4/CD8 为 0.62。

入院诊断：①获得性免疫缺陷综合征并继发性肺结核 初治（涂

阴），中枢神经系统病变？②左足踝关节结核病灶清除术后；③病毒性肝炎　丙型　慢性轻度；④原发性高血压病2级，低危。

治疗经过：入院后继续 ART 治疗，HRZE、AMK、PAS、Lfx 抗结核治疗，硝苯地平缓释片降压及营养对症支持治疗。完善检查如下：心电图正常。心脏彩超：左心功能低下（舒张＋收缩），三尖瓣少量反流。颈部血管彩超：双侧椎动脉发育不对称，右侧颈总动脉粥样硬化斑块形成（混合斑）。头颅 MRI 平扫＋增强：①两侧基底节多发腔梗，两侧额叶、顶叶梗死；②脑白质脱髓鞘。患者头晕，起初我们考虑是 EFV 的中枢神经系统不良反应所致，将 EFV 改为 LPV/r，因药物间相互作用，将利福平改为利福布汀胶囊口服。多次行腰椎穿刺术，测脑脊液压力正常，脑脊液常规：无色清晰无凝块，潘氏试验阳性，细胞总数 0.01×10^9/L，墨汁染色未找到隐球菌。脑脊液生化：LDH 为 27U/L，偏高，余正常。脑脊液涂片未检出真菌孢子及菌丝。脑脊液涂片未发现抗酸杆菌。脑脊液 HCMV-DNA：6.39×10^2IU/mL。加用更昔洛韦抗巨细胞病毒治疗。请眼科会诊，眼底造影检查（图 2-1-5），考虑：CMV 视神经网膜炎 ou，加用更昔洛韦眼用凝胶、玻璃酸钠滴眼液点眼及改善微循环，营养神经药物应用。治疗半个月后，患者反应迟钝及乏力明显改善，复查眼底检查病变减轻（图 2-1-6），好转出院后继续 ART 治疗，HRZE、AMK、PAS、Lfx 抗结核治疗，硝苯地平缓释片降压，更昔洛韦抗巨细胞病毒治疗。

出院诊断：①获得性免疫缺陷综合征并继发性肺结核　初治（涂阴），脑白质脱髓鞘，CMV 脑炎，CMV 视神经网膜炎 ou，免疫重建炎性综合征；②左足踝关节结核病灶清除术后；③病毒性肝炎　丙型　慢性轻度；④原发性高血压病2级，低危；⑤腔隙性脑梗死。

患者转归：3个月后随访，患者无明显不适，用药无明显不良反应。查 CD4：320 个 /μL，暂停更昔洛韦，抗结核药物减为利福布汀胶囊联合异烟肼片维持治疗。

点评：患者以"左踝肿痛、发热2个月，乏力、反应迟钝20余天"为

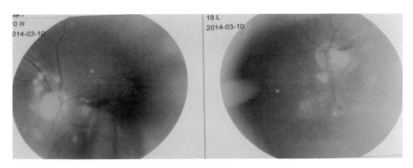

图 2-1-5 眼底检查（治疗前）

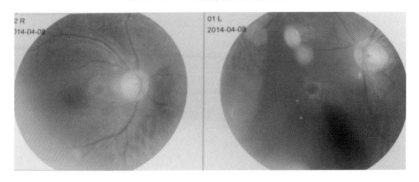

图 2-1-6 眼底检查（治疗后）

主诉入院，明确诊断为左踝关节结核、继发性肺结核，给予抗结核治疗及手术治疗后，体温正常，关节肿痛消失，开始 ART 治疗。抗病毒治疗 1 个月后出现极度乏力，反应迟钝，考虑 EFV 精神异常的不良反应，HIV 相关的中枢神经系统病变，全身其他疾病如甲状腺疾病、心脑血管疾病。更改 EFV 后，查甲状腺功能及彩超、心脏彩超、头颅 MRI，给予对症处理后症状改善不明显。查 CD4 值明显升高，考虑免疫重建炎性综合征，但重建部位在哪里，病原是什么，尚不明确，在数次腰椎穿刺术后脑脊液 HCMV-DNA 阳性，且头颅 MRI 见脑实质有病灶存在，故诊断为 CMV 脑炎。考虑到 CMV 感染往往累及多个器官，患者虽无明显眼科症状，进行眼底检查后，诊断为 CMV 视神经网膜炎，给予抗 CMV 治疗后症状明显改善。纵观治疗全程，重度免疫缺陷的患者，在机会性感染控制后，开始抗病毒治疗的前几个月内仍可能出现新的机会性感染，同时免疫重建炎性综合征发生的概率明显升高，从而使病情变得更加复杂。同时患者是一个整体，且合并其他系统疾病，有可能出现HIV相关或不相关的疾病。此患者症状不典型，给寻找病原带来了很大的难度，所以我们要考虑全面，不仅要考虑到常见的病变部位及病原，少见的也要考虑到，有些检查可能需要反复查才可能有阳性发现。

本病例仅用更昔洛韦治疗，没有复查脑脊液HCMV-DNA，是不足之处。

【病例9】发热、头痛——CMV脑炎

杨某，女，49岁，汉族，丧偶，农民。入院日期：2014年7月22日，出院日期：2014年8月21日。

主诉： 发现HIV感染5年，发热3个月，头痛1个月。

现病史： 5年前，体检发现HIV抗体初筛阳性，当地CDC行确证试验阳性，CD4不详，未HAART。半年前，查CD4为200个/μL，行ART，方案：TDF+3TC+LPV/r，依从性差，时有漏服。3个月前，患者无明显诱因出现发热，峰值38℃，无规则性，发热前畏寒，盗汗、乏力，伴恶心、呕吐，呕吐物为胃内容物，饮食减少1/2，左下腹痛，无咳嗽、咳痰，无胸闷、心慌、气短，无腹泻，就诊于当地医院，考虑"肺结核"，给予抗结核治疗（具体用药不详）3个月，仍时有发热，腹痛减轻，无恶心、呕吐。1个月前，无明显诱因出现头痛，呈阵发性针刺样疼痛，两颞侧及枕后疼痛明显，伴恶心、呕吐，间断腹痛、腹泻，今为求进一步诊治而来我院，门诊以"AIDS并发热原因待查、肺部感染？CNS感染？肠道感染？营养不良"收入我科，发病来，神志清，精神差，饮食差，睡眠差，大小便正常，体重近3个月下降10kg。

既往史： 20年前不规范单采血浆3次。

体格检查： T：36.7℃，P：100次/分，R：25次/分，BP：112/86mmHg。

发育正常，营养不良，神志清，精神差。全身皮肤黏膜无黄染、无出血点，无肝掌及蜘蛛痣。全身浅表淋巴结未触及肿大。双侧瞳孔等大、等圆，直径约为2.5mm，对光反射灵敏，口腔黏膜及舌面可见白斑，伸舌居中。颈抵抗，双肺呼吸音粗，未闻及明显干湿性啰音。心率为100次/分，律齐，各瓣膜听诊区未闻及杂音。腹平软，左下腹压痛明显，无反跳痛，肝脾肋下未触及，墨菲征阴性；肝上界位于右锁骨中线上第5肋间，肝区无叩击痛，移动性浊音阴性，肠鸣音正常，双肾区无叩击痛，脊柱、四肢无畸形，关节无红肿，双下肢无水肿。四肢肌力、肌张力正常，神经系统检查生理反射存在，病理反射未引出。

入院诊断： 获得性免疫缺陷综合征并继发性肺结核？细菌性肺炎？中枢神经系统感染？口腔念珠菌病。

诊疗经过： 患者入院后查头颅MRI提示：桥脑可见斑片状等长T1稍长T2信号影，FLAIR示桥脑、两额顶叶可见多发斑点状高信号影，提示：桥脑炎症？脑白质脱髓鞘。胸部CT扫描见：左肺叶内可见多处小片絮状淡薄密度影，边缘模糊，提示左肺炎症。血常规，WBC：2.75×10^9/L，N%：56.7%，L%：33.6%，N：1.56×10^9/L，L：0.91×10^9/L，RBC：3.88×10^{12}/L，Hb：111g/L，PLT：142×10^9/L，ESR：24mm/1h；PCT＜0.05ng/mL。肝肾功能正常。CD4：24个/μL，行腰椎穿刺术，脑脊液压力140mmH$_2$O，细胞总数0.02×10^9/L。脑脊液生化：蛋白0.7g/L，余正常。咽拭子检出真菌孢子及菌丝。血TB-IGRA为2.6pg/mL，脑脊液结明三项均阴性。脑脊液TB-DNA小于检测下限。脑脊液涂片未发现抗酸杆菌。脑脊液HCMV-DNA为4.28×10^2IU/mL。给予膦甲酸钠注射液3.0，每8小时1次，静脉滴注抗巨细胞病毒治疗，甘露醇125mL，每8小时1次静脉滴注减轻脑水肿。给予氟康唑0.2，每日1次静脉滴注抗真菌治疗。水溶性维生素、脂溶性维生素、复方氨基酸及丙酰胺谷氨酰胺营养支持治疗，碳酸氢钠溶液漱口对症治疗。患者抗病毒治疗失败，建议行HIV病毒载量和HIV病毒耐药检测。患者拒绝行HIV病毒载量及耐药检测。患者应用膦甲酸钠5天后，头痛明显减轻，体温正常，咳嗽减轻，腹泻停止，饮食正常。治疗半个月后，再次行腰椎穿刺，查脑脊液 HCMV-DNA 小于检测下限。脑脊液蛋白为 0.4g/L，余正常。转当地县医院治疗。

出院诊断： 获得性免疫缺陷综合征并巨细胞病毒性脑炎，感染性腹泻，口腔念珠菌病。

点评： 该患者发现 HIV 感染 5 年，未服用抗病毒药物。CD4 < 200 个 /μL，才开始抗病毒治疗，由于依从性差，导致抗病毒治疗失败（入院后查 CD4 仅有 24 个 /μL），严重免疫功能缺陷，出现机会性感染。由于该患者未行 HIV 耐药检测，继续原方案抗病毒效果仍是未知数，需要进一步随访。

患者在当地医院应用抗结核治疗 3 个月，自行停药。再次出现头痛，首先要考虑合并结核性脑膜炎的可能性，但是入院后我们行腰椎穿刺后，并没有发现结核性脑膜炎的证据，仅发现 HCMV-DNA 阳性，根据头颅 MRI 提示脑实质有炎症，故诊断为巨细胞病毒脑炎。经过抗巨细胞病毒治疗后患者症状体征好转，但疗程不足，建议回当地医院继续治疗。

三、弓形虫感染

【病例 10】头痛、右侧肢体运动功能障碍、右眼视物模糊——弓形虫脑病、弓形虫视网膜脉络膜炎

吴某，女，41 岁，农民。入院日期：2009 年 7 月 15 日，出院日期：2009 年 8 月 20 日。

主诉： 发现 HIV 感染 5 年，头痛、右侧肢体运动功能障碍、右眼视物模糊 5 天。

现病史： 2004 年普查时 HIV 抗体确证试验阳性，开始 AZT+DDI+NVP 治疗，2006 年更改为 AZT+3TC+NVP。CD4 情况不详，服药依从性差。5 天前感头痛，随之出现右侧肢体运动功能障碍、右眼视物模糊，转我院进一步检查治疗。

既往史： 1992 年有 7 次不规范单采血浆史。配偶 2004 年死于 AIDS。

入院体格检查： T：36.8℃，P 88 次 / 分，R：20 次 / 分，BP：116/87mmHg。神志清，精神差，自动体位。说话吐字欠清晰。全身浅表淋巴结未触及肿大，双侧瞳孔等大、等圆，光反射灵敏。右眼视物模糊，视力下降；左眼视物尚清，视力无明显下降。颈软，无抵抗。心肺听诊无异常。腹部检查正常。右侧肢体肌力 0 级，肌张力下降。左侧肢体肌力、肌张力正常。神经系统检查病理反射未引出。

入院辅助检查： CD4：18 个 /μL，脑脊液检查：压力正常，常规及生化未见异常。血液及脑脊液：弓形虫抗体及 CMV 抗体均阴性。脑 CT：左颞叶、顶叶及顶枕叶脑实质可见片状密度降低区，以白质为主，有轻度占位效应，增强后可见环状强化（图 2-1-7、图 2-1-8）。眼底造影：右眼视盘边界欠清，晚期荧光强，颞侧可见视网膜脉络膜萎缩弧，呈弱荧光表现，左眼视盘鼻侧边缘不清，颞侧可见视网膜脉络膜萎缩弧（图 2-1-9）。

初步诊断： AIDS 并弓形虫脑病、弓形虫视网膜脉络膜炎。

治疗经过： 弓形虫脑炎治疗首选乙胺嘧啶 + 磺胺嘧啶 + 叶酸方案，备选阿奇霉素 + 磺胺嘧啶 + 叶酸方案或克林霉素 + 磺胺嘧啶 + 叶酸方案。因

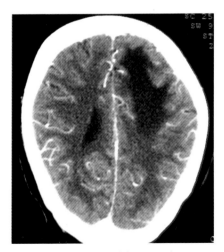

图 2-1-7 头颅 CT 平扫

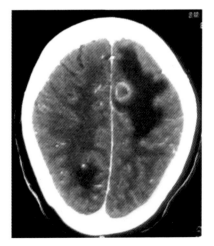

图 2-1-8 头颅 CT 增强

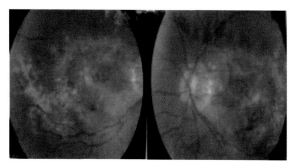

图 2-1-9　眼底检查

乙胺嘧啶与磺胺嘧啶不可及，本病例给予阿奇霉素 0.5g/d+ 复方磺胺甲噁唑片 3 片，3 次 /d，2 周后右侧肢体运动功能明显改善，视物模糊减轻，眼底检查提示病变局限（图 2-1-10）。治疗 1 个月脑部增强 CT 显示原病灶消失（图 2-1-11）。鉴于患者已经出现一线抗病毒治疗失败，尽快更换二线抗病毒治疗方案：3TC+TDF+LPV/r。弓形虫脑病、眼病维持治疗：复方磺胺甲噁唑维持治疗，至 CD4 升至 200 个 /μL 以上持续 6 个月以上时可停止预防服药。

　　点评：弓形虫感染为一种机会性感染，大多数正常人群并不产生临床疾病。在 HIV 感染的人群中，由于免疫力下降成为发病状态。弓形虫脑病是艾滋病晚期患者最常见的原虫感染，多呈急性或亚急性经过，主要表现为弥漫性脑炎、脑膜炎、脑膜脑炎、癫痫发作和精神异常，临床表现可有发热、头痛、意识障碍、偏瘫、抽搐、视野缺损等中枢神经系统损害的症状和体征。弓形虫脑病主要见于 CD4 < 100 个 /μL 的患者，因此对于

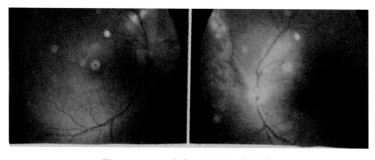

图 2-1-10　治疗 2 周后眼底检查

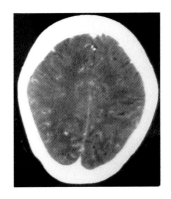

图 2-1-11 治疗 1 个月后头颅 CT

CD4 细胞较低，尤其是 < 50 个 / μL 的患者，应当警惕存在弓形虫脑病的可能。

在 AIDS 患者中，眼弓形虫的发生率为 1%~2%，56% 的眼弓形虫感染患者同时伴有脑弓形虫感染，在其视网膜、视神经、葡萄膜内可发现弓形虫。眼弓形虫患者临床表现与 CMV 视网膜炎相似，但眼内炎症反应更明显，常出现视网膜坏死，一般出血不太明显。视网膜脉络膜炎为最初症状，病变初期见于眼底周边部分，以后可累及黄斑及视神经乳头，急性者眼底镜检查见眼底有单个或多个淡黄色视网膜病变，边界不规则，可发展为坏死性视网膜炎、慢性脉络膜炎或视神经炎，亦常伴玻璃体炎。由于病原学检测手段受限，很难与 CMV 视网膜炎鉴别，但眼底出血不明显，或许可作为鉴别要点之一。对弓形虫眼病进行抗弓形虫治疗效果较差。

由于大多数弓形虫感染是由潜伏感染活化而来的，所以不引起 IgM 产生。弓形虫脑病时，免疫功能往往严重受损，IgG 抗体亦常为阴性。脑脊液检测多正常，无诊断意义，组织病原学检查临床难以开展，因此 CT 及 MRI 在诊断脑部弓形虫感染中具有重要价值。以往认为艾滋病并发弓形虫脑病患者的生存期不超过 1 年，但随着高效联合抗病毒治疗（ART）的普遍开展，只要条件许可，给予正确的诊断与及时、规范的治疗，可以降低病死率，提高患者生存期。

本病例虽然抗病毒治疗 5 年，但未监测病毒学及免疫学效果，患者就诊时主诉为头痛、头晕及一侧肢体运动功能障碍等中枢神经系统感染症状，首先考虑抗病毒治疗失败，导致免疫功能受到严重破坏，故出现艾滋病相关的并发症，如脑部炎性肉芽肿（细菌、真菌、结核）、中枢神经系统淋巴瘤等疾病。

由于免疫力低下，患者常合并其他机会性感染，较为多见的感染有口腔真菌感染、肺结核等，当出现视物模糊和（或）眼前黑影、视力下降时，不排除弓形虫脉络膜视网膜炎。

【病例 11】记忆力减退——弓形虫脑病

王某，女，62 岁，汉族，已婚，农民。入院日期：2014 年 6 月 19 日，出院日期：2014 年 7 月 18 日。

主诉： 发现 HIV 感染 2 年，记忆力减退 1 周。

现病史： 2 年前，患者在当地医院查 HIV 抗体初筛及确证试验阳性，CD4 不详。1 年前开始 ART，方案为 AZT+3TC+NVP，因"恶心、呕吐"患者自行停药。1 周前，患者出现记忆力减退，头晕、双下肢无力。反应迟钝，定向力差，饮食差。无发热、抽搐、头痛、恶心、呕吐等症状。为进一步诊疗来我院。

既往史： 无手术、外伤史，无输血、献血史，曾在小诊所修牙。

体格检查： T：36.4℃，P：88 次 / 分，R：20 次 / 分，BP：113/80mmHg。发育正常，营养中等，神志清，精神差，全身皮肤及黏膜无黄染、皮疹及出血点，全身浅表淋巴结未触及肿大。双侧瞳孔等大、等圆，对光反射灵敏。颈软，无抵抗，两肺呼吸音粗，未闻及干湿性啰音。心率为 88 次 / 分，律齐，各瓣膜听诊区未闻及杂音。腹软，无压痛及反跳痛，肝脾肋下未触及，双下肢无水肿。双下肢肌力 Ⅲ 级。生理反射存在，膝腱反射存在，巴氏征阴性，克氏征阴性，布氏征阴性。

初步诊断： 获得性免疫缺陷综合征并中枢神经系统病变：HIV 相关脑

病？弓形虫脑病？

诊疗经过：患者入院后身体乏力逐渐加重，不能独立行走，右手不能持筷子吃饭。查 WBC：5.15×10^9/L，N%：76.40%，L% 17.10%，RBC：4.22×10^{12}/L，HGB：117 g/L，PLT：311×10^9/L，肝肾功能均正常。CD4：25 个/μL。行腰椎穿刺术：脑脊液压力 150mmH$_2$O，常规未见异常，生化：蛋白 1.30g/L，余正常。脑脊液 TB-DNA 小于检测下限，脑脊液 HCMV-DNA 小于检测下限。血液及脑脊液：弓形虫抗体及 CMV 抗体均阴性。行头颅核磁共振平扫+增强：左侧颞顶枕叶、胼胝体压部多发异常信号。增强扫描：左侧颞叶及枕顶叶可见多发大小不等环形明显强化影，左侧侧脑室受压变形（图 2-1-12、图 2-1-13、图 2-1-14、图 2-1-15），考虑弓形虫脑病。

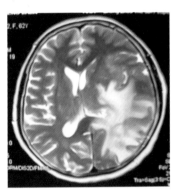

图 2-1-12 头颅 MRI（A）

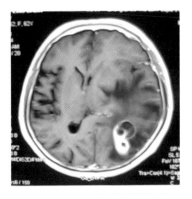

图 2-1-13 头颅 MRI（B）

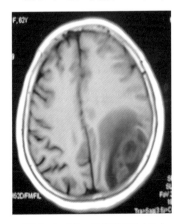

图 2-1-14 头颅 MRI（B）

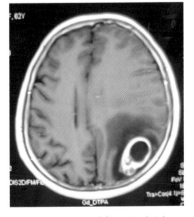

图 2-1-15 头颅 MRI（C）

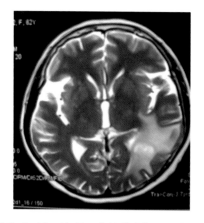 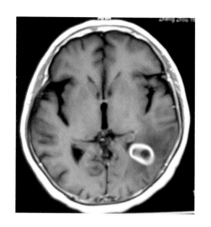

图 2-1-16　治疗 1 个月后头颅 MRI（A）　图 2-1-17　治疗 1 个月后头颅 MRI（B）

给予复方磺胺甲噁唑片 3 片，每日 3 次口服；克林霉素 0.6，q6h，静脉滴注抗弓形虫治疗。治疗 1 周后患者记忆力逐渐恢复，肢体乏力减轻，能独立行走，右手持物恢复如前。患者治疗 1 个月后复查头颅核磁共振：颅内病变较前明显吸收（图 2-1-16、图 2-1-17）。遂更换为 TDF+3TC+LPV/r 抗病毒治疗。

出院诊断： 获得性免疫缺陷综合征并弓形虫脑病。

点评： 弓形虫脑病是艾滋病晚期患者常见的中枢神经系统感染之一。一般较常见于 CD4 < 100 个 /μL 的患者。该病与结核性脑膜炎、隐球菌脑膜炎不同，很少出现脑膜刺激症状，常出现记忆力减退、抽搐、肢体活动障碍等脑实质损害症状。诊断主要依靠影像学及临床症状，一般很难找到病原学证据。治疗上首选乙胺嘧啶＋磺胺嘧啶＋叶酸，可选阿奇霉素＋磺胺嘧啶＋叶酸，也可选克林霉素＋磺胺嘧啶＋叶酸。本病患者在抗弓形虫有效后，应尽早开始 ART，颅内病变吸收后，仍需应用复方磺胺甲噁唑片预防治疗，直至 CD4 > 200 个 /μL 持续 6 个月以上方可停止二级预防。

【病例 12】左下肢肌力减退——脊髓弓形虫病

赵某，男，35 岁，工人。入院日期：2013 年 2 月 15 日。

主诉： 发现 HIV 感染 2 个月，左下肢肌力减退 7 天，加重 3 天。

现病史： 2 个月前发现肺结核、结核性胸膜炎、丙肝肝硬化，给予抗结核及对症治疗。住院期间 HIV 抗体初筛及确证试验阳性，CD4 为 155 个 /μL，HIV–RNA 为 1 900 000 拷贝 /mL。抗结核 2 周后给予抗病毒治疗，方案是 TDF+3TC+EFV。7 天前，出现左下肢麻木、抖动、肌力减退，左下肢彩超示股总、股浅、股深静脉正常。3 天前，上述症状加重，左下肢无力抬举，右下肢麻木、抖动、肌力减退，无发热、头痛、恶心等症。

既往史： 无其他病史。否认冶游史。

婚姻史： 配偶健康，HIV 抗体检测阴性。

体格检查： 神志清，精神差，全身皮肤黏膜无黄染，浅表部位未触及肿大淋巴结。咽腔稍充血，双侧扁桃体无肿大。颈软，无抵抗，双肺听诊呼吸音粗，未闻及干湿性啰音。心率为 92 次 / 分，律齐，各瓣膜听诊区未闻及杂音。腹平软，无压痛、反跳痛，肝脾肋下未触及，肝区叩击痛阳性；左下肢肌力 I 级，右下肢肌力 III 级，双下肢肌张力增高，双上肢肌力及肌张力正常。左下肢轻度非指陷性水肿，皮温低于右下肢，右下肢无水肿。左侧巴氏征阳性。

辅助检查： 胸部 CT：双肺纹理增多粗乱，两肺叶内可见大片状、结节条索状影，右侧胸膜腔内见少量液性密度影，纵隔内未见肿大淋巴结；彩超：左侧腹股沟淋巴结肿大，左侧股总、股浅、股深静脉未见明显异常。

初步诊断： ①获得性免疫缺陷综合征并继发性肺结核、结核性胸膜炎、巨细胞病毒性神经炎？中枢神经系统病变？②丙肝肝硬化，代偿期。

治疗经过： 入院后患者双下肢无力较前加重，时有抖动，双下肢麻木，麻木感渐至脐水平。给予大剂量丙种球蛋白联合醋酸泼尼松冲击治疗，临床症状与体征无改善。完善相关检查，CD4 为 326 个 /μL，CD8 为 486 个 /μL，

CD4% 为 40%，CD4/CD8 为 0.67；腰椎穿刺脑脊液结果：无色清晰无凝块，潘氏试验弱阳性，细胞总数为 0.01×10^9/L，墨汁染色未找到隐球菌，蛋白为 0.6g/L，氯为 117mmol/L（降低），ADA、糖正常。脑脊液：弓形虫抗体均阴性。脑脊液、尿液、血液 CMV-DNA 均低于检测下限。排除 CMV 性神经根炎导致的下肢运动功能障碍。

进一步行头颅、腰椎、胸椎 MRI 检查，提示：左枕叶、顶叶分别见小片 FLAIR 高信号影，T2W 为稍高信号，T1W 未见明显显示，增强后呈结节状强化，占位效应不明显。脑室系统未见异常。左侧上颌窦内见 T2W 稍高信号影。约胸 8 椎体水平脊髓内见结节状异常信号影，T2W 序列病灶中心信号低，边缘信号高，相邻脊髓水肿，T1W 序列显示不明显。增强后病灶环形强化。腰髓未见异常改变（图 2-1-18、图 2-1-19、图 2-1-20）。

结合患者相关检查，诊断为获得性免疫缺陷综合征，脊髓弓形虫病，免疫重建炎性综合征。给予继续抗病毒治疗，抗弓形虫治疗：复方磺胺甲噁唑联合阿奇霉素治疗（国内无乙胺嘧啶），治疗 2 天后，患者左下肢脚趾可屈曲，左下肢可屈膝，不能平移。治疗 4 天后患者左下肢脚趾可动，左下

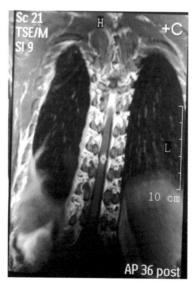

图 2-1-18　胸椎 MRI（A）

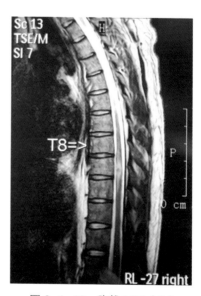

图 2-1-19　胸椎 MRI（B）

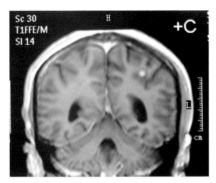

图 2-1-20　头颅 MRI

肢可屈膝，不能平移，右脚趾可活动，下肢麻木感减轻。

患者转归： 抗弓形虫治疗 9 个月后，患者已经可以独立行走。随访至 2017 年年底，一般情况好，CD4 为 238 个 /μL，病毒载量（VL）< 40 拷贝 /mL。因下肢运动功能、感觉功能正常，拒绝脊髓 MRI 的复查。

点评： 艾滋病患者并发弓形虫感染最常见表现是局灶性脑炎，表现为头痛、意识模糊、无力和发热等，体检可以发现定位体征，在播散感染的情况下，可以观察到视网膜脉络膜炎、肺炎和其他多灶性器官受累的证据，但不常见。国内北京佑安医院李宏军教授 2009 年曾报道 3 例艾滋病合并颈髓弓形虫感染的 MRI 表现。

脑脊髓弓形虫的诊断，首先根据患者的临床表现，结合患者的 HIV 感染史、免疫状况（通常 CD4 计数低于 100 个 /μL，CD4 < 50 个 /μL 的患者风险最大，CD4 > 200 个 /μL 的患者中很少见）、特征性的影像学改变进行经验性诊断，除外其他可能的诊断后，给予特异性的抗弓形虫治疗，随后出现临床和影像学的改善而确定诊断。经 MRI 平扫显示胸椎脊髓增粗肿胀，增强扫描后病灶呈环形强化，高度提示脊髓感染，影像表现具有特征性，但无特异性，MRI 对脑脊髓弓形虫感染是有效的诊断方法，优于 CT 扫描。

该病例抗病毒治疗前 CD4 为 155 个 /μL，至发病时 1 个月余，CD4 增加至 326 个 /μL，考虑此次脊髓感染为弓形虫感染免疫重建炎性反应。

【病例 13】突然扑倒、意识丧失——弓形虫脑病

王某，男，35 岁，大学教师，离异，经男男性传播感染。入院日期：2012 年 11 月 22 日。

主诉：发现 HIV 感染 4 年，突然扑倒、短暂意识丧失 1 天。

现病史：2008 年因"尖锐湿疣"发现 HIV 感染，当时 CD4 为 240 个 /μL，未到定点医疗机构就诊，未 ART 治疗。2012 年 9 月曾因"PCP"在某综合医院住院治疗，2012 年 11 月住院期间出现突然扑倒，意识丧失，约 1 分钟后恢复正常，无肢体、意识障碍，头颅 MRI 平扫 + 增强：右侧颞叶类圆形高密度影，为进一步明确病情转入我院治疗。

体格检查：T: 37.9℃，P: 108 次 / 分，R: 26 次 / 分，BP: 112/75mmHg。神志清，精神可，自动体位，步入病房。全身皮肤、黏膜无黄染、无皮疹。全身浅表淋巴结未触及肿大。巩膜无黄染，双侧瞳孔等大、等圆，对光反射灵敏。口腔黏膜可见少量点状白斑。颈软，无抵抗。双肺听诊无异常；心率为 108 次 / 分，律齐，各瓣膜听诊区未闻及杂音。腹部检查：无异常。生殖系统检查：无异常。四肢肌力、肌张力正常，活动自如。神经系统检查：无异常。

入院检查（2012 年 11 月）：血常规，WBC: 1.89×10^9/L，N%: 69.34%，Hb: 101g/L，PLT: 115×10^9/L；肝功能，AST: 31U/L，ALT: 26U/L，TBIL: 8.6μmol/L；肾功能：Cr: 81μmol/L，BUN: 5.7mmol/L。其他相关检查，乙肝五项：HBsAb 阳性，余阴性；抗 HCV、TP-Ab、弓形虫抗体均阴性。脑脊液结果正常；CD4: 31 个 /μL，CD4%: 9%，CD4/CD8: 0.1。HIV 病毒载量 290 000 拷贝 /mL。

入院时外院影像学检查：2012 年 10 月 31 日头颅 MRI（平扫 + 增强）：右额叶可见片状长 T1 长 T2 信号，可见不规则片状异常强化影，病灶大小约 2.5cm × 2.4cm × 2.3cm，边缘可见斑片状低信号，无强化（图 2-1-21、图 2-1-22）。

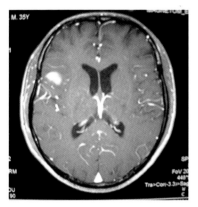
图 2-1-21 头颅 MRI（A）

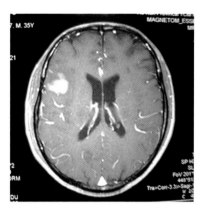
图 2-1-22 头颅 MRI（B）

入院诊断： 获得性免疫缺陷综合征合并弓形虫脑病。

治疗经过： 2012 年 11 月 22 日入院后给予阿奇霉素联合复方磺胺甲噁唑治疗弓形虫感染，血栓通活血化瘀，次日患者再次出现意识丧失，颈强直，牙关紧闭，抽搐，给予甘露醇抢救治疗；2 天后调整为克林霉素联合复方磺胺甲噁唑治疗弓形虫脑病。治疗 18 天（2012 年 12 月 10 日）复查头颅 MRI（平扫＋增强）：右额叶可见片状长 T1 长 T2 信号，信号不均匀，周围可见大片状水肿信号，右侧侧脑室明显受压变窄，中线结构左偏，增强后可见不规则片状、结节状明显异常强化影，大小约 2.5cm×3.1cm×3.4cm，局部脑膜增厚并强化（图 2-1-23、图 2-1-24、图 2-1-25、图 2-1-26）。与前比较，病灶增大，水肿明显，仍头痛。

2012 年 12 月 15 日给予 AZT+3TC+NVP，抗病毒治疗。患者出现左侧嘴角抽搐，言语不清，头痛频率较前增加，体格检查：左侧鼻唇沟变浅，口角右偏，伸舌右偏，眼裂及额纹正常，左侧肢体运动功能下降，在抗弓形虫治疗基础上给予地塞米松、甲钴胺及针刺治疗，甘露醇降颅压，症状缓解。

2012 年 12 月 22 日，因 WBC：$1.89×10^9$/L，HGB：90g/L，考虑 AZT 的骨髓抑制不良反应，抗病毒治疗方案更换为 TDF+3TC+NVP，并给予重组人粒细胞集落刺激因子治疗，1 周后复查 WBC $4.92×10^9$/L。

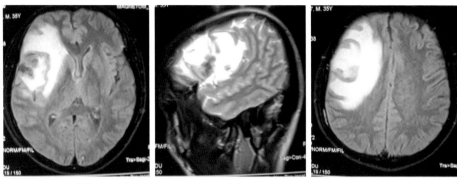

图 2-1-23 头颅 MRI（A）   图 2-1-24 头颅 MRI（B）   图 2-1-25 头颅 MRI（C）

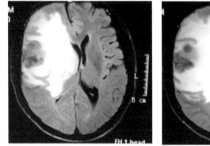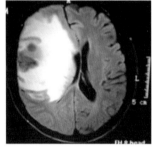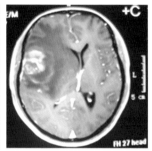

图 2-1-26 头颅 MRI（D）

2013 年 1 月 1 日，因头痛加重，给予止痛、降颅压效果差，方案调整为阿奇霉素、克林霉素联合复方磺胺甲噁唑治疗弓形虫脑病。

2013 年 1 月 21 日，患者头痛减轻，肢体运动、言语及口角歪斜均减轻。

2013 年 2 月 17 日，患者大便 2~3 次/天，黄色稀糊状便，有泡沫，无腹痛，大便常规及培养均正常，给予止泻治疗 1 周，效果差，考虑克林霉素引起伪膜性肠炎，停用克林霉素，复查头颅 MRI 与 2012 年 12 月 10 日相比：右额、颞叶病灶明显缩小，脑干新发小病灶不排除（图 2-1-27）。

2013 年 5 月 19 日，复查头颅 MRI 右额病变好转，脑干环形强化消失，余变化不大（图 2-1-28）。

2013 年 5 月 24 日，复查 CD4 为 16 个/μL，HIV 病毒载量：1 800 000

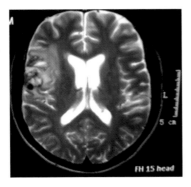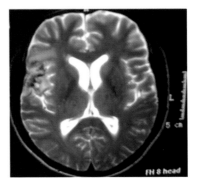

图 2-1-27 头颅 MRI（A）

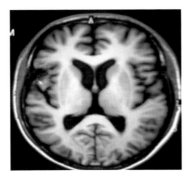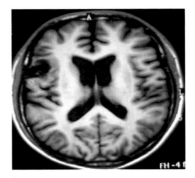

图 2-1-28 头颅 MRI（B）

拷贝 /mL，WBC：2.6×10^9/L，HGB：98g/L，因抗病毒治疗失败及粒细胞减少，抗病毒治疗方案为 D4T+3TC+LPV/r。

患者转归：

2013 年 8 月 16 日，复方磺胺甲噁唑改为预防量口服，停用阿奇霉素。患者回工作单位，继续教学工作。

2014 年 1 月 22 日，复查头颅 MRI：与 2013 年 5 月对比，右额叶原病变中，原一 T2 高信号灶变为低信号灶，其他大致同前，整个病变以不规则、多房状囊变为主，周围有含铁血黄素沉积，考虑为长期反复出血所致。CD4 为 266 个 /μL，HIV-RNA 低于检测下限。

2014 年 4 月 10 日，因 D4T 退出国家免费抗病毒治疗方案，方案更换为 AZT+3TC+LPV/r。

2014 年 5 月，CD4 为 420 个 /μL，停止复方磺胺甲噁唑预防服药。

随访至 2018 年 4 月，CD4 为 362 个 /μL，CD8 为 1 051 个 /μL，CD4/CD8 为 0.34，VL ＜ 40 拷贝 /mL。

点评：

（1）该患者 HIV 确诊后因多种因素未及时就诊，错失抗病毒治疗时机，并导致病情进展至艾滋病期，并出现艾滋病定义的机会性感染——弓形虫脑病，增加了患者的痛苦，甚至可能造成患者死亡的危险，同时增加了医疗成本。

（2）初始方案选择 AZT+3TC+NVP，抗反转录病毒近 6 个月时，出现骨髓抑制，可能为齐多夫定与复方磺胺甲噁唑联合应用，增加了骨髓抑制的发生。

（3）患者治疗半年 CD4 无增长（低于基线），可能有因骨髓抑制导致外周血白细胞增生不良的原因，但更换为 TDF+3TC+NVP 后，HIV-RNA 未被抑制，反较前增高，弓形虫脑病病灶无明显缩小，表明抗病毒治疗方案无效，出现病毒学失败、免疫学失败。

（4）对某些高危人群，如男男性行为人群，尽可能在初始 ART 前检测 HIV-RNA。如果条件允许，应该进行原发性耐药检测，以选择敏感的抗病毒治疗方案。

（5）更换为 D4T+3TC+LPV/r 6 个月后复查 HIV-RNA 低于检测下限，HIV 病毒被完全抑制，表明现方案治疗有效。

【病例 14】发热、头痛、肢体活动障碍——弓形虫脑病免疫重建炎性综合征

张某，女，27 岁，农民。第一次入院日期：2009 年 11 月。

主诉：发热、头痛、呕吐 1 个月，左侧肢体进行性活动障碍 1 周。

现病史：1个月前，患者出现发热，体温最高38℃，无寒战，发热无明显规律。伴有头痛、呕吐，一天2~3次，非喷射性，为胃内容物。在当地诊所按"上呼吸道感染"予以头孢类抗生素输液治疗后，上述症状无明显改善。1周前，出现左侧肢体活动障碍，行走不便。又转入当地县人民医院就诊时发现HIV初筛阳性，遂转入我院。患者发病以来，精神欠佳，食欲减退，睡眠欠佳。体重无明显变化，大小便正常。

既往史：无高血压病、糖尿病史。无输血及献血史。无不洁性接触史。

婚育史：配偶为AIDS患者。育有1子，配偶HIV抗体初筛阴性。

体格检查：体温37.6℃，血压110/64mmHg，神志清、精神差，双侧瞳孔等大、等圆，对光反射灵敏。口腔黏膜可见散在点状白斑。颈软，无抵抗。左侧肢体无力，肌张力正常，左侧肌力Ⅲ级，右侧肢体肌张力正常，右侧肌力Ⅴ级。

辅助检查：入院后检查：CD4：19个/μL。头颅CT：右侧顶叶可见一团块状病灶，周围可见环状低信号。增强示：上述病灶区可见环形强化影，病灶边界清楚。周围水肿带无强化（图2-1-29）。

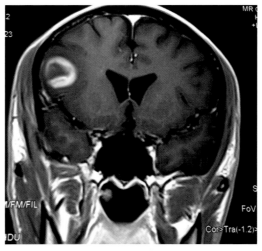

图2-1-29　头颅MRI（第一次入院）

行腰椎穿刺术检查，脑压 210mmH$_2$O。脑脊液常规：无色清晰无凝块，潘氏试验阳性，细胞总数 0.02×10^9/L，墨汁染色未找到隐球菌。脑脊液蛋白：0.25g/L，糖：2.10mmol/L，氯：121mmol/L（脑脊液生化正常）。脑脊液隐球菌抗原阴性。脑脊液的 CMV-DNA 小于检测下限。脑脊液涂片未检出真菌孢子及菌丝。脑脊液涂片未发现抗酸杆菌。

入院诊断：获得性免疫缺陷综合征合并弓形虫脑病。

治疗经过：磺胺嘧啶片按 100mg/kg 的剂量，分 2~3 次口服，联合阿奇霉素针 0.5，每日 1 次，静脉滴注，抗弓形虫治疗，甘露醇降颅压及营养神经等对症治疗。治疗 4 周后，患者体温正常，头痛、肢体活动障碍减轻，好转出院。出院后，患者于 2010 年 1 月开始 D4T+3TC+NVP 治疗。抗弓形虫治疗总疗程 6 周后，改为复方磺胺甲噁唑片，2 片，每日 1 次，继续预防治疗。

第二次入院日期：2010 年 2 月 19 日患者出现头痛及右侧肢体活动障碍进行性加重，再次入院。入院后查 CD4：101 个/μL，继续予阿奇霉素及磺胺嘧啶抗弓形虫脑病治疗。2010 年 3 月 30 日患者症状突然加重，出现神志恍惚，呼之能应，言语不畅，小便失禁，逐渐进入浅昏迷状态。急查 CD4 细胞 1 个月内由 101 个/μL 升至 366 个/μL，复查头颅 MRI：右侧顶叶可见一规则团块状病灶，周围可见大片状低信号影。MRI 增强示：上述病灶区可见不均匀斑片样强化影，病灶边界模糊不清，与上次 MRI 对比周围水肿明显扩大（图 2-1-30），提示病变部位较前扩大，考虑合并免疫重建炎性综合征，在抗弓形虫脑病的基础上，加用地塞米松针 10mg，并予降颅压及对症营养支持治疗。患者昏迷 1 个月后于 2010 年 4 月 28 日神志转清，肢体仍不能活动，上肢肌张力增高，下肢肌张力下降，双下肢肌肉萎缩。激素逐渐减量，复查 CD4：139 个/μL。

最终诊断：获得性免疫缺陷综合征，弓形虫脑病，免疫重建炎性综合

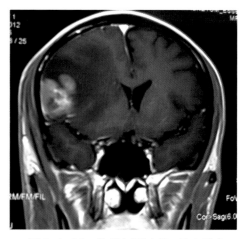

图 2-1-30 头颅 MRI（第二次入院）

征。

点评： 免疫重建炎性综合征（IRIS）是在 HIV/AIDS 患者开始 ART 的数周内，出现原有的病情加重或出现新的机会感染，病原菌和部位可以各不相同，但这些疾病均具有明显的炎性成分，这些一明显不同于 ART 治疗之前所看到的疾病过程。

该患者 ART 之前 CD4 为 19 个 /μL，合并有弓形虫脑病，抗弓形虫治疗 4 周后，开始 ART 治疗。ART 3 个月后出现原有弓形虫脑病症状加重，头颅 MRI 示原有病变明显加重。CD4 上升至 366 个 /μL，考虑合并弓形虫脑病的免疫重建炎性综合征，继续抗弓形虫治疗和 ART，加用激素治疗 1 个月后症状减轻，病情好转，复查头颅 MRI 提示病变减轻，上述治疗有效。

目前，IRIS 的治疗没有指南可遵循，仅仅是来源于经验和专家共识。治疗的关键是早期诊断、鉴别药物不良反应和新发感染。对于机会性感染相关的 IRIS，应积极针对病原体治疗，以减轻体内的抗原负荷，减轻致病原引起的免疫反应。非甾体抗炎药和激素已广泛用于 IRIS 患者以控制炎性反应，尤其是在重症（包括中枢神经系统疾病、严重的呼吸症状）患者中，然而其安全性和有效性有待进一步评估。

【病例 15】头痛、左侧肢体活动障碍——儿童弓形虫脑病

张某，男，10 岁，小学生。遗弃儿，在婴儿时被人收养。入院日期：2013 年 11 月 29 日。

主诉： 头痛、左侧肢体活动障碍 3 天。

现病史： 3 天前患者出现头痛，左侧肢体出现渐进性活动障碍，左上肢无法持物，左下肢无法站立。无发热、恶心、呕吐等症状。在郑州大学第一附属医院神经内科就诊时发现头颅占位病变，同时发现 HIV 抗体初筛阳性，即转入我院感染科。

体格检查： 神志清，精神差。发育正常，营养中等。颈项稍有抵抗。听诊双肺呼吸音粗，未闻及干湿性啰音。心律齐，心音有力，心脏各瓣膜听诊区未闻及杂音。左上肢、左下肢肌力Ⅱ级，右侧肢体肌力正常。四肢肌张力正常。左侧肢体痛觉减退。双侧巴氏征阴性。

入院后辅助检查： CD4：63 个 /μL，HIV 病毒载量：2 794 128 拷贝 /mL。脑脊液检查：脑压 200mmH$_2$O，细胞数：0.01×10^9/L，蛋白：0.80g/L，糖：2.57mmol/L，氯化物：124mmol/L。脑脊液细菌学培养阴性，脑脊液 CMV-DNA、TB-DNA 阴性。脑脊液墨汁染色阴性，脑脊液隐球菌抗原阴性。头颅核磁平扫＋增强：右侧额叶、顶枕叶可见斑片状长 T1 信号，周围可见斑片状更长 T1 信号，静注 Gd-DTPA 后，右侧额叶、顶枕叶病变呈不规则环形强化灶，大小分别为 19mm×20mm×14mm，25mm×28mm×30mm，中线结构向左侧移位，右侧侧脑室、胼胝体体部受压（图 2-1-31）。胸部 CT：胸部扫描无异常。

初步诊断： AIDS 合并弓形虫脑病。

治疗经过： 给予降颅压，复方磺胺甲噁唑片 2 片，每天 3 次，阿奇霉素针 0.35，静脉滴注，每日 1 次，抗弓形虫治疗及降颅内压等对症治疗。5 天后患儿头痛明显缓解，左侧肢体活动明显改善，左侧上肢可以持物。治疗 2

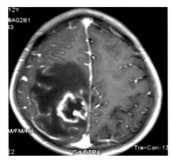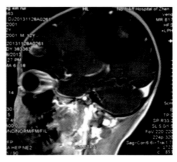

图 2-1-31 头颅 MRI（治疗前）

周后复查头颅 MRI：右额叶及右顶叶可见 2 个结节状小囊状长 T1 长 T2 信号影，病灶呈环形强化，病灶周围可见大片状水肿长 T1 长 T2 信号影。病灶面积较前明显缩小（图 2-1-32）。抗弓形虫治疗有效 2 周后，予 ART 治疗，方案：ABC+3TC+LPV/r。

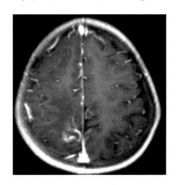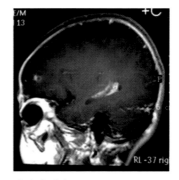

图 2-1-32 头颅 MRI（治疗后）

随访情况：患儿出院后仍每 2～3 月来院随访一次，患儿无头痛、头晕，无呕吐，无肢体的活动障碍。抗病毒治疗半年后患儿 CD4 为 237 个 /μL，HIV 病毒载量＜ 50 拷贝 /mL。

讨论：目前国内报道的 HIV 感染的儿童合并弓形虫脑病的病例十分少见。有资料显示：在 ART 治疗药物出现之前，中枢神经系统感染弓形虫作为 AIDS 指征性疾病，有＜ 1% 的艾滋病患儿感染中枢系统弓形虫。在 ART 治疗时期，在美国，HIV 感染的儿童很少出现这种情况。在一项长期随访的研究中，观察发现 HIV 感染的儿童进展为弓形虫神经系统疾病的发生率仅为 0.2%。在 HIV 感染的儿童中，对于合并有弓形虫脑病的患儿，多数认为是在宫内感染的。对于年龄较大的 HIV 感染的儿童，据报道比较罕见，他们很可能感染原发性获得性弓形虫。

HIV 感染儿童合并弓形虫脑病的诊断也是根据临床症状、血清学结果、头部影像学显示占位性病变进行综合判断。儿童弓形虫脑炎的治疗首选乙胺嘧啶＋磺胺嘧啶，但替代治疗方案没有指南和文献明确指出，该病例我们使用与成年人一样的复方磺胺甲噁唑片和阿奇霉素替代方案，患儿未出现其他不良反应，也取得了良好疗效。

对于母亲是 HIV 感染者，有疑似或明确弓形虫病时，其所生婴儿都应进行先天性弓形虫病的评估。应告诉所有 HIV 感染的儿童及其监护人有关弓形虫的传染源，提醒他们不要生食或食用未煮熟的肉类。接触生肉或土壤之后应洗手，不能处理和收养流浪猫。

对于 5 岁以下 HIV 感染的儿童，当 CD4 细胞百分比＜ 15% 应开始口服复方磺胺甲噁唑预防弓形虫感染，5 岁以上 HIV 感染的儿童开始预防治疗的时机，其 CD4 细胞绝对计数与成年人的标准相同。

四、隐球菌感染

新型隐球菌脑膜炎（隐脑）是由新型隐球菌引起的一种中枢神经系统慢性或亚急性深部真菌病。新型隐球菌脑膜炎是艾滋病（AIDS）常见的机会感染，也是艾滋病患者就诊、死亡的重要原因。隐球菌为条件致病性真菌，主要感染免疫力低下或免疫缺陷人群。随着艾滋病疫情蔓延，新型隐球菌脑膜炎发病呈上升趋势。AIDS 合并隐脑多见于 CD4 ＜ 100 个 /μL 的患者，发病时多数合并其他严重机会性感染，临床表现复杂且不具特异性，加之混合感染的存在，常掩盖病情，易造成误诊、漏诊。

AIDS 合并隐球菌脑膜炎特点：颅内压增高症状明显，常引起脑神经受累，表现为视力下降，视物双影；听力下降，耳鸣等；脑脊液检查中细胞数和蛋白轻度升高或正常，糖及氯化物正常或轻度降低。对于 CD4 < 100 个 /μL 的艾滋病患者，出现高热、头痛、意识障碍、脑膜刺激征阳性，应高度怀疑合并隐球菌脑膜炎。本病与结核性脑膜炎临床表现、实验室检查极为相似，很容易混淆。一般认为颅内压增高突出，颅神经损伤明显而全身中毒症状轻的患者，隐球菌脑膜炎可能性大，应及时查脑脊液以明确诊断，正确进行治疗。

两性霉素 B 是目前治疗新型隐球菌脑膜炎的首选药物。两性霉素 B 联合 5- 氟胞嘧啶为首选的治疗方案；两性霉素 B 不良反应较大，可出现寒战、发热、低血钾，以及肝肾功能损害等，故在治疗同时给予小剂量的地塞米松，减少不良反应，定期检测肝肾功能及电解质，防止出现肝肾功能损伤及低钾血症。对于不能耐受两性霉素 B 不良反应的患者可用两性霉素 B 脂质体治疗。

【病例 16】间断发热、头痛、抽搐——隐球菌脑膜炎

韩某，男，25 岁，已婚，农民。入院日期：2013 年 5 月 8 日，出院日期：2013 年 8 月 20 日。

主诉： 间断发热 1 个月，头晕头痛 7 天。

现病史： 1 个月前无明显诱因出现发热，无咳嗽、咳痰，于当地诊所间断输液、治疗（具体用药不详），效差。7 天前再次出现发热，伴头晕、头痛，呈持续性，伴恶心、呕吐，呕吐呈喷射性，呕吐物为胃内容物，当地诊所对症治疗（具体用药不详）。1 天前出现抽搐，持续约 2 分钟，可自行缓解，于当地县医院就诊，按 "AIDS 合并中枢神经系统感染" 住院对症治疗，效差，呈嗜睡状，间断抽搐，病情加重转来我院。

既往史： 患者 17 年前因车祸外伤手术，术中输血 1 次。10 余年前发现乙肝病毒感染，7 个月前体检时查 HIV 初筛阳性，未行 HIV 确证试验，CD4

不详，未 ART。

个人史：出生原籍，高中学历，一直在外打工，家居生活环境一般，无疫区居住史，无疫水接触史，无工业毒物、粉尘、放射性物质接触史。吸烟 10 余年，约 10 支／天，偶有饮酒，有冶游史。

婚姻史：23 岁结婚，夫妻感情好，配偶 HIV 检查阴性，育 1 男孩，健康。

家族史：父亲、母亲体健，2 姐均体健，HIV 初筛检查阴性。家族中无其他遗传性疾病及其他传染病史。

体格检查：T: 38.5℃, P: 66 次／分，R: 18 次／分，BP: 108/79mmHg。发育正常，精神差，嗜睡状，呼之能应，能正确回答问题。全身皮肤黏膜、巩膜无黄染，未见肝掌及蜘蛛痣，双侧瞳孔等大、等圆，直径约 3mm，左侧瞳孔对光反射灵敏，右侧瞳孔对光反射迟钝，口腔黏膜及舌面可见大量白斑，颈部抵抗，双肺听诊呼吸音粗，未闻及干湿性啰音。腹软，无压痛，肝脾肋下无触及，肝区无叩痛，移动性浊音阴性，双下肢无水肿。巴氏征、克氏征阴性。

实验室检查：入院后立即行腰椎穿刺术，脑脊液压力 > 600mmH$_2$O，墨汁染色找到隐球菌，隐球菌抗原：阳性，脑脊液常规：细胞总数为 0.02×10^9/L；脑脊液生化：糖为 1.94mmol/L。

T 细胞亚群：CD4: 22 个／μL；HBV-M: HBsAg 阳性，HBeAg 阳性，HbcAb 阳性，HBV-pS1Ag 阳性；PCR-HBV-DNA: 4.16×10^8 拷贝／mL；胸部 CT: 双下肺广泛分布云絮样模糊影及片状斑片影。

入院诊断：①获得性免疫缺陷综合征合并隐球菌脑膜炎、细菌性肺炎、真菌性口炎。②病毒性肝炎　乙型　慢性轻度。

诊疗经过：给予两性霉素 B 针联合氟胞嘧啶抗隐球菌治疗，由于颅内压高，患者头痛剧烈，入院第 2 天行腰大池置管引流降颅压。根据胸部 CT 表现及血常规及其他炎症指标，考虑合并细菌性肺炎，给予"美罗培南针"抗感染治疗，加强营养、支持治疗，同时予复方磺胺甲噁唑片 2 片／天，预防其他机会感染。患者行腰大池后第二天神志转清，每 24 小时引流无色透明脑脊液约 450mL。2 周后患者精神明显好转，拔除腰大池引流管；美罗培南抗感染治疗 3 周，复查胸部 CT：病变吸收好转，PCT、CRP 等炎症指标正常，停用美罗培南。抗真菌治疗 1 个月后给予 TDF+3TC+EFV 方案 ART。继续抗真菌治疗 3 个月，两性霉素 B 用量至 3 g，患者症状缓解，3 次腰椎穿刺检查：脑脊液压力正常，常规生化正常，墨汁染色找不到隐球菌，停用两性霉素 B 及氟胞嘧啶，予氟康唑片 200 mg/d 维持，转回当地治疗。

出院诊断：①获得性免疫缺陷综合征合并隐球菌脑膜炎，细菌性肺炎，真菌性口炎；②病毒性肝炎　乙型　慢性轻度。

点评：由于 AIDS 合并隐球菌脑膜炎患者免疫功能严重缺陷，病死率高，预后差，患者早期多死于顽固性高颅内压引发的脑疝及颅内神经损伤。该患者到我院后及时行腰椎穿刺检查，对顽固性高颅压施行腰大池置管引流术治疗，帮助患者渡过危险关，减轻痛苦。病情一旦得到控制，立即开始 ART，取得了良好的治疗效果。影响预后主要因素为：①患者免疫功能低下；在外就诊时间长，延误治疗。②就诊时身体极度衰竭，合并多种机会感染。③严重颅内高压形成脑疝。早期明确诊断，及时抗真菌治疗，积极控制颅内高压，对改善患者预后，降低病死率至关重要。

【病例 17】头痛、呕吐——隐球菌脑膜炎

宋某，男，11 岁，学生。入院日期：2009 年 10 月 12 日，出院日期：2009 年 11 月 28 日。

主诉：发现 HIV 感染 2 年余，间断头痛，呕吐 1 年，再发 1 个月。

现病史：患儿 2 年前因发热、咳嗽、咳痰在当地疾控部门查 HIV 抗体阳性，CD4：30 个 /μL，患儿家长拒绝给患儿 ART。1 年前患儿出现头痛，呕吐，乏力症状，对症治疗后缓解，以后症状反复出现。1 个月前再发头痛、呕吐，因病情加重，患儿家长同意患儿开始 ART，方案为：D4T+ 3TC+ +EFV。

既往史：患儿平素体质差，经常"感冒"，2007年曾患"带状疱疹"；2009年因血小板减少在当地曾输血小板治疗2次。其母亲1995年有输血史，但其父母拒绝行HIV抗体检测。

体格检查：T：36.5℃，P：92次/分，R：23次/分，BP：110/62mmHg。

神志清，精神差，表情痛苦，体格检查合作。双侧瞳孔等大、等圆，对光反射存在；口腔内可见片状白斑，颈软，无抵抗；心肺听诊无异常，神经系统检查无异常。

实验室检查：血常规，WBC：2.36×10^9/L，N%：60.2%，L%：30.9%，RBC：4.68×10^{12}/L，HGB：124g/L，PLT：5×10^9/L。血生化：肝、肾功能及电解质基本正常。HBV、HCV病毒标记物检测均阴性，EBV抗体、CMV抗体、弓形虫抗体均阴性。T淋巴细胞亚群：CD4：40个/μL，CD4%：4%，CD8：760个/μL，CD4/CD8：0.05。痰检：涂片及培养无阳性发现。脑脊液检查：颅内压：600mmH$_2$O，无色清晰透明，潘氏试验阳性，细胞计数：0.08×10^9/L，蛋白：0.06g/L，糖：1.9mmol/L，氯：122mmol/L，ADA：5U/L；脑脊液未查到隐球菌，未发现抗酸杆菌，未查到真菌孢子，结明三项均阴性。

当地县医院MRI（2009年9月5日）：脑部未见明显异常；双侧上颌窦炎、筛窦炎、额窦炎、蝶窦炎；右侧中耳乳突炎。当地县医院胸片（2009年10月11日）：两肺纹理增多，两下肺小斑片状密度增高影。

入院诊断：获得性免疫缺陷综合征并隐球菌脑膜炎？结核性脑膜炎？肺结核待排除，口腔真菌感染，鼻窦炎，特发性血小板减少症。

诊疗经过：给予头孢他啶抗炎治疗，阿奇霉素局部鼻腔冲洗；甘露醇/甘油果糖降颅内压，经抗炎、降颅内压治疗2周，患儿头痛症状无明显改善，且面部、眼及鼻梁处出现簇状疱疹伴疼痛。复查CSF：颅内压：200mmH$_2$O，较前明显下降，脑脊液常规无色清晰透明，潘氏试验阴性，细胞计数：0.07×10^9/L，CSF生化检查：蛋白：0.08g/L，糖：1.47mmol/L，氯：121mmol/L，ADA 1.00U/L，未发现抗酸杆菌、真菌孢子、隐球菌。结明三项：TB-CHECK阳性，TB-DOT阴性，TB-AB弱阳性。2009年11月4日复查胸部 CT 示：右肺中叶和下叶内可见斑片状增高密度影及类圆形含气腔影，边缘模糊，与胸膜相连，内密度欠匀；纵隔窗示右侧胸腔可见小斑片样实变影，与胸膜相连（图 2-1-33）。

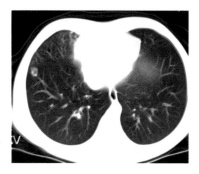

图 2-1-33 胸部 CT（A）

复查血小板波动于（9 ～ 41）×10^9/L，考虑血小板减少症可能为免疫缺陷导致的特发性血小板减少症，此前多次输注血小板，可能已经产生血小板抗体，暂未给予输注血小板治疗。因患儿肺结核与结核性脑膜炎不能完全排除，故未采取激素冲击疗法治疗特发性血小板减少症。继续原抗病毒治疗方案（3TC+D4T+EFV），阿昔洛韦治疗带状疱疹。第三次复查脑脊液时，墨汁染色查到隐球菌，诊断为隐球菌脑膜炎，给予两性霉素 B+ 氟康唑联合抗隐球菌治疗，2 周后头痛缓解。阿昔洛韦治疗 10 天，面部疱疹消退。但患儿出现高热，T：39.4℃，咳嗽、少量白痰，无寒战。复查胸部 CT：双肺可见斑片状模糊影，密度欠均匀，双侧胸膜光整，内未见积液，纵隔内可见增大的淋巴结（图 2-1-34、图 2-1-35）。痰涂片抗酸杆菌（++）。

按"继发性肺结核"予呼吸道隔离，异烟肼 + 利福平 + 吡嗪酰胺抗结核治疗，抗结核治疗 2 周后体温正常，复查 3 次痰涂片均未发现抗酸杆

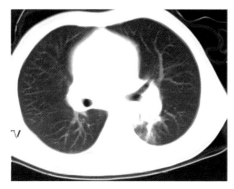

图 2-1-34 胸部 CT（B）

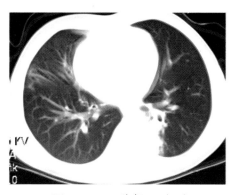

图 2-1-35 胸部 CT（C）

菌。复查血常规，WBC：3.77×10^9/L，N%：32.04%，RBC：3.59×10^{12}/L，HGB：108g/L，PLT：53×10^9/L；肝肾功能正常。患儿一般情况好转，继续两性霉素B+氟康唑抗隐球菌；异烟肼+利福平+吡嗪酰胺抗结核治疗；3TC+D4T+EFV方案ART，脱水剂逐渐减量停药，病情好转出院。患儿住院期间医生多次动员其父母进行HIV抗体筛查，结果母亲HIV抗体阳性，CD4：320个/μL；父亲HIV抗体阴性。该患儿应为HIV母婴传播。

出院诊断：①获得性免疫缺陷综合征并隐球菌脑膜炎、继发性肺结核、初治、涂阳，口腔真菌感染，鼻窦炎，特发性血小板减少症，面部带状疱疹；②病毒性肝炎　丙型　慢性轻度。

随访：2011年患儿服用3TC+D4T+EFV方案2年后，因"AIDS并高乳酸血症"住院治疗。病情稳定后更换D4T为ABC治疗至今，住院期间查抗HCV阳性，HCV-RNA：6.35×10^7拷贝/mL，HCV基因分型为1b型，CD4细胞580个/μL，予短效干扰素a-1b+利巴韦林治疗，未实现SVR。

点评：

（1）儿童HIV感染的特点：儿童期HIV感染在传播途径、HIV复制动力学、自然史、免疫系统的损伤和临床表现方面与成年人不同。95%以上的儿童HIV感染途径为母婴传播，经输血、性途径等感染少见。母婴传播感染HIV的儿童，出生时病毒载量通常较低（< 10 000拷贝/mL），在出生后2周内迅速上升到100 000拷贝/mL，到四五岁后缓慢下降。影响儿童疾病进展的因素：母亲高HIV病毒载量、母亲严重免疫功能抑制、母亲存在HIV晚期疾病。而控制病情进展的重要措施是有效的ART。

（2）该患儿发现HIV感染时CD4为30个/μL，处于艾滋病晚期，因其父母拒绝接受ART，延迟2年之久，直至出现严重、致命的机会性感染。对儿童HIV感染者来说，接受ART的时机、治疗效果与其监护人对艾滋病防治知识的了解程度、接受程度以及监护人的依从性密切相关，医务工作者在临床实践中对儿童HIV感染者的诊断与治疗，需要付出更多的努力。

（3）严重免疫缺陷状态下（CD4 < 50个/μL），HIV感染者往往伴严

重的机会性感染，对于该患儿来说，隐球菌感染、结核杆菌感染、特发性血小板减少症、面部带状疱疹，多种机会感染同时存在，相互干扰，诊断治疗更加困难。该患儿住院期间第三次脑脊液检查检测到隐球菌，治疗过程中反复发热、咳嗽，及时复查胸CT与痰涂片，发现了结核杆菌的感染，为治疗提供了可靠的依据。

（4）HIV与HCV的相互影响：HIV影响HCV急性感染后的病毒清除，90%以上的HCV感染成为慢性感染。HIV-HCV合并感染者HCV抗体阳转时间延长。国外研究显示：中位HCV RNA（+）至HCV-Ab（+）时间为91天，6个月后的抗体阳性率为87%，12个月后的抗体阳性率为95%。HIV感染还可增加HCV病毒载量，使得HCV母婴传播概率增高，可加快HCV相关肝脏疾病的进展。该患儿在免疫功能严重缺陷时未查到HCV感染，4年后当CD4细胞升高达580个/μL时，HCV-RNA及HCV抗体出现阳性，且HCV-RNA：6.35×10^7拷贝/mL。原因考虑与免疫缺陷时HCV抗体及病毒载量的检出受到影响有关，经过ART患者免疫功能重建后，HCV抗体及病毒学指标得以阳转，临床相似病例并不少见。当然也不排除后续的HCV感染。但无论哪种情况，定期复查、及时诊断与治疗非常关键。

【病例18】发热、头痛、呕吐——隐球菌脑膜炎

王某，男，40岁，汉族，已婚，农民。第一次入院日期：2014年1月27日，出院日期：2014年4月16日。

主诉： 发现HIV感染2年，头痛1个半月。

现病史： 2年前患者在当地县医院检查HIV抗体初筛阳性，行HIV确证试验阳性。当时查CD4：400个/μL，未予ART。1年前因CD4下降（具体值不详），开始启动ART，方案为：3TC+TDF+EFV，患者服药依从性差，经常漏服。1个半月前出现发热，体温最高38.5℃，伴头痛，呈持续性钝痛，进行性加重，恶心，时有呕吐，非喷射性，呕吐为胃内容物，无咳

嗽、咳痰、胸闷、气喘、腹痛、腹泻、肢体障碍等，转至当地市中心医院住院治疗，行腰椎穿刺测颅压为 360mmH_2O，脑脊液墨汁染色找到隐球菌，给予两性霉素 B 抗真菌；甘露醇、甘油果糖降颅压治疗，因病情重转至我院。

既往史： 患者无输血及不规范单采血浆史，无乙肝、丙肝传染病史。

个人史： 出生原籍，初中学历，家居生活环境一般，经常在外打工，无疫区居住史，无疫水接触史。无烟、酒嗜好，有不安全性行为。

婚姻史： 25 岁结婚，夫妻感情一般，配偶 HIV 检查阴性，育 1 女孩，健康。

家族史： 父母体健，2 姐 1 弟均体健，HIV 检查阴性。家族中无其他遗传性疾病及其他传染病史。

体格检查： T：35.5℃，P：71 次 / 分，R：19 次 / 分，BP：121/91mmHg。发育正常，营养差，消瘦明显，神志清，精神差，体格检查合作。双侧瞳孔等大、等圆，直径约为 2.5mm，对光反射存在，颈强有抵抗，双肺呼吸音粗，未闻及干湿性啰音。心率为 101 次 / 分，律齐，各瓣膜听诊区未闻及杂音。舟状腹，腹软，无压痛、反跳痛，神经系统检查：生理反射存在，克氏征阳性，双侧巴宾斯基征阳性。

入院诊断： 获得性免疫缺陷综合征并隐球菌脑膜炎。

实验室检查： 腰椎穿刺术：测脑脊液压力为 450mmH_2O，脑脊液墨汁染色找到隐球菌，细胞数：0.12×10^9/L，CSF 生化检查：蛋白质、葡萄糖正常，氯：114mmol/L，脑脊液涂片检出疑似隐球菌样真菌孢子，脑脊液培养：新型隐球菌生长。抗 HCV 阴性，HCV-RNA 小于检测下限。CD4：23 个 /μL；HIV-RNA：84 222 拷贝 /mL。

治疗经过： 入院后给予两性霉素 B 脂质体联合氟胞嘧啶抗隐球菌治疗，甘露醇降脑压治疗，患者反复出现头痛、恶心、呕吐。考虑高颅压所致，及时行腰大池持续引流，每天引流出脑脊液约为 500mL，患者头痛逐渐减轻，2 周后拔出腰大池，应用两性霉素 B 脂质体总量达 3g 以上，3 次脑脊液培养无真菌生长，住院治疗 80 天好转出院。出院后予口服氟康唑 400mg/d，继续巩固治疗。

第二次入院日期： 2014 年 5 月 2 日，出院日期：2014 年 7 月 17 日。

出院半个月，患者出现发热、头痛，伴有恶心、呕吐，再次入院，行腰穿测颅压为 480mmH$_2$O，脑脊液墨汁染色找到隐球菌，涂片检出疑似隐球菌样真菌孢子；复查 CD4：22 个 /μL，HIV–RNA：54 325 拷贝 /mL，考虑依从性差引起 ART 耐药，更换 ART 方案为：TDF+3TC+LPV/r；重新给予两性霉素 B 脂质体 + 氟胞嘧啶治疗 2 个月余，3 次脑脊液培养无真菌生长后，停两性霉素 B 脂质体 + 氟胞嘧啶，给予氟康唑 400mg，每日 1 次维持治疗。

第三次入院日期： 2014 年 9 月 9 日，出院日期：2014 年 10 月 15 日。

患者出院 2 个月后间断发热，最高体温 38.5℃，伴腹痛，腹泻，为黄色稀水便，恶心、呕吐，无头痛、抽搐，无咳嗽、咳痰、胸闷、胸痛等症状，再次入住我院治疗。入院后行腰穿刺，测颅内压为 150mmH$_2$O，生化及常规检查正常，未找到隐球菌，脑脊液培养无真菌生长。CD4：101 个 /μL，抗 HCV 阴性，HCV–RNA 为 2.24×10^6 拷贝 /mL。查肝功能，TP：62g/L，ALB：31g/L，TBIL：16.2μmol/L，DBIL：6.0μmol/L，ALT：75U/L，AST：149U/L，ALP：263U/L，r–GT：532U/L，CHE：3 131U/L。考虑 AIDS 合并丙型肝炎，肠道感染予护肝及抗感染治疗，由于肝功能中度损伤，未停用 ART。半个月后患者胆红素迅速升高至 85μmol/L，DBIL：45μmol/L，ALT：454U/L，AST：340U/L，PTA：60%。复查 HCV–RNA：3.02×10^8 拷贝 /mL。腹部平片显示：不完全性肠梗阻。给予禁食，停用 ART，予头孢哌酮舒巴坦抗感染；复方甘草酸苷、多烯磷脂酰胆碱、还原型谷胱甘肽护肝治疗，继续氟康唑 0.4/d，口服抗真菌治疗。3 天后患者腹痛缓解，腹泻停止，复查腹部平片无异常，1 个月后肝功能恢复正常出院。

出院诊断： ①获得性免疫缺陷综合征并隐球菌脑膜炎（巩固期），不完全性肠梗阻，感染性腹泻；②HCV 免疫重建炎性综合征；③病毒性肝

炎　丙型　慢性重度。

　　点评：隐球菌脑膜炎是艾滋病晚期常见的机会性感染，在进行抗真菌、降颅内压、对症治疗，脑膜炎症状稳定后可开始 ART。该病例由于一线抗病毒药物耐药，HIV 病毒没有有效抑制，免疫功能重建不良，隐球菌脑膜炎反复发作。更换 ART 方案后，患者 CD4 逐渐升高，隐球菌脑膜炎得以控制。在第一次入院时，抗 HCV 及 HCV-RNA 均阴性，肝功能正常；但是在第三次住院期间，抗 HCV 阴性，但 2 次 HCV-RNA 阳性，且肝功能持续恶化，CD4 显著升高。考虑该患者发生了 HCV 的免疫重建炎性综合征。若患者仅有轻度到中度的肝功能异常，暂时不停用 ART 药物，给予护肝对症治疗，若患者肝功能损伤加重，则需停用 ART，加强护肝、支持治疗，待肝功能正常后再启动 ART。该患者身高 173cm，体重仅有 45kg，本病例提示对于严重消耗的患者，出现腹痛、腹泻、恶心、呕吐，不仅要考虑感染性腹泻，还应常规拍腹部平片，排除肠梗阻和肠穿孔。

五、马尔尼菲篮状菌感染

　　马尔尼菲篮状菌（Talaromyces marneffei，TM），原称马尔尼菲青霉菌（penicillium marneffei，PM），是条件致病性真菌，主要感染免疫缺陷人群，引起 TM 病，其中 85% 发生于 AIDS 患者，是我国南方和东南亚地区艾滋病患者的最常见的机会性感染之一，由于北方少见，容易误诊。

　　马尔尼菲篮状菌是青霉菌中唯一的呈温度双相型的致病菌，感染免疫功能缺陷人群后，常累及肺、肝脏、皮肤、淋巴结等多组织和器官，尤以肺和肝受累最多且严重，可有典型症状：高热、寒战、食欲减退、进行性消瘦、全身淋巴结肿大、肝脾大、咳嗽、心包炎、贫血、白细胞升高及播散性脓肿等，菌丝中的孢子可通过空气传播，其次通过食物、水及消化道感染；临床分局限型、播散型马尔尼菲篮状菌病，疾病进展迅速，临床表现复杂多样，容易误诊、漏诊，病死率高。

【病例 19】寒战、发热、肝大、多发淋巴结肿大——播散型马尔尼菲篮状菌病

杜某，男，62 岁，农民。入院日期：2012 年 2 月 22 日，出院日期：2012 年 4 月 11 日。

主诉：发现 HIV 感染 1 个月，间断发热半月。

现病史：1 个月前体检时发现 HIV 阳性，CD4 未查，未 ART。半个月前无明显诱因出现发热，体温最高 39.3℃，以午后及夜间升高明显，伴寒战、泛酸、咽痛，无咳嗽、咳痰、头痛、胸痛等症状，在当地医院给予抗感染、对症治疗，病情加重转来我院。发病以来，神志清，精神欠佳，饮食及睡眠差，小便正常，近 4 天无大便。近 8 个月体重减轻 4kg。

既往史：6 年前右上肢因机器撞伤后行右上肢骨折固定术，术中输血治疗。无"高血压病""心脏病""糖尿病"等慢性病史。无"肝炎、结核"等传染病史及密切接触史。

个人史：出生于原籍，小学文化。在家务农，家庭居住环境一般。近 4 年曾至广西、桂林等地打工。半年前从桂林返回家乡。有吸烟史 20 年，平均每天 10 支。有少量饮酒史，无药物嗜好，无有毒、有害物质长期接触史。冶游史不详。

婚育史：20 岁结婚，配偶为 AIDS 患者。育 1 子 1 女均体健，行 HIV 抗体初筛试验阴性。

家族史：父母亲体健。2 兄 1 妹均体健。家族中无类似病史，无遗传性疾病及其他传染病史。

体格检查：T：38.3℃，P：96 次 / 分，R：26 次 / 分，BP：123/84mmHg。发育正常，营养中等，神志清楚，精神欠佳，全身皮肤黏膜无黄染、无皮疹，未见肝掌及蜘蛛痣，浅表淋巴结未触及肿大。口腔黏膜及舌面可见大量片状白斑，听诊双肺呼吸音粗，未闻及干湿性啰音。心脏听诊无异常。腹平软，左上腹压痛，肝脾肋下未触及，移动性浊音阴性，听诊肠鸣音正

常，双肾区无叩击痛，双下肢无水肿，四肢肌力及肌张力正常，生理反射存在，病理反射未引出。

辅助检查：CD4：18 个 /μL；肝功能，TBIL：5.4μmol/L，T：69g/L，ALB：32g/L，ALT：64U/L，AST：55U/L，ALP：104U/L；胸部 CT：双肺下叶可见斑片状及条索状模糊影，左肺下叶透光度增强，纵隔内可见肿大淋巴结，胸膜增厚粘连；腹部 B 超示：肝大，肝右叶斜径 151mm，脾厚58mm，腹水并腹腔多发实性低回声（淋巴结）；心脏彩超：全心增大，升主动脉增宽、肺动脉瓣少量反流、左室舒张功能降低、心包积液。

入院诊断：获得性免疫缺陷综合征并细菌性肺炎、肺结核？淋巴结核？真菌性口炎。

治疗经过：入院后先给予头孢哌酮钠舒巴坦钠联合左氧氟沙星抗感染；氟康唑抗真菌治疗 1 周，复查血常规、CRP 明显升高，考虑脓毒血症。调整抗生素为亚胺培南西司他丁钠抗感染治疗 7 天，患者仍发热，T：39～40℃，3 次血培养、痰培养：无细菌生长，结合肺部影像学，给予诊断性抗结核治疗 10 天。患者寒战发热，体温 40℃左右，肝损伤加重，TBIL升至 85.4μmol/L，考虑药物性肝损伤，停用抗结核药物，加强护肝对症治疗，复查血常规、CRP、PCT 较前恢复；第四次血培养回示：马尔尼菲篮状菌生长。诊断为播散型马尔尼菲篮状菌病，给予两性霉素 B 脂质体（50mg/d）抗真菌，3 天后患者体温逐渐下降，两性霉素 B 脂质体应用 14 天，肝功能恢复正常，停用两性霉素 B 脂质体，给予伊曲康唑口服液 200mg，每日2 次序贯治疗，同时予"TDF+3TC+EFV"开始 ART，住院治疗 50 余天，好转出院。3 个月后随访患者，CD4：58 个 /μL，肝功能正常，肺部病变吸收好转。

出院诊断：获得性免疫缺陷综合征并播散型马尔尼菲篮状菌病。

点评：该患者病例特点表现为持续发热，肝脾大，多发淋巴结肿大，多浆膜腔积液，抗感染治疗无效，胸部 CT 显示病变广泛，肝功能损伤，发病前半年有广西桂林打工的经历，CD4：18 个 /μL，免疫功能严重受损，最终血培养明确诊断。该患者是我院诊断的首例马尔尼菲篮状菌感染的病例。马尔尼菲篮状菌感染是南方特有的机会性感染，随着人口的流动，近年来北方也有增多趋势，提醒临床医生对长期发热并皮疹与肝脾、淋巴结肿大，有南方居住史的晚期 AIDS 患者，诊断时要考虑到此病的可能。标本培养出 TM 是确诊 TM 的金标准，考虑马尔尼菲篮状菌病，尽可能及时获取患者病变组织或血、骨髓做真菌学培养和病理学检查，对于诊断至关重要。

【病例 20】发热、腹痛——马尔尼菲篮状菌病

刘某，男，17 岁，无业。入院日期：2013 年 10 月 12 日，出院日期：2013 年 12 月 17 日。

主诉： 发现 HIV 感染 8 年，发热 2 个月，腹痛 20 天。

现病史： 8 年前体检时发现 HIV 阳性，CD4：300 个 /μL，未 ART。5 年前 CD4：200 个 /μL，开始 ART，服用半年后自行停药。2 个月前，受凉后出现发热，体温最高 39℃，伴寒战、咳嗽，咳少量黄黏痰，无胸闷、胸痛、头痛、恶心等症状。在当地医院按"肺炎、肺结核"治疗。1 个月前 CD4：70 个 /μL，当地给予"TDF+3TC+EFV"方案 ART。20 天前，患者出现上腹部疼痛、咳嗽、咳黑痰、乏力、盗汗，仍发热，体温最高 39℃，发热时头痛、腰痛，视物模糊。近 2 个月体重下降 5kg。

既往史： 平素体质差，经常感冒，无肝炎、结核病史，无输血史。

个人史： 出生于原籍，初中文化。2 个月前至广州打工，无烟酒嗜好，无冶游史。

家族史： 父母亲均为 AIDS 患者，已 ART 治疗，无遗传性疾病及其他传染病史。

体格检查： T：36.5℃，P：99 次 / 分，R：24 次 / 分，BP：111/63mmHg。神志清，精神尚可，颌下及右颈部可触及肿大淋巴结，约 0.5cm×0.6cm，无触痛，活动度差。双肺听诊呼吸音粗，未闻及干湿性啰音。心率为 99 次

/ 分，律齐，各瓣膜听诊区未闻及杂音；腹平软，左上腹压痛，无反跳痛，肝脾肋下未触及，双下肢无水肿。

辅助检查：腹部彩超：腹腔积液，深 51mm；腹部大血管旁可见多个实性略低回声结节，较大者 27 mm×15mm；于脐左侧触及一低回声结节，大小为 94mm×39mm。胸部 CT：右下肺感染（图 2-1-36、图 2-1-37、图 2-1-38）；上腹部增 CT：多期扫描未见明显异常，左下腹肠腔显示欠佳。血 T-SPOT 为 1.2pg/mL，CRP 升高。

入院诊断：获得性免疫缺陷综合征并细菌性肺炎、继发型肺结核？腹腔淋巴结核？

治疗经过：患者入院后按"肺部感染"予哌拉西林钠他唑巴坦钠 4.5，每 8 小时 1 次，抗感染治疗，第 4 天体温下降至正常，但腹痛持续不缓解，

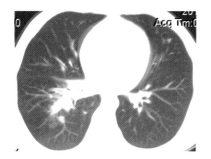

图 2-1-36　胸部 CT（A）

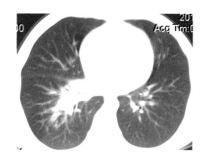

图 2-1-37　胸部 CT（B）

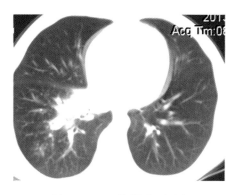

图 2-1-38　胸部 CT（C）

复查腹部彩超发现腹部肿块增大（94mm×39mm）。3天后再次发热，T：39℃，腹部增强CT未见明显包块，2013年11月1日复查胸部CT示：右下肺部感染加重（图2-1-39、图2-1-40、图2-1-41）。停用哌拉西林钠他唑巴坦钠，予美罗培南1.0，每8小时1次，静脉滴注。2013年11月17日复查胸部CT示：右下肺部感染较前次胸CT病变加重（图2-1-42、图2-1-43、图2-1-44），行纤维支气管镜支气管肺泡灌洗液（BALF）真菌培养：马尔尼菲篮状菌生长，给予两性霉素B脂质体50mg/d，静脉滴注。患者仍持续发热，体温38～39.5℃，腹胀、腹痛明显，食欲减退，伴恶心、

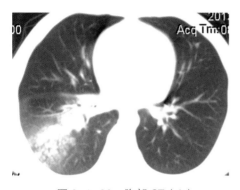

图2-1-39 胸部CT（A）

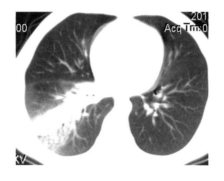

图2-1-40 胸部CT（B）

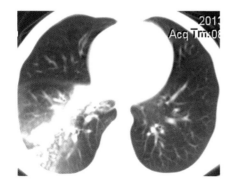

图2-1-41 胸部CT（C）

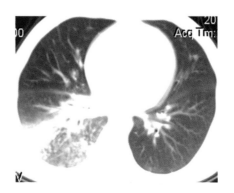

图2-1-42 胸部CT（D）

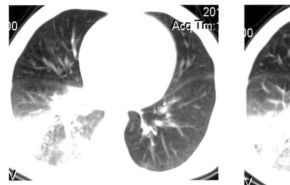

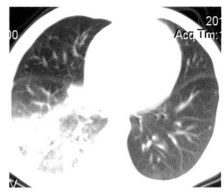

图 2-1-43　胸部 CT（E）　　　　　　　图 2-1-44　胸部 CT（F）

呕吐。支气管灌洗液（BALF）检测：HCMV-DNA：3.80×10^4 IU/mL，给予膦甲酸钠 3.0，q12h，CRP 与 PCT 检测结果及中性粒细胞比例持续升高，两性霉素 B 脂质体增加至 70mg/d，患者体温逐渐下降至正常，腹胀、腹痛减轻，食欲改善。2013 年 12 月 1 日复查胸 CT：肺部病变有所吸收（图 2-1-45、图 2-1-46、图 2-1-47）。停用两性霉素 B 改用伊曲康唑口服液 400 mg/d 序贯治疗 10 天，患者病情稳定，好转出院。患者出院后继续口服伊曲康唑口服液 10 周，继续 ART。每月复查肝肾功能与血常规；10 周后复查 CD4 与 HIV 病毒载量，评估病情。

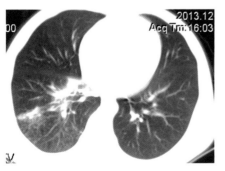

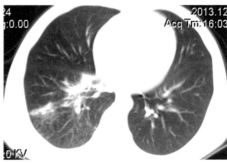

图 2-1-45　胸部 CT（G）　　　　　　　图 2-1-46　胸部 CT（H）

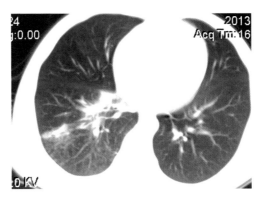

图 2-1-47　胸部 CT（Ⅰ）

出院诊断：获得性免疫缺陷综合征并播散型马尔尼菲篮状菌病，CMV 肺炎，细菌性肺炎。

点评：该患者经母婴传播途径感染 HIV，但未规范 ART。入院前发热近 1 个月，在当地医院按"肺炎、肺结核"治疗无效。入院后发现右下肺感染，按"细菌性肺炎"治疗 3 天后体温正常。但腹胀逐渐加重，腹部包块明显增大。3 天后再次发热，CRP/PCT/ 中性粒细胞比例均升高。复查胸部 CT 提示肺部感染加重，因患者发病前有广州居留史，且 CD4：70 个 /μL，曾考虑是否感染真菌病，但多次痰培养、血培养未发现致病菌生长。行支气管镜肺泡灌洗液（BALF）真菌培养提示：马尔尼菲篮状菌生长。该病例的诊断治疗过程，给我们几点启示。

（1）该患者有南方短期居住史，以发热、腹痛表现，胸部 CT 提示右下肺部感染，腹腔内肿块增大，要考虑到马尔尼菲篮状菌病的可能性，应及时行纤维支气管镜检查、灌洗液培养及血培养检查。

（2）应重视结核病与马尔尼菲篮状菌病的鉴别诊断，二者均有肺部表现与腹腔淋巴结肿大，从影像学及超声检查所见很难予以明确的鉴别，可以采取组织活检病理检查等方法尽量明确诊断，尽量减少经验性抗结核治疗，以免增加药物的不良反应或药物的相互作用，延误治疗。

【病例 21】咳嗽、胸闷、发热、寒战、右下肺占位——马尔尼菲篮状菌病

刘某，女，45 岁，农民。入院日期：2014 年 3 月 13 日，出院日期：2014 年 4 月 18 日。

主诉：间断咳嗽、胸闷 6 个月，加重伴发热 7 天。

现病史：6 个月前患者受凉后出现咳嗽、咳痰，活动后胸闷明显，体温正常，间断在当地医院按"慢性支气管炎"治疗，症状能缓解，但易反复。7 天前上述症状加重，伴寒战发热，体温最高达 39.0℃，1 日内发热 2 ~ 3 次，纳差，乏力明显，就诊于郑州大学第一附属医院，查胸部 CT 示：右肺下叶占位，怀疑肺癌，拟行肺穿刺活检前查 HIV 抗体初筛阳性，转诊我院。发病来体重下降约 5kg。

既往史：无冠心病、高血压、糖尿病等慢性病史，无肝炎、结核、伤寒等传染病史。无食物、药物过敏史。

个人史：出生于原籍，农民，文盲，近 10 年来在广州打工，无吸烟及饮酒史，无药物嗜好，无工业毒物、粉尘、放射性物质接触史，有异性性接触史。

婚育史：24 岁结婚，配偶体健，HIV 抗体初筛阳性。1 女 1 子体健，HIV 初筛未查。

家族史：父母均健在，1 弟 1 妹均体健。

体格检查：T：38.7℃，P：108 次 / 分，R：26 次 / 分，BP：120/80mmHg。神志清，精神差，形体消瘦。浅表淋巴结未触及肿大，口唇无苍白，口腔黏膜未见白斑，咽腔无充血，扁桃体无肿大。听诊双肺呼吸音粗，未闻及干湿性啰音。腹平软，无压痛及反跳痛，肝脾肋下未触及。墨菲征阴性，肝区无叩痛，移动性浊音阴性，双下肢无水肿。

辅助检查：胸部 CT：右肺下叶占位，纵隔内及右肺门多发结节影，两肺多发微小结节（图 2-1-48）。血常规，WBC：8.37×10^9/L，N%：92.54%，

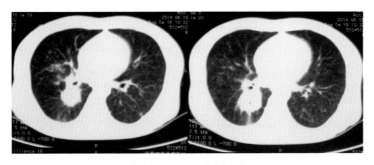

图 2-1-48　胸部 CT

L%：3.32%，RBC：3.16×10^{12}/L，HGB：94g/L，PLT：217×10^{9}/L。C- 反应蛋白：48mg/L。心肌酶，LDH：286U/L，AST：52U/L。动脉血气分析，pH：7.456，PCO_2：21.5mmHg，PO_2：106.8mmHg，HCO_3^{*}：14.8mmol/L，BE：-6.60 mmol/L，SO_2：98.30%。血 PCT：0.51ng/mL，ESR：87mm/1h。T 淋巴细胞亚群示：CD4：12 个 /μL，CD8：44 个 /μL，CD4 百分比：19%，CD4 / CD8：0.27。血清隐球菌抗原测定阴性。血清 AFP、CEA、CA12-5、CA15-3、CA19-9、CA50 均正常。结核杆菌 T-SPOT：2.7pg/mL，不支持结核感染。痰培养：正常菌群生长，未检出嗜血杆菌。痰涂片未发现抗酸杆菌。血 HCMV-DNA：小于检测下限。血真菌（1-3）-β-D 葡聚糖检测阴性。血曲霉菌抗原阳性，协诊真菌感染。

入院诊断： ①获得性免疫缺陷综合征并细菌性肺炎，继发性肺结核？真菌性肺炎？病毒性肺炎？②肺癌？

治疗经过： 住院后完善相关检查，考虑 AIDS 合并细菌性肺炎，给予哌拉西林钠他唑巴坦钠抗感染，氨溴索止咳化痰，复方氨基酸注射液营养支持治疗。患者持续发热，咳嗽、胸闷无好转，考虑患者存在严重免疫缺陷（CD4：12 个 /μL），混合感染的概率较大，进一步完善检查，血曲霉菌抗原阳性，考虑合并真菌感染，行支气管镜检查，灌洗液查病原，并了解有无肺内占位。支气管镜检示：会厌、声门正常；气管环清晰，隆突嵴锐利。右肺下叶背段管口狭窄、管口黏膜增生肥厚，右肺下叶背段分支基本闭塞，右上叶、右中叶、右下叶基底段及左侧各级支气管黏膜光滑、色正常，管腔形态正常，均通畅。支气管灌洗液液基细胞学：镜下可见中量纤毛柱状上皮细胞、中性粒细胞，少量淋巴细胞、吞噬细胞，未见肿瘤细胞。血曲霉菌抗原阳性。灌洗液涂片未检出真菌孢子、菌丝、抗酸杆菌。血及灌洗液培养均发现马尔尼菲篮状菌，明确诊断：播散型马尔尼菲篮状菌病，加用两性霉素 B 脂质体针抗真菌治疗，2 周后体温恢复正常，开始 3TC+TDF+EFV 方案 ART，改为伊曲康唑胶囊口服维持抗真菌治疗 2 周后，病情好转出院，建议继续维持抗真菌治疗至 CD4 达 200 个 /μL 以上方可停药；继续 ART，定期复查血常规及肝肾功能。

出院诊断： 获得性免疫缺陷综合征并播散型马尔尼菲篮状菌病。

患者转归： 3 个月后随访，患者体温正常，体重增加。一般情况好，复查胸部 CT：肺部病变吸收好转，血常规及肝肾功能正常。

点评： 本例患者寒战、发热、咳嗽、胸闷，存在严重免疫缺陷（CD4：12 个 /μL），胸部 CT 表现呈右肺下叶占位表现，纵隔内及右肺门多发结节影。在当地医院曾诊断为肺结核，应用抗结核药物，治疗无效，怀疑肺部占位转来我院。患者入院后先从感染性疾病入手，予哌拉西林钠他唑巴坦钠抗细菌治疗，效果欠佳。结合流行病学史，进一步行血培养、肺泡灌洗液培养，发现马尔尼菲篮状菌，明确诊断为播散型马尔尼菲篮状菌，肺部占位考虑与马尔尼菲篮状菌感染有关，最终取得较好的治疗效果。

河南艾滋病患者大多来自农村地区，对于有南方打工或旅居史的艾滋病患者，发生较复杂的感染时，若基层条件有限不能检测，可转上级医院明确诊断，以免延误病情，错过最佳治疗时机。

【病例 22】发热、胸闷、便血——马尔尼菲篮状菌病

卢某，男，32 岁，未婚，销售员。入院日期：2012 年 7 月 17 日，死亡日期：2012 年 7 月 20 日。

主诉： 发热 1 个月，胸闷、便血 8 天。

现病史： 1个月前患者出现发热，体温最高40.5℃，伴寒战，发热无明显规律，在当地诊所按"上呼吸道感染"予以头孢类抗生素输液治疗，效差。8天前行胸CT检查，考虑"血行播散型肺结核"，给予"异烟肼、利福平、乙胺丁醇、吡嗪酰胺"方案抗结核治疗，效果欠佳，出现胸闷、呼吸困难，便血，大便呈暗红色。期间查HIV初筛阳性，CD4：6个/μL，转来我院治疗。发病以来，患者精神欠佳，食欲减退，体重下降2kg。

既往史： 无病毒性乙型肝炎、病毒性丙型肝炎、结核病史；无输血及不规范单采血浆史；有男男同性性接触。

个人史： 中专毕业，从事销售工作。近2年在广州市工作。

体格检查： T：38.4℃，P：120次/分，R：35次/分，BP：124/70mmHg，指脉氧78%。神志清，精神差，呼吸困难。全身皮肤未见皮疹及淤斑。全身皮肤黏膜及巩膜轻度黄染。结膜、甲床苍白。口唇轻度发绀，咽腔充血，双侧扁桃体未见肿大。听诊双肺呼吸音粗，双下肺可闻及少量湿性啰音。心率为120次/分，律齐，心音有力，心脏各瓣膜听诊区未闻及杂音。腹平坦，无压痛。肝肋下约4cm，表面光滑，质韧，无触痛，剑突下未及，脾肋下未触及，墨菲征阴性。肝区无叩击痛，移动性浊音阴性，双肾区无叩痛，听诊肠鸣音正常，双下肢无水肿。

入院诊断： AIDS并血行播散型肺结核？真菌性肺炎？细菌性肺炎？低氧血症，消化道出血，重度贫血，药物性肝炎？

辅助检查： 血常规，WBC：1.56×10^9/L，N%：76.0%，RBC：1.69×10^{12}/L，HGB：50g/L，PLT：52×10^9/L；动脉血气，pH：7.45，PCO_2：22.8mmHg，PO_2：66.5mmHg，SO_2%：91.7%；大便潜血：阳性。肝功能，TBIL：45.7μmol/L，DBIL：12.3μmol/L，TP：41g/L，ALB：15g/L，ALT：86IU/L，AST：459IU/L，ALP：477IU/L，CHE：1114.0U/L，GGT：116IU/L。心肌酶，LDH：2 663U/L，CK：50U/L，CK-MB：7U/L。查HBsAg（-），抗HCV（-），HCV-DNA（-），抗HAV-IgM（-），抗HEV-IgM（-），PCR-CMV-DNA（-），EBV-抗体（-）。T-SPOT：阴性。PPD：阴性。结核抗体：阴性。腹部彩超：

①肝实质回声较密并体积增大。②双肾体积增大。胸部CT：双肺弥漫性结节密度增高影（图2-1-49、图2-1-50）。

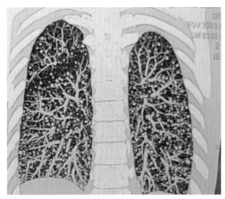
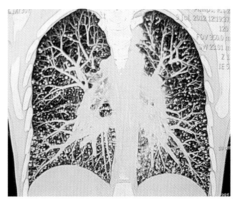

图2-1-49　胸部CT（A）　　　　　　图2-1-50　胸部CT（B）

治疗经过： 入院后因肝功能异常，胆红素和转氨酶明显升高，立即停用HRZE抗结核药物；给予亚胺培南西司他丁钠1.0，每8小时1次，静脉滴注，抗感染，同时给予止血、输血及营养支持治疗，入院3天患者高热不退，胸闷逐渐加重，氧分压持续下降，间断黑便。连续痰涂片检查未发现抗酸杆菌，痰培养无细菌生长。患者因严重的低氧血症，无法耐受纤维支气管镜检查。入院第3天出现呼吸衰竭，抢救治疗无效死亡。患者死亡后第二天，血培养结果提示：马尔尼菲篮状菌生长。

最终诊断： 获得性免疫缺陷综合征并播散型马尔尼菲篮状菌病。

点评： 结合本病例特点，患者有发热、胸闷、消化道出血、肝大、黄疸等临床表现，有南方生活史。无典型的马尔尼菲篮状菌皮疹，肝功能异常，血小板减少，胸部CT显示粟粒样病变。血培养结果提示马尔尼菲篮状菌，诊断明确。在临床上由于对本病认识不足，仅仅依据患者发热、胸闷、呼吸困难和胸部CT的表现，易考虑肺部感染，误诊为血行播散型肺结核。另外，该患者有结核用药史，出现黄疸、肝脾大、消化道出血等症状，极易误诊为药物性肝炎或合并其他肝病。该病例需要提醒临床医生注意的是，患者消化道出血、黄疸、肝脾大、血小板减少、肺部病变等所有临床症状和表现是一种疾病，由马尔尼菲篮状菌感染引起，可以用一元论解释；另外，对于马尔尼菲篮状菌病的诊断和鉴别诊断关键在于对此病的警惕性，临床医生对晚期的 AIDS 患者要考虑到此病，尽可能获取患者病变组织或血、骨髓做真菌学培养和病理学检查，其结果是临床诊断的金标准。

【病例 23】发热、腹痛——马尔尼菲篮状菌病

彩某，男，35 岁，已婚，农民。入院日期：2014 年 9 月 10 日，出院日期：2014 年 10 月 25 日。

主诉：发热 1 个月，腹痛 1 周。

现病史：1 个月前无诱因出现发热，体温最高达 39℃，发热无规律，伴咳嗽，在当地医院按"上呼吸道感染"间断应用抗生素治疗，效果欠佳。1 周前出现腹痛，无腹泻、恶心及呕吐，转入我院重症医学科治疗。

既往史：20 年前有输血史，2 年前在当地疾病控制中心检测 HIV 阳性，未进行 ART。

个人史：初中毕业，2 年前曾在广州打工，从事销售工作。

体格检查：T: 39.8℃，P: 114 次 / 分，R: 26 次 / 分，BP: 122/80mmHg，指脉氧 80%。神志清，精神差，全身皮肤未见皮疹、淤斑。全身皮肤黏膜及巩膜无黄染。咽腔充血，双侧扁桃体未见肿大。听诊双肺呼吸音粗，双下肺可闻及少量湿性啰音。心率 114 次 / 分，律齐，心音有力，心脏各瓣膜听诊区未闻及杂音。腹平坦，上腹有压痛，无反跳痛。肝脾肋下未触及，墨菲征阴性。肝区有明显叩击痛。移动性浊音阴性，双下肢无水肿。

实验室检查：血常规，WBC: 21.1×10^9/L，N%: 85.0%，RBC: 3.69×10^{12}/L，HB: 95g/L，PLT: 105×10^9/L。大便潜血：阴性。肝功能，TBIL: 7.4μmol/L，ALT: 60IU/L，AST: 170IU/L，ALP: 421IU/L，CHE: 4 171U/L，GGT: 241IU/L。

LDH：550U/L。IGRA：阴性。CD4：9 个 /μL。

腹部 CT：肝多发脓肿，感染可能性大（图 2-1-51）？

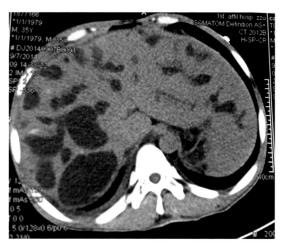

图 2-1-51　腹部 CT

入院诊断：获得性免疫缺陷综合征并肝脓肿，脓毒血症。

治疗经过：入院后立即给予亚胺培南西司丁钠抗感染，血必净抑制炎症因子及对症、支持治疗。入院后在 B 超引导下行肝脓肿穿刺，穿刺液为草绿色液体。引流物细菌培养阴性。入院第 3 天，血培养结果提示：马尔尼菲篮状菌。及时给予两性霉素 B 脂质体 50m/d，患者体温控制不理想，病情进一步加重，因经济原因，家属要求自动出院，转回当地医院治疗，随访患者，出院 3 天后死亡。

出院诊断：获得性免疫缺陷综合征合并马尔尼菲篮状菌病。

点评：该病例为 AIDS 合并马尔尼菲篮状菌病，肝脓肿。马尔尼菲篮状菌引起的肝脓肿相关报道较少，且其在影像学上的表现无明显特异性，与普通细菌感染和结核等引起的肝脓肿不易区分，在临床工作中应注意鉴别。标本培养出 TM 是确诊 TM 的金标准，血液标本培养简单有效，提示临床医生对可疑 TM 感染患者应尽早采集标本进行培养，做到早诊断早治疗，提高治疗效果。

【病例24】持续发热——马尔尼菲篮状菌病

丁某，男，38岁，已婚，司机。入院日期：2013年7月19日，出院日期：2013年8月15日。

主诉： 发热1个月。

现病史： 1个月前患者出现发热，体温最高达39.5℃，伴寒战，发热无明显规律，在深圳市某医院按"上呼吸道感染"予以头孢类抗生素治疗。效果差，持续发热，检测HIV抗体阳性，转回河南治疗。在当地医院继续抗感染、对症治疗，无效，仍高热不退，转入我院感染科治疗。

既往史： 无病毒性肝炎及结核病史；无输血史、手术史；有男男同性性接触史。

个人史： 高中毕业后在原籍工作，近3年来一直在深圳市开车。

体格检查： T：38.8℃，P：104次/分，R：26次/分，BP：124/70mmHg，指脉氧90%。神志清，精神差，面部及四肢皮肤可见散在的肚脐凹陷样皮疹，皮疹中间有结痂（图2-1-52、图2-1-53、图2-1-54）。全身皮肤黏膜

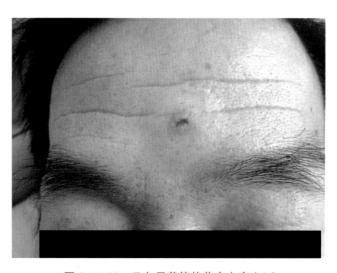

图2-1-52 马尔尼菲篮状菌病皮疹（A）

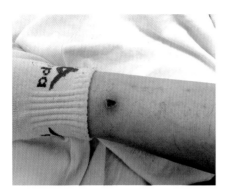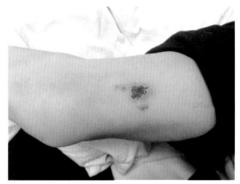

图 2-1-53　马尔尼菲篮状菌病皮疹（B）　　图 2-1-54　马尔尼菲篮状菌病皮疹（C）

及巩膜无黄染。口腔可见少量白斑。咽腔充血，双侧扁桃体未见肿大。听诊双肺呼吸音粗，双下肺可闻及少量湿性啰音。心率为 104 次 / 分，律齐，心音有力，心脏各瓣膜听诊区未闻及杂音。腹平坦，无压痛。肝脾肋下未触及，肝区无叩击痛，移动性浊音阴性，双肾区无叩痛，双下肢无水肿。

辅助检查：血常规，WBC：1.76×10^9/L，N%：78.0%，RBC：2.69×10^{12}/L，HGB：90g/L，PLT：123×10^9/L。CRP：79mg/L；CD4：36 个 /μL。 动脉血气，pH：7.35，PCO_2：23.8mmHg，PO_2：86.5mmHg，SO_2%：99.7%；肝功能：TBIL：23.7μmol/L，DBIL：10.3μmol/L，TP：41g/L，ALB：25g/L，ALT：56IU/L，AST：45IU/L，ALP：47IU/L，CHE：4 114.0U/L，GGT：101IU/L；心肌酶，LDH：266U/L，CK：40U/L，CK-MB：7U/L。

腹部彩超：①肝实质回声较密；②脾厚。

入院诊断：获得性免疫缺陷综合征并脓毒血症？真菌性口炎。

治疗经过：入院后立即抽取血培养，给予头孢哌酮钠舒巴坦钠抗感染，氟康唑抗真菌及对症治疗。3 天后，血培养结果报警，提示马尔尼菲篮状菌，立即更换为两性霉素 B 脂质体针 50mg，静脉滴注，每日 1 次，同时监测肝、肾功能和血钾。治疗 3 天后患者体温恢复正常，皮疹逐渐结痂。两性霉素 B 脂质体应用 2 周后改为伊曲康唑口服液 20mg，每日 2 次，口服，同时应用 TDF+3TC+EFV 方案 ART。病情稳定，转回当地治疗。

最后诊断：获得性免疫缺陷综合征合并马尔尼菲篮状菌病，真菌性口炎。

点评：坏死性脐凹状丘疹是马尔尼菲篮状菌播散型感染的典型皮疹，是该病特征性症状之一。皮疹多分布在面部、颈部、下躯干，严重病例波及全身，皮疹为红色或暗红色丘疹或斑丘疹，中央坏死形成脐凹状改变，表面形成黑痂，渗出，无瘙痒，具有一定诊断意义。如患者皮肤出现特征性皮疹时，应积极进行皮肤病理活检和组织培养，临床上还应注意与隐球菌感染引起的皮疹、组织胞浆菌病的皮疹和传染性软疣鉴别。不是所有马尔尼菲篮状菌患者都出现这种特征性皮疹，但皮疹典型且较多的 PSM 患者说明马尔尼菲篮状菌可能已严重播散，对于 AIDS 发热患者出现脐凹样皮疹应高度怀疑合并马尔尼菲篮状菌病，积极查找病原，及早抗真菌治疗，以有效降低病死率。

【病例 25】舌根、咽腔、生殖器溃疡——播散型马尔尼菲篮状菌病

李某，男，40 岁，已婚，农民。入院日期：2014 年 6 月 8 日，出院日期：2014 年 7 月 6 日。

主诉：舌根、咽腔溃疡 2 个月，生殖器溃疡 1 个月。

现病史：2 个月前出现舌根及咽后壁溃疡，溃疡面积逐渐增大，呈菜花状。间断发热，热峰逐渐升高，最高温度约为 39.0℃，无恶寒，伴咳嗽，无咳痰。咽喉部呈烧灼样疼痛，进食时疼痛加重，颅后及双耳有放射痛，口腔分泌物增多，大量白色黏状分泌物，口干，无胸闷、胸痛、腹胀、腹痛。在当地诊所对症治疗效果差。1 个月前发现会阴部溃疡，未治疗。

既往史：3 年前发现 HIV 初筛及确证试验阳性，1 年前开始 TDF+3TC+EFV 方案抗病毒治疗，服药依从性差，经常漏服药，1 个月前查 CD4：20 个 /μL。

个人史：出生于原籍。初中毕业，近 3 年在广州、江西等地打工，从

事建筑工作，无烟酒嗜好。

婚姻史： 20 岁结婚。育有 1 个男孩、1 个女孩，HIV 检查阴性；5 年前其配偶因艾滋病去世。

家族史： 父母身体健康，有 2 姐 1 弟，均健康，HIV 初筛阴性。

体格检查： T：37.5℃，P：96 次 / 分，R：24 次 / 分，BP：109/57mmHg。神志清，精神差，口唇下方皮肤及颈部中线附近可见数粒脐凹型皮疹，色淡红，双侧颌下、颈前、颈后及锁骨上窝可触及多发肿大淋巴结，大小不一，最大约 20mm×20mm，余全身表浅淋巴结未触及肿大。口腔黏膜未见白斑，伸舌居中，舌根、鼻咽部、口咽部可见大量溃疡，呈菜花样凸起，表面可见大量黄白色分泌物，咽腔充血，听诊双肺呼吸音清，未闻及干湿性啰音，阴茎包皮可见一大小约 30mm×30mm 硬结，表面可见黏膜破损，大小约 5mm×5mm，可见少量渗出，肛门检查无异常。

辅助检查： 血常规，WBC：$3.28×10^9$/L，N%：67.44%，L%：28.44%，RBC：$3.01×10^{12}$/L，HGB：93g/L，PLT：$268×10^9$/L；PCT 小于 0.05ng/mL；肝功能，ALB：30g/L，ALT：19U/L，AST：21U/L，ALP：137U/L，GGT：34U/L，CHE：5 384U/L；肾功能、心肌酶、血脂无明显异常；电解质，钾：3.36mmol/L，余正常。传染三项，HBV-M：HBsAb 阳性，余项无异常；抗 HCV、TP-Ab 均为阴性；T 淋巴细胞亚群：CD4：74 个 / μL，CD4 %：19%；肿瘤标志物全套均无异常；凝血功能正常；ESR：73mm/h，偏高；TB-IGRA：0.2pg/mL；尿分析 + 镜检：白细胞（+），尿微量白蛋白 60.90mg/L；单疱四项：HSV-Ⅰ IgG 阳性，HSV-Ⅰ IgM、HSV-Ⅱ IgG、HSV-Ⅱ IgM 均为阴性；心电图正常；腹部彩超：肝实质回声弥漫性回声改变，脾大；胸 CT：两肺感染。

2014 年 6 月 13 日武汉大学中南医院头颅 + 颈部 + 鼻咽部 MRI 平扫：舌根部、咽扁桃体、鼻咽、口咽异常信号影（淋巴瘤？）；颈部多发肿大淋巴结；脑萎缩。

入院诊断： 获得性免疫缺陷综合征并舌根、咽部溃疡待查（肿瘤？炎性？），脑萎缩，颈部淋巴结核？

治疗经过： 入院后口腔科会诊考虑诊断：①舌癌？②颈部及颌下多发淋巴结肿大；③颞颌关节紊乱。先后行舌根溃烂组织及颈部肿大淋巴结活检，组织病理培养，均提示肉芽肿性炎伴干酪样坏死；舌根溃烂组织病理：肉芽肿性炎伴干酪样坏死及化脓，伴炎性肉芽组织增生及大量小泡脂变（图 2-1-55）。左耳后淋巴结活检病理：肉芽肿性炎伴坏死及化脓。考虑：①马尔尼菲篮状菌感染；②结核待除外（图 2-1-56）。行舌根溃烂组织及口唇周围皮疹分泌物真菌培养：马尔尼菲篮状菌；颈部皮疹拭子真菌培养：马尔尼菲篮状菌；咽拭子真菌培养：马尔尼菲篮状菌；口腔溃疡分泌物涂

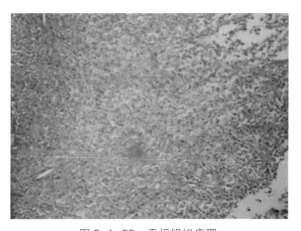

图 2-1-55　舌根组织病理

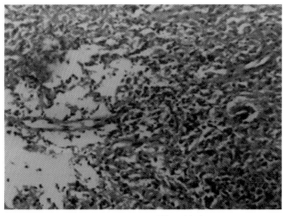

图 2-1-56　耳后淋巴结病理

片查抗酸杆菌阴性。明确诊断：播散型马尔尼菲篮状菌病。给予两性霉素 B 脂质体针抗真菌治疗，用法：两性霉素 B 脂质体针 60mg，静脉缓慢滴注；给予血必净 100mg/d，复方氨基酸注射液等加强营养支持治疗。1 周后患者症状逐步减轻，2 周后口腔舌根及咽部溃疡、生殖器溃疡逐渐痊愈，颈部肿大淋巴结缩小至正常（图 2-1-57、图 2-1-58），两性霉素 B 应用两周后停用，改为伊曲康唑口服液 200g，每日 2 次，病情稳定后开始 ART，方案调整为：3TC+TDF+LPV/r 治疗。病情好转出院。

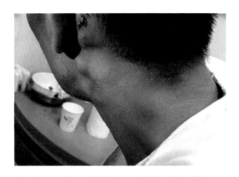 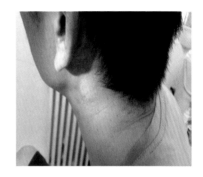

图 2-1-57　耳后肿大淋巴结（治疗前）　　图 2-1-58　治疗后，耳后肿大淋巴结缩小

出院诊断：获得性免疫缺陷综合征合并播散型马尔尼菲篮状菌病。

点评：马尔尼菲篮状菌临床表现非特异性，可以是局限和播散两种，局限于皮肤、皮下组织感染，播散可累及全身各个脏器。艾滋病合并马尔尼菲篮状菌的临床表现复杂多样，缺乏特异性，大部分患者伴有血小板减少，部分患者还有消化道出血，肝脾肿大、肝功能异常等，本患者口腔马尔尼菲篮状菌感染比较少见，容易误诊、漏诊。因此对于晚期 AIDS 患者合并马尔尼菲篮状菌感染，病情发展快，往往是全身多脏器受累。未经过有效治疗，病死率极高；及时明确诊断，给予有效的抗真菌治疗，是改善患者预后的关键。

六、其他真菌感染

（一）肺曲霉菌病

肺曲霉菌病（pulmonary aspergillosis）主要由烟曲霉引起。该真菌常寄生在上呼吸道，慢性病患者免疫力严重低下时才出现侵袭性曲霉病。在免疫缺陷患者中，是常见的机会性感染。曲霉属广泛存在于自然界，空气中到处有其孢子，在秋冬及阴雨季节，储藏的谷草发热霉变时更多。吸入曲霉孢子不一定致病，如大量吸入可能引起急性气管 – 支气管炎或肺炎。

曲霉的内毒素使组织坏死，病灶可为浸润、实变、空洞、支气管周围炎或粟粒状慢性病变。临床上主要有三种类型。

1. 侵袭性曲霉病（invasive aspergillosis） 是常见的类型，肺组织破坏严重，治疗困难。肺部曲霉感染多为局限性肉芽肿或广泛化脓性肺炎，伴脓肿形成。病灶呈急性凝固性坏死，伴坏死性血管炎、血栓及菌栓，甚至累及胸膜。症状以干咳、胸痛常见，部分患者有咯血，病变广泛时出现气急和呼吸困难，甚至呼吸衰竭。影像学特征性表现为 X 线片以胸膜为基底的多发的楔形阴影或空洞；胸部 CT 早期为晕轮征（halo sign），即肺结节影（水肿或出血）周围环绕低密度影（缺血），后期为新月体征（crescent sign）。部分患者可有中枢神经系统感染，出现中枢神经系统症状体征。

2. 曲霉肿（aspergilloma） 又称曲菌球，本病常继发于支气管囊肿、支气管扩张、肺脓肿和肺结核空洞。系曲霉在肺部原有的空腔内繁殖、蓄积，与纤维蛋白、黏液及细胞碎屑凝聚成曲霉肿。曲霉肿不侵犯组织，但可发展成侵袭性曲霉病。可有刺激性咳嗽，常反复咯血，甚至发生威胁生命的大咯血。因曲霉肿与支气管多不相通，故痰量不多，痰中亦难以发现曲霉。X 线片示在原有的慢性空洞内有一团球影，随体位改变而在空腔内移动。

3. 变应性支气管肺曲霉病（allergic bronchopulmonary aspergillosis，ABPA） 多由烟曲霉引起的呼吸高反应性疾病。对曲霉过敏者吸入大量孢子后，阻塞小支气管，引起短暂的肺不张和喘息的发作，亦可引起肺部反复游走性浸润。患者喘息、畏寒、发热、乏力、刺激性咳嗽、咳棕黄色浓痰，偶带血。痰中有大量嗜酸性粒细胞及曲霉丝，烟曲霉培养阳性。哮喘样发作为其突出的临床表现，一般解痉平喘药难以奏效，外周血嗜酸性粒细胞增多。典型 X 线片为上叶短暂性实变或不张，可发生于双侧。中央支气管囊状扩张，壁增厚如"戒指征"和"轨道征"。

诊断肺曲霉病除职业史、机体免疫状态、临床表现及 X 线检查外，确诊有赖于组织培养（病变器官活检标本）及组织病理学检查，可见锐角分枝分隔无色素沉着的菌丝，直径为 2～4μm；组织或体液培养有曲霉属生长。临床上病理学诊断较为困难，如呼吸道标本培养阳性，涂片见菌丝至少连续 2 次；或肺、脑、鼻窦 CT 或 X 线有特征性改变。患者为免疫抑制宿主应怀疑为曲霉感染。免疫抑制宿主侵袭性曲霉病患者其支气管肺泡灌洗液涂片、培养和（或）抗原测定有很好的特异性和阳性预测值。用曲霉浸出液做抗原皮试，变应性患者有速发型反应，表明有 IgE 抗体存在。血清曲霉抗体测定和血、尿、脑脊液及肺泡灌洗液曲霉半乳甘露聚糖测定和 PCR 测定血中曲霉 DNA 对本病诊断亦有帮助。

曲霉菌病的首选治疗是伏立康唑，第 1 天负荷剂量为 $2\times6mg/(kg\cdot d)$，以后改为 $2\times4mg/(kg\cdot d)$。ABPA 对因治疗首选两性霉素 B，尽可能给予最大的耐受剂量 $[1～1.5mg/(kg\cdot d)]$。如患者不能耐受，首次宜从小剂量开始，每日 0.1mg/kg 溶于 5% 葡萄糖溶液中缓慢避光静脉滴注，逐日增加 5～10mg，至最大耐受剂量后维持治疗。急性 ABPA 需加用糖皮质激素，开始可用醋酸泼尼松 $0.5mg/(kg\cdot d)$，1 周后改为隔日 1 次。慢性 ABPA 糖皮质激素剂量为 7.5～10mg/d，其剂量和疗程根据情况决定，可酌情使用 β_2- 受体激动剂或吸入糖皮质激素。

【病例 26】间断发热 3 个月——肺部烟曲霉菌感染

赵某，女，40 岁，已婚，农民。入院日期：2012 年 4 月 16 日。

主诉：间断发热 3 个月余。

现病史：3 个月前无诱因间断发热，体温 38.0℃左右，无恶寒，发热时伴咳嗽、咳少量白色黏痰，偶有胸闷、乏力。在当地诊所按"感冒"对症治疗，效果差，仍间断发热，近日持续高热，热峰达 39.0～40.0℃，当地医院给予"头孢他啶针、头孢曲松针"抗感染及对症治疗，病情加重，胸片提示重症肺炎，转来我院。

既往史：16 年前有多次规范不规范单采血浆史。10 年前大普查时发现 HIV 感染，CD4 细胞不详。3 年前查 CD4 为 40 个 /μL，开始 3TC+D4T+NVP 方案 ART，依从性差，时有漏服，期间 CD4 最高约 170 个 /μL。1 年前因"口腔溃疡"自行停用抗病毒药物。1 个月前查 CD4 为 50 个 /μL，再次开始 3TC+TDF+LPV/r 方案 ART。

体格检查：T：38.9℃，P：109 次 / 分，R：23 次 / 分，BP：110/75mmHg。神志清，精神差。浅表部位未触及肿大淋巴结。口唇可见溃疡及褐色结痂，口腔黏膜可见大量片状白斑，咽腔充血。双肺听诊呼吸音粗，未闻及干湿性啰音。腹部平坦、软，中上腹轻度压痛，无反跳痛。胸部 CT（2 月 4 日于当地县人民医院检查）：双肺可见均匀粟粒样影。

辅助检查：CD4：98 个 /μL，CD4%：10%。WBC：11.54×10^9/L，N%：85.44%，L%：12.44%，RBC：3.74×10^{12}/L，HGB：115g/L，PLT：88×10^9/L。CRP：80mg/L，ADA：1.20U/L。ALB：21g/L，ALT：42U/L，AST：60U/L，ALP：135U/L，GGT：57U/L，CHE：2 430U/L。ESR：70mm/1h。心电图示：①窦性心动过速；② ST-T 改变（低血钾）。胸 CT：①两肺炎症；②两肺门、纵隔多发团块影，考虑肿大淋巴结（图 2-1-59）。HCV-RNA：2.13×10^5拷贝 /mL。

初步诊断：①获得性免疫缺陷综合征并血行播散型肺结核？细菌性肺

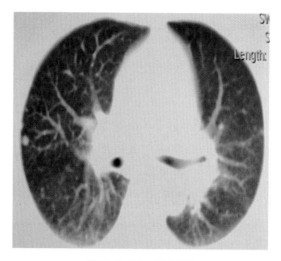

图 2-1-59 胸部 CT

炎？真菌性口炎，口腔溃疡；②病毒性肝炎 丙型 慢性轻度。

治疗经过：综合病史，患者长期发热超过 1 个月，抗生素治疗无效，胸部 CT 示：双肺可见均匀粟粒样影。考虑肺结核、细菌性肺炎混合感染，给予异烟肼、利福布汀、乙胺丁醇、吡嗪酰胺、左氧氟沙星抗结核；头孢哌酮钠舒巴坦钠针抗细菌治疗，继续 ART。上述治疗后患者仍间断发热，体温波动在 38.0~39.0℃，伴畏寒，咳嗽、咳少量白色黏痰，偶感上腹部胀痛，无胸闷。复查胸部 CT：病变未见吸收好转。

进一步行支气管镜检查：发现右侧气管下端右前方见白色坏死物凸向管腔，考虑黏膜下结核。气管下端坏死物活检：可见坏死及曲霉菌菌丝、孢子，考虑曲霉菌感染。支气管灌洗液培养：烟曲霉菌生长。明确诊断：肺部烟曲霉菌感染。调整治疗方案：停用抗细菌及抗结核治疗，使用两性霉素 B 脂质体抗曲霉菌治疗。住院 56 天，患者体温稳定，好转出院。

出院诊断：①获得性免疫缺陷综合征并肺曲霉菌病，真菌性口炎，口腔溃疡；②病毒性肝炎 丙型 慢性轻度。

点评：本病例发现 HIV 感染 10 余年，服药依从性差，间断 ART 治疗 3 年，发病时已经进入艾滋病晚期，治疗过程曲折，诊断困难。入院后给予抗细菌及抗结核治疗，效差，后经支气管镜检查明确诊断：肺部烟曲霉菌感染，使用两性霉素 B 脂质体抗曲霉菌治疗，病情得到控制。因此对于 CD4 < 50 个 /μL 的患者，长期发热，抗生素治疗效果差的，就诊时应考虑肺部真菌感染的可能，尽可能到有条件的上级医院做支气管镜检查、支气管灌洗液培养、支气管镜下组织活检等，或根据患者病情，结合流行病学史，开展诊断性治疗，是改善预后、提高生存质量的关键。

【病例 27】发热、胸闷——肺烟曲霉病、Ｉ型呼吸衰竭、过敏性皮炎

赵某，女，18 岁，未婚，学生。入院日期：2013 年 5 月 17 日入院。

主诉：发热，胸闷 1 个月。

现病史：患者 1 个月前出现发热，体温最高达 40℃，伴胸闷，咳嗽，咳白色黏痰，乏力。在当地间断应用抗生素（具体不详）治疗半个月，症状无明显好转，遂转入我院感染科治疗。

既往史：发现 HIV 感染 1 年，未行抗病毒治疗。

个人史：患者为双胞胎，出生时体重低，接受母乳喂养。

家族史：母亲为 AIDS 患者，未行抗病毒治疗。父亲 HIV 抗体初筛阴性。一双胞胎姐姐 HIV 抗体初筛阴性。

体格检查：T：39℃，P：109 次 / 分，R：30 次 / 分，BP：105/60mmHg。神志清，精神差。口唇发绀，口腔可见少量白斑。双肺呼吸音粗，双肺可闻及大量湿性啰音、哮鸣音。腹平软，无压痛及反跳痛，肝脾肋下未及。双下肢无水肿。

辅助检查：WBC：1.84×10^9/L，N%：52.2%，RBC：3.17×10^{12}/L，HGB：85g/L，PLT：175×10^9/L。动脉血气分析，pH：7.331，PCO_2：25.30mmHg，PO_2：56.20mmHg，HCO_3^-：15.50mmol/L，BE −9.45mmol/L，SO_2%：91.60%。CD4：73 个 /μL。痰涂片未发现抗酸杆菌。GM、G 试验阴性。ESR：66mm/h，CRP：140mg/L。TBIL：20.1μmol/L，DBIL：11.3μmol/L，TP：61g/L，ALB：

29g/L，ALT：34IU/L，AST：40IU/L，ALP：47IU/L。LDH：450U/L，CK：30U/L，CK-MB：7U/L。胸部CT：双肺上叶、右肺中叶及双肺下叶内可见弥漫分布大小不等结节状密度增高影，边缘较清晰。主动脉及隆突下可见多个肿大淋巴结（图2-1-60、图2-1-61）。

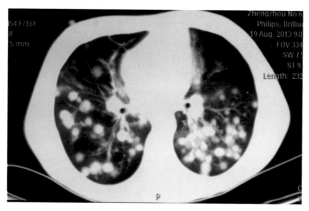

图2-1-60　胸部CT（A）

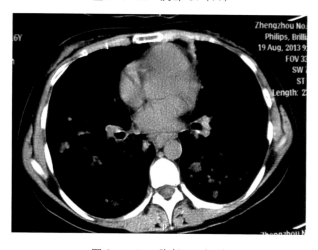

图2-1-61　胸部CT（B）

支气管镜检查：右上叶、右下叶背段支气管见白色分泌物。左主支气管及其所属各级支气管管口见较多白色分泌物，尤以左下叶基底段为著。于左下叶基底段、右下叶背段支气管灌洗后送检（图2-1-62）。

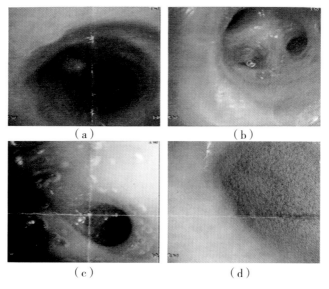

（a）　　　　　　　　　　（b）

（c）　　　　　　　　　　（d）

图 2-1-62　支气管镜下表现

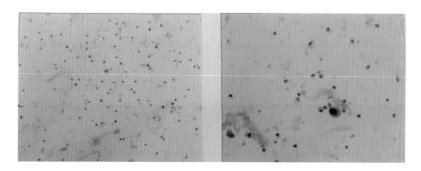

图 2-1-63　支气管灌洗液液基细胞学

支气管灌洗液：结核杆菌涂片阴性。支气管灌洗液培养：烟曲霉菌生长。支气管灌洗液液基细胞学检查：镜下可见中量淋巴细胞、中性粒细胞，少量柱状上皮细胞、吞噬细胞，未见肿瘤细胞（图 2-1-63）。

治疗经过：给予伏立康唑抗真菌及对症治疗，5 天后患者出现了严重的过敏性皮炎，被迫停用所有药物，给予抗过敏治疗。由于病情较重，患者自动出院，于出院 1 天后死亡。

出院诊断：获得性免疫缺陷综合征并肺曲霉菌病，Ⅰ型呼吸衰竭，过敏性皮炎。

点评：该患者主要临床表现有咳嗽、咳痰，痰液为白色黏痰，伴发热、胸闷、喘息。体格检查可见患者呼吸急促，口唇发绀，双肺可闻及干湿性啰音和哮鸣音。胸部 CT 可见弥漫性小结节影，有少量胸腔积液。纤维支气管镜检查可见气管—支气管黏膜严重充血、水肿，气管内可见大量分泌物，纤支镜支气管灌洗液培养有烟曲霉生长。虽应用伏立康唑针抗真菌治疗，因出现严重过敏反应，被迫停药，肺部感染无法控制，最终导致死亡。

肺是曲霉菌最常侵犯的部位，有报道 AIDS 患者肺部真菌感染中肺曲霉菌最为常见，且常发生在 CD4 < 100 个 /μL 的患者中。但由于曲霉病的确诊需要组织病理学和微生物学证据，临床不易诊断。加之晚期艾滋病患者易合并多种病原体感染，使得病变更加复杂，诊断更加困难，疗程长，药物不良反应大，药物 – 药物相互作用多，故预后差。

【病例 28】发热、咳嗽、胸闷——变应性支气管肺曲霉病

马某，男，41 岁，已婚，农民。入院日期：2013 年 9 月 13 日。

主诉：发现 HIV 感染 9 年，发热、咳嗽、胸闷 1 周。

现病史：9 年前大普查时发现 HIV 抗体阳性，后行确证实验阳性，查 CD4：142 个 /μL，予"D4T+3TC+NVP"方案 ART，依从性可，1 年半前自行停药。7 个月前查 CD4：13 个 /μL，开始"TDF+3TC+LPV/r"方案抗病毒治疗。1 周前无明显诱因出现发热，体温最高达 38.5℃，伴见咳嗽、咳痰，活动后咳嗽及胸闷明显。

既往史：1994 年多次不规范单采血浆史。"银屑病"病史 36 年，未正规治疗。"丙肝"病史 2 年，未治疗。1 年前因"发热、咳嗽"诊断"肺结核"，予 HRZE 抗结核治疗，现仅服用"利福布汀胶囊、异烟肼片"巩固治疗。7 个月前因"视物模糊"诊断"CMV 视网膜炎"，予"膦甲酸钠针、更昔洛韦针"抗 CMV 治疗，现遗留右眼视物模糊。

体格检查: T: 38.7℃, P: 100 次 / 分, R: 25 次 / 分, BP: 120/80mmHg。神志清, 精神差。全身皮肤黏膜无黄染, 躯干及四肢可见大量暗褐色斑片样皮疹。浅表部位未触及肿大淋巴结。口唇无发绀, 口腔黏膜未见白斑。双肺听诊呼吸音粗, 未闻及干湿性啰音。心律齐, 各瓣膜听诊区未闻及杂音。腹软, 无压痛, 无反跳痛。双下肢无水肿。

辅助检查: 动脉血气分析, pH: 7.383, PCO_2: 26.5mmHg, PO_2: 110.6mmHg, Lac: 1.5mmol/L, HCO_3^-: 15.4mmol/L, BE: -7.68mmol/L, $SO_2\%$: 97.9%。WBC: $3.75×10^9$/L, N%: 30.74%, L%: 49.34%, E%: 14.94 %, RBC: $2.6×10^{12}$/L, HGB: 90g/L, PLT: $66×10^9$/L。CRP 正常。PCT: 0.17ng/mL。呼吸道病毒九项均阴性。血培养48小时、5天无细菌生长。血隐球菌抗原阴性。CD4: 206 个 / μL, CD4/CD8: 0.26。胸部CT: 双肺散在斑片状、结节状密度增高影(图 2-1-64、图 2-1-65)。心脏彩超: 心内结构及功能未见明显异常。

初步诊断: ①获得性免疫缺陷综合征并继发性肺结核, 细菌性肺炎? 真菌性肺炎? 支气管哮喘? ②病毒性肝炎 丙型 慢性轻度。③银屑病。

治疗经过: 入院后继续 ART, 利福布汀胶囊、异烟肼片巩固期抗结核治疗。因咳嗽症状重, 夜间难以入睡, 不排除支气管哮喘可能, 应用特布他林雾化剂、布地奈德混悬液雾化吸入, 复方甘草片、氨溴索颗粒止咳化痰治疗。后患者咳嗽无明显缓解, 仍发热, 体温最高达 38.0℃。进一步完

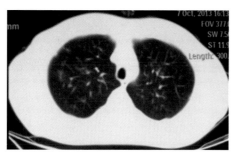

图 2-1-64 胸部 CT (A)

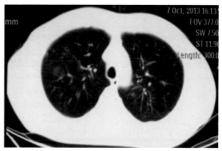

图 2-1-65 胸部 CT (B)

善 G 试验、GM 试验及支气管镜检查，检查结果示：灌洗液普培发现烟曲霉菌，痰普培发现烟曲霉菌，真菌（1-3）-β-D 葡聚糖检测：230.3pg/mL。考虑诊断：变应性支气管肺曲霉病，给予两性霉素 B 脂质体针抗真菌治疗，同时醋酸泼尼松 30mg 口服，3 天后患者体温正常，咳嗽明显减轻，继续两性霉素 B 脂质体针抗真菌治疗，醋酸泼尼松片逐渐减量服用。病情好转后出院，1 个月后随访，患者无明显不适。

出院诊断：①获得性免疫缺陷综合征并继发性肺结核，变应性支气管肺烟曲霉病；②病毒性肝炎　丙型　慢性轻度；③银屑病。

点评：本例患者以咳嗽、胸闷、发热为主要临床表现，一般解痉平喘药难以奏效，外周血嗜酸性粒细胞增多，后行支气管镜检查，灌洗液普培发现烟曲霉菌，变应性支气管肺曲霉病诊断明确，给予抗真菌及糖皮质激素治疗，效果立竿见影。

【病例 29】发热、左面部肿痛——鼻窦曲霉菌感染、结核杆菌感染

马某，女，49 岁，已婚，农民。入院日期：2011 年 10 月 13 日。

主诉：间断发热 9 个月，左面部肿痛 1 个月。

现病史：9 个月前患者因"发热"在当地医院按"细菌性肺炎"给予抗感染治疗，期间查 HIV 抗体阳性，后行确证试验阳性，CD4：8 个/μL，体温正常后开始 D4T+3TC+EFV 抗病毒治疗。3 个月前再次出现发热，热峰 38.5℃，伴头痛，右眼视物模糊，在我院行腰椎穿刺、眼底检查后，按"AIDS 并结核性脑膜炎，巨细胞病毒视网膜炎"住院治疗，予 HRZE 联合左氧氟沙星针抗结核治疗，更昔洛韦抗巨细胞病毒治疗 1 个月，头痛缓解，体温正常，但右眼仅有光感，好转出院。出院后继续抗结核、抗巨细胞病毒及 ART 治疗。1 个月前再次出现发热，伴左面部肿胀疼痛，在当地医院住院治疗，效差，转诊我院。

既往史：1994 年因产后"贫血"输血 1 次。

体格检查：T：37.7℃，P：90次/分，R：26次/分，BP：120/80mmHg。神志清，精神差，慢性病面容。全身浅表淋巴结未触及肿大。头颅无畸形，左侧下眼睑处局部皮肤红肿、压痛明显，球结膜无充血、无水肿，巩膜无黄染，结膜无苍白，左眼对光反射灵敏，右眼对光反射迟钝，耳鼻无畸形，耳鼻无异常分泌物，口唇无发绀，口腔黏膜及舌面未见白斑，无出血点。心肺听诊无异常。腹部平软，无压痛及反跳痛，肝脾肋下未触及。双下肢无水肿。

辅助检查：CD4：71个/μL，CD8：601个/μL，CD4/CD8：0.12。鼻窦CT平扫：①左侧上额窦软组织团块影，周围骨质破坏，左眼球后、左侧颞窝及左侧鼻腔受侵；②全副鼻窦炎（图2-1-66）。

初步诊断：获得性免疫缺陷综合征并结核性脑膜炎，右眼巨细胞病毒性视网膜炎，左面部肿痛原因待查（细菌？真菌？结核？淋巴瘤？卡波西肉瘤？）。

治疗经过：入院后继续ART，HRZE抗结核治疗，期间行上颌部穿刺，病理考虑结核，继续抗结核治疗，患者左面部肿痛及体温均无改善，后转院治疗。于2011年11月到上海市公共卫生临床中心行"上颌窦结核病灶清除术"，上颌窦病理示：上颌窦送检灶片状坏死，抗酸杆菌（+），可见曲

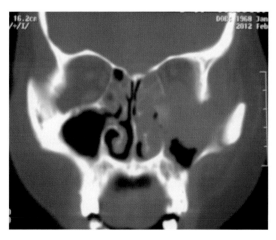

图2-1-66　鼻窦CT

霉菌。术后给予伊曲康唑抗真菌治疗，继续HRZE抗结核，期间出现全血细胞减少，效果差，患者持续发热，热峰38.5℃，左面部疼痛，食量下降约1/2。于2012年1月转至北京地坛医院给予两性霉素B脂质体针（100mg/d）抗真菌治疗，抗结核及对症治疗50天，期间因CD4增长不良，改为TDF+3TC+LPV/r方案抗病毒治疗，利福平改为利福布汀胶囊口服。后体温恢复正常，左面部肿痛减轻，好转出院。出院后继续TDF+3TC+LPV/r方案ART，异烟肼片、利福布汀胶囊抗结核治疗，两性霉素B脂质体针抗真菌治疗。半年后随访，患者左侧下眼睑处局部皮肤无红肿，无压痛，体温正常，查CD4：196个/μL。

出院诊断： 获得性免疫缺陷综合征并左上颌窦、左眼球后、颞窝、鼻腔结核并曲霉菌感染，结核性脑膜炎，右眼巨细胞病毒性视网膜炎。

点评： 患者发热，伴左面部肿痛，考虑局部软组织感染、淋巴瘤、卡波西肉瘤可能，后经病理检查，证实为曲霉菌并结核菌感染。给予抗曲霉菌、抗结核治疗，并及时调整抗病毒方案治疗后，患者病情得到了控制，免疫功能逐渐恢复。曲霉菌感染主要发生在肺部，也可出现肺外感染。可靠诊断的唯一方法是体液培养或组织活检查到病原菌，血清曲霉半乳甘露聚糖抗原检测可支持可疑诊断。一旦怀疑曲霉病就应该开始抗真菌治疗，目前治疗首选伏立康唑，其优点是能有效渗到脑实质，但可引起20%患者的视觉障碍，且常出现肝酶的升高。在艾滋病患者中，因伏立康唑与抗病毒、抗结核药物的相互作用，限制了其临床应用。两性霉素B是伏立康唑的替代药物，在不能耐受、存在禁忌或治疗失败的患者中，可以考虑两性霉素B脂质体、卡泊芬净或高剂量的伊曲康唑。

【病例30】发热、左下肢无力——颅内曲霉菌感染

刘某，女，45岁，教师。第一次住院日期：2017年9月28日，出院日期：2017年10月28日。

主诉：发现 HIV 感染 5 年，间断发热、咳嗽半年。

现病史：5 年前患者献血时发现 HIV 感染，CD4 约 400 个 /μL，未予 ART，未定期复查。半年前患者受凉后出现发热，体温最高达 39.0℃，2～3 天发热 1 次，体温可自行下降至正常，伴畏寒、咳嗽，咳少量白色黏痰，易咳出，无头痛、头晕、恶心、呕吐、腹痛、腹泻等不适。遂至郸城县人民医院住院，给予对症治疗（具体不详），住院 17 天后症状好转出院。后体温正常 1 个月余。4 个月前患者受凉后再次出现发热，体温最高 39.0℃，发热较前频繁，1～3 次 / 天，体温不可自行下降至正常。给予退热治疗可下降，伴畏寒，无咳嗽、咳痰、心慌、胸闷等不适，再次至当地县医院住院。给予头孢类、左氧氟沙星、热毒宁、喜炎平等药物治疗（具体量不详），效差，仍间断发热，遂来我院。5 天前查 CD4：60 个 /μL，启动 TDF+3TC+LPV/r 方案 ART。发病来，患者神志清，精神欠佳，饮食及睡眠差，大小便正常。体重无明显变化。

既往史："慢性丙型肝炎"病史 5 年，14 天前查 HCV-RNA 为 8.64×10^7 拷贝 /mL，HCV 基因分型为 1b 型。1 天前，给予"索非布韦 + 达卡他韦（各 1 片，每天 1 次）"抗丙肝病毒治疗。20 年前行"剖宫产术"。22 年前，因"产后大出血"给予输血治疗（具体血型、量不详）。2012 年无偿献血 1 次。对"阿莫西林"过敏，表现为全身瘙痒，面部水肿。

体格检查：T：35.5℃，P：62 次 / 分，R：17 次 / 分，BP：96/76mmHg。发育正常，营养中等，神志清楚，精神差。全身浅表淋巴结未触及肿大。双侧瞳孔等大等圆，对光反射灵敏。口唇无发绀，伸舌居中，咽腔无充血，扁桃体无肿大。颈软，无抵抗，气管居中。心肺听诊无异常。腹平软，无压痛及反跳痛，肝脾肋下未触及。双下肢无水肿。

辅助检查：WBC：11.84×10^9/L，N%：83.00%，RBC：3.92×10^{12}/L，HGB：128g/L，PLT：126×10^9/L。PCT：0.44ng/mL。ADA：45.78U/L，TP：55.73g/L，ALB：28.26g/L，TBIL：29.96μmol/L，DBIL：18.10μmol/L，γ-GT：117U/L，LDH：351U/L。动脉血气分析，pH：7.453，PCO_2：21.5mmHg，PO_2：

55.1mmHg，SO_2%：89.4%，Lac：1.3mmol/L。血 HCMV-DNA：1.89×10^3 拷贝/mL。G 试验为 234.0pg/mL。CD4：167 个 /μL。腹部彩超：肝实质回声弥漫性改变（脂肪肝），胆囊壁毛糙，胆囊内异常回声（胆汁淤积？），脾增厚并脾静脉增宽。胸部 CT：两肺叶内见多发淡薄斑片样密度增高影，边缘模糊，各层面未见肿大淋巴结影，双侧胸膜略增厚。影像诊断：双肺感染，双侧胸膜略增厚。

入院诊断：①获得性免疫缺陷综合征并肺孢子菌肺炎，细菌性肺炎，巨细胞病毒性肺炎，Ⅰ型呼吸衰竭；②丙肝肝硬化；③脂肪肝。

治疗经过：入院后给予吸氧，继续 ART，复方磺胺甲噁唑片、抗 PCP，哌拉西林钠舒巴坦钠抗感染，更昔洛韦抗病毒，醋酸泼尼松片口服。治疗半个月后患者胸闷明显减轻。期间受凉后再次出现发热，复查 G 试验为 815.4pg/mL，给予氟康唑针抗真菌治疗。复查胸部 CT 示：两肺叶内弥漫分布云絮状密度增高影及少量结节影，边缘模糊，纵隔内见增大淋巴结影。行支气管镜检查：灌洗液细菌涂片及真菌涂片均检出粗大菌丝、锐角分枝，菌丝有分隔。灌洗液细菌及真菌培养：均为烟曲霉菌。考虑到患者应用 LPV/r 方案，给予两性霉素 B 针抗真菌治疗。后患者出现恶心、呕吐，复查 WBC：1.27×10^9/L，N%：37.00%，RBC：3.48×10^{12}/L，HGB：114g/L，PLT：46×10^9/L。TBil：40.03μmol/L，DBIL：27.17μmol/L，ALT：77U/L，AST：66U/L，CHE：2 731U/L，Cr：114μmol/L。因胃肠道症状，白细胞和血小板下降，肝肾功能异常，考虑为两性霉素 B 的不良反应。停用两性霉素 B，更换为卡泊芬净继续抗真菌治疗，并停用索非布韦和达卡他韦。患者仍间断发热，体温波动在 38.3℃，伴畏寒，以午后及夜间为主，考虑抗真菌治疗效果欠佳，更换抗真菌药物为伏立康唑，同时更换抗病毒方案为 TDF+3TC+RAL。应用伏立康唑 5 天后，患者体温恢复正常，但出现左下肢乏力，查腰椎磁共振提示：腰 4/5、腰 5/ 骶 1 椎间盘变性并突出（中央型），给予红外线理疗及改善循环药物治疗效果差。患者要求出院。

出院诊断：①获得性免疫缺陷综合征并肺孢子菌肺炎，细菌性肺炎，巨细胞病毒性肺炎，Ⅰ型呼吸衰竭，肺曲霉菌病；②丙肝肝硬化；③脂肪肝；④腰椎间盘突出症。

第二次住院：入院日期：2017 年 12 月 25 日，出院日期：2018 年 2 月 9 日。

患者出院后继续口服伏立康唑片，应用理疗等治疗，左下肢乏力仍继续加重，在当地行头颅 MRI 检查提示：左侧小脑半球、右侧额颞顶叶及左侧额顶叶分水岭区异常信号，遂来我院。神经系统检查：左下肢肌力 1 级，肌张力正常；左上肢肌力 4 级，肌张力正常；右侧肢体肌力肌张力正常。左侧巴氏征强阳性，右侧巴氏征弱阳性。

入院诊断：①获得性免疫缺陷综合征并肺曲霉菌病、中枢神经系统感染；②丙肝肝硬化；③腰椎间盘突出症并椎管狭窄；④脂肪肝。

治疗经过：入院后行头颅 MRI 平扫＋增强：脑实质内多发异常强化信号。WBC：2.71×10^9/L，N%：53.50%，RBC：2.78×10^{12}/L，HGB：103g/L，PLT：110×10^9/L。ESR：7mm/h，CRP：0.49mg/L。ALT：46U/L，AST：83U/L。G 试验 219.7pg/mL。GM 试验阴性。TB-IGRA：3.2pg/mL。血 HIV 病毒载量 81 拷贝 /mL。CD4：139 个 /μL。脑脊液压力 140mmH$_2$O；脑脊液常规：无色，清晰，无凝块；潘氏试验弱阳性；细胞总数 0.03×10^9/L；墨汁染色未找到隐球菌。脑脊液生化：ADA：1.14U/L，GLU：2.59mmol/L，氯化物 126mmol/L，ALB：0.29g/L。脑脊液涂片未发现抗酸杆菌。脑脊液 HCMV-DNA、TB-DNA 小于检测下限。脑脊液 TB-RNA 阴性。脑脊液结核分枝杆菌快速检测：未检出结核分枝杆菌。脑脊液未检出真菌孢子及菌丝，革兰氏染色未检出细菌。脑脊液 JC 病毒检测：阴性。脑脊液培养 48 小时无细菌生长，经 5 天培养无细菌生长。脑脊液真菌培养：无真菌生长。继续给予伏立康唑片抗真菌治疗，以及改善脑循环治疗 1 个月。患者左下肢运动功能障碍无减轻。患者要求出院。

患者转归：出院后患者到北京佑安医院住院治疗，期间出现腹水。诊断为：①获得性免疫缺陷综合征并中枢神经系统病变查因（真菌感染可能性大），肺曲霉菌病；②丙肝肝硬化：活动性，失代偿期并脾功能亢进，腹水，低蛋白血症；③脂肪肝；④腰椎间盘突出症，继续 TDF+3TC+RAL 方案 ART 治疗，伏立康唑注射液应用 1 个月，查 HCV–RNA 为 5.37×10^7 IU/mL，再次开始应用索非布韦联合达卡他韦抗丙肝治疗。住院期间查 CD4：204 个 /μL，HIV 病毒载量低于检测下限。患者从北京佑安医院出院后间断到我院住院，持续应用伏立康静脉滴注或口服抗真菌治疗。2018 年 3 月 3 日，查 CD4：237 个 /μL，高灵敏度 HCV–RNA 定量小于检测下限。头颅 MRI 颅内病灶较前明显缩小，左下肢运动功能障碍逐渐减轻。

点评：该患者在发病前 5 年就发现 HIV 感染，当时 CD4 在正常水平，未及时启动 ART，直到 CD4 下降至 60 个 /μL 才开始抗 HIV 治疗，并出现了严重的机会性感染。在肺孢子菌肺炎治愈后，仍持续发热，经支气管镜检查发现肺部曲霉菌感染。抗曲霉菌首选药物是伏立康唑，考虑到克力芝与伏立康唑的相互作用，我们应用两性霉素 B 抗曲霉菌治疗，但未取得好的疗效，并且出现了肝肾功能异常、骨髓抑制的不良反应。改用伏立康唑后，患者曲霉菌感染才得以控制，为避免药物间相互作用将克力芝更换为拉替拉韦钾片。期间出现左下肢运动功能障碍，起初考虑由腰椎间盘突出症导致，给予对症治疗效果差，后行头颅 MRI 检查，发现合并中枢神经系统感染，但脑脊液检查无阳性发现。患者转诊北京佑安医院后，考虑为颅内曲霉菌感染，持续应用伏立康唑近半年，颅内病灶明显吸收，肢体功能障碍得到缓解。

这个病例提示我们：对于 HIV/AIDS 患者应早期诊断，早期治疗，以降低出现机会性感染的概率；艾滋病重度免疫缺陷患者如出现肢体功能障碍，要考虑到合并中枢神经系统病变，及时进行中枢神经系统相关检查；免疫缺陷患者，抗真菌药物疗程长，同时还应注意与抗 HIV 药物的相互作用。

【病例 31】发热，声嘶——声带、肺烟曲霉菌感染

丁某，女，52 岁，已婚，农民。入院日期：2017 年 7 月 18 日，出院日期：2017 年 8 月 26 日。

主诉：发现 HIV 感染 14 年，发热 1 个月余，声音嘶哑 1 周。

现病史：患者于 14 年前体检发现 HIV 感染，CD4 值不详，未行 ART。后因出现"肺部感染"，对症治疗好转后开始 ART 治疗（具体方案不详），依从性差，有漏服、未按时服药现象。后更换为"3TC+TDF+LPV/r"方案治疗，仍依从性差。2 个月前查 CD4 为 4/μL，HIV-RNA 为 6 700 拷贝/mL，考虑抗病毒治疗失败，加用"拉替拉韦钾片"抗病毒治疗。1 个月前，受凉后出现发热，体温最高达 39℃，发热前时有畏寒，伴见咳嗽、咳少量白痰、胸闷，在当地诊所及医院对症治疗后可好转（具体不详），易反复。1 周前在当地住院期间出现声音嘶哑，伴咽痛、咽痒、双耳鸣，至耳鼻喉科行喉镜检查提示：声带肿物，性质不明。8 天前在我院检查 HIV 病毒耐药检测结果回示：耐药位点 M41L、D67N、T215Y、M184V，更换方案为"拉替拉韦钾片＋达芦那韦片＋利托那韦片＋拉米夫定片"抗病毒治疗。为进一步治疗转诊我院。近半年体重下降 5kg。

既往史：20 余年前有不规范单采血浆史。

体格检查：T：36.8℃，P：104 次/分，R 24 次/分，BP：105/67mmHg，体重：49kg。神志清，精神差。口腔黏膜未见白斑，咽腔稍充血，扁桃体无明显肿大。颈软，无抵抗。听诊双肺呼吸音粗，未闻及干湿性啰音。心率为 104 次/分，心律整齐，各瓣膜听诊区未闻及病理性杂音。腹部平软，无压痛、反跳痛，肝脾肋下未触及。双下肢无水肿。

辅助检查：2017 年 7 月 12 日柘城县人民医院喉镜示：右侧声带见白色菜花状物生长，左侧声带见白色结节状新生物，声带闭合不全。镜下诊断：慢性咽炎，声带肿物。我院胸部 CT：双肺野内可见斑片及结节样高密度影，边缘模糊，纵隔及腋窝见肿大淋巴结影；影像诊断：双肺感染，结

核待排。WBC：2.40×10^9/L，N%：75.40%，L%：11.30%，RBC：3.20×10^{12}/L，HGB：95g/L，PLT：430×10^9/L，ESR：79mm/1h，PCT：0.12ng/mL，CRP：78.22mg/L。ADA：17.66U/L，ALB：29.34g/L。G试验、GM试验均阴性。CD4：12个/μL。结核杆菌T细胞检测（刺激水平T）为0.1pg/mL。

入院诊断：①获得性免疫缺陷综合征并声带真菌感染？真菌性肺炎？继发性肺结核？白细胞减少症。②声带肿瘤？③继发性营养不良：轻度贫血，低蛋白血症。

诊疗经过：入院后请耳鼻喉科会诊，建议：氟康唑针0.4/d抗真菌治疗。7月24日患者诉左侧耳道渗出物，听力下降，请耳鼻喉科会诊，耳镜检查提示左耳鼓膜中央性穿孔，少量分泌物，诊断为急性中耳炎，给予左氧氟沙星滴耳液滴耳治疗。7月24日复查肺部CT：双肺野内可见斑片及结节样高密度影，纵隔及腋窝见肿大淋巴结，提示双肺感染，较前无明显改善。7月28日行支气管镜检查：气管镜经鼻进入顺利，两侧声带可见白色新生物，右侧声带为著，开合功能欠佳，隆突稍钝；右上叶支气管及所属分支管壁可见大量白色坏死物附着，其内分支不同程度扭曲狭窄，以尖后段为著；左主支远端、左上叶管腔内及左下叶外后基底段均可见白色坏死物附着；于右上叶生理盐水灌洗抽吸留标本送检，与右上叶局部活检及刷检留标本送检，并与声带病变处局部刷检留标本送检。7月31日灌洗液培养检出烟曲霉菌，同时灌洗液液基薄层细胞学病理：镜下见大量中性粒细胞，中量吞噬细胞，少量柱状上皮、淋巴细胞，另见真菌菌丝及孢子，未见肿瘤细胞；病理：（气管）活检组织，黏膜慢性化脓性炎伴鳞状上皮轻度不典型增生，另见坏死组织，内见真菌孢子及菌丝，形态学考虑曲霉菌感染。8月1日给予两性霉素B脂质体针50mg/d抗真菌治疗。8月2日血HIV-1病毒载量：未检测到病毒。8月3日病理诊断：二次报告（气管内）活检组织，黏膜慢性化脓性炎伴鳞状上皮轻度不典型增生，伴坏死及真菌感染，形态学符合曲霉菌感染。六胺银染色阳性，PAS染色阳性。8月5日因应用两性霉素B脂质体针出现明显恶心、呕吐、纳差，更换为两性霉素

B针25mg/d后逐渐好转。8月7日体温降至正常；13日喉部疼痛明显好转，咳嗽、咳痰逐渐减轻，仍声音嘶哑。8月15日复查肺部CT：双肺感染，较前明显好转，出院回当地医院继续治疗。

出院诊断：①获得性免疫缺陷综合征并侵袭性肺曲霉菌病，声带曲霉菌感染，白细胞减少症。②继发性营养不良：中度贫血，低蛋白血症；③急性中耳炎。

点评：此例患者呼吸系统曲霉菌感染主要与免疫功能低下有关，追问个人史，无明确感染源接触史，以发热、咳嗽、咳痰、音哑、喉部疼痛为主要表现，外院检查喉镜提示声带肿物。因患者长期居住河南，为结核高流行地区，胸部CT以双肺斑片状高密度影为主，气管镜检查提示气管内大量白色坏死物附着，G试验、GM试验均阴性，临床曾疑诊结核感染，但坚持等待病原学结果：支气管灌洗液培养检出烟曲霉菌，气管内活检组织病理形态学符合曲霉菌感染，侵袭性肺曲霉菌病诊断明确，给予两性霉素B针抗真菌治疗后病情逐渐好转。声带病变涂片，病理未有阳性结果提示，但抗真菌治疗有效，考虑声带曲霉感染。该例患者入院后完善相关检查及时，诊断快速，最终达到目的性治疗，提示临床医生应尽量通过检查寻找病原学依据，减少不必要的诊断性抗结核治疗。

（二）毛霉菌病

毛霉菌普遍存在于腐败的植物和土壤中，为条件致病菌，主要致病菌包括根霉属、毛霉属、小克银汉霉属、根毛霉属等。健康人正常免疫系统可有效抵御毛霉菌。免疫力低是致病的诱发因素。

1.毛霉菌病的临床分型 毛霉菌病临床进展迅速。根据临床表现及所累及的部位，毛霉菌感染分为六型，即鼻脑型、肺型、播散型、皮肤型、胃肠型及单纯中枢神经系统型。

2.毛霉菌病的诊断 毛霉菌病的最终诊断依赖于病理发现并经培养证实，但培养的假阴性多，组织病理学或涂片常成为诊断的唯一证据。

3.毛霉菌病治疗 毛霉菌病早期诊断并开始积极抗真菌治疗是非常重

要的。内科治疗方案：在大多数情况下，毛霉菌病应当以多烯类药物作为初始的基础治疗。目前，多烯类抗真菌药两性霉素 B（AmB）仍是治疗毛霉菌感染的主要药物。由于两性霉素 B 脂质体的肾毒性明显减低，在治疗时可以应用较大剂量，为临床赢得更多的治疗机会，所以越来越受推崇。在一项针对肿瘤合并毛霉菌感染患者的临床对照研究中，两性霉素 B 脂质体治疗组生存率为 67%，相比之下普通两性霉素 B 治疗组的生存率为 39%。因此，两性霉素 B 脂质体可以替代两性霉素 B，更安全、有效地治疗毛霉菌病。由于毛霉菌感染过程中会产生血栓和组织坏死，除了内科保守治疗，坏死组织的外科清创治疗也是至关重要的。

由于缺乏对比数据，毛霉菌感染的疗程应该针对患者病情个体化。一般来说，毛霉菌治疗至少持续到患者临床感染的症状和体征缓解和影像学疾病表现缓解或者稳定。而针对艾滋病患者，除了上述因素，还应结合患者的免疫状态，抗真菌疗程应适当延长。

【病例32】发热、咳嗽、咳痰——肺部毛霉菌感染

李某，男，36 岁，农民。入院日期：2006 年 9 月 23 日。

主诉：间断发热 4 年，咳嗽、咳痰 2 个月，加重 4 天。

现病史：4 年前无明显诱因间断出现发热，体温最高达 38℃，发热前无寒战，偶有咳嗽，无痰。当地诊所间断给予抗细菌药物治疗（具体药物不详），体温能下降至正常，上述症状易反复。2 个月前再次出现发热，伴咳嗽、咳黄色黏痰，当地医院胸片提示"肺不张"，给予"哌拉西林"治疗 1 周，因出现"过敏反应"停药。4 天前上述症状加重，发热，体温最高达 40℃，咳嗽、咳大量灰色痰，痰中带血，转入我院。

既往史：1994 年有不规范单采血浆史。2006 年 8 月初筛 HIV 抗体阳性，HIV 抗体确证试验阳性，尚未开始抗病毒治疗。2 年前右腰背部出现带状疱疹，经治已愈。

体格检查：T：38.7℃，P：120次/分，R：28次/分，BP：100/60mmHg。神志清，精神差，形体消瘦。全身浅表淋巴结未触及肿大。口唇无发绀，口腔黏膜及舌面未见白斑，无出血点。双肺听诊呼吸音粗，未闻及干湿性啰音。腹部平软，无压痛及反跳痛，肝脾肋下未触及。双下肢无水肿。

辅助检查：WBC：1.38×10^9/L，N%：0.3%，L%：39.9%，RBC：2.35×10^{12}/L，HGB：74.5g/L，PLT：273×10^9/L。CD4：7个/μL，CD8：526个/μL。痰培养2次均报告为毛霉菌生长。多次痰涂片未见抗酸杆菌，培养无抗酸杆菌生长。胸部、腹部CT检查提示：右肺上叶、中叶内条索样高密度影，边缘清晰，局部与相邻胸膜粘连，左侧胸膜内弧形液性密度影，脾脏上方、膈下示液性密度影。

入院诊断：获得性免疫缺陷综合征并真菌性肺炎。

治疗经过：因患者入院检查提示低蛋白、严重低钾血症，给予氟康唑（200mg，静脉滴注，每日2次）抗真菌治疗6天后，体温逐渐下降至正常，咳嗽减轻，少痰。22天后复查胸部、腹部CT与前片比较均好转。期间2次出现腹痛、腹肌紧张，腹部平片提示不全肠梗阻，禁食、肥皂水灌肠后缓解。治疗32天后患者再次出现高热，每日体温持续39℃以上，考虑可能三唑类药物治疗毛霉菌作用有限，更改方案为两性霉素B抗毛霉菌治疗。同时多次进行痰培养，第5次痰培养时发现产ESBLs大肠埃希菌生长，给予敏感抗菌药物头孢哌酮钠/舒巴坦钠治疗，2天后患者体温正常，咳嗽缓解。住院40天患者症状控制后，开始D4T+3TC+NVP方案ART。住院68天痰培养丙二酸盐阳性枸橼酸杆菌生长，对头孢哌酮钠/舒巴坦钠敏感，抗感染治疗后患者体温再次正常、咳嗽消失，患者于2006年12月8日出院。回当地继续两性霉素B抗真菌治疗，两性霉素B用至1 246mg时，患者因肾功能损伤停用两性霉素B。后患者再次出现发热、咳嗽，当地痰培养示产酸克雷伯氏菌生长，复查胸部CT示右上肺后段小片状稍高密度影，右中肺可见大片不均匀高密度影，给予敏感头孢哌酮钠/舒巴坦钠治疗2天，体温恢复正常。继之右背部皮肤发生带状疱疹，给予阿昔洛韦抗疱疹病毒治疗。

待肾功能正常后再次开始抗真菌治疗。

最终诊断：获得性免疫缺陷综合征并真菌性肺炎（毛霉菌），不全肠梗阻，细菌性肺炎，带状疱疹。

患者转归：随访患者服药依从性较好，联合高效抗反转录病毒后，免疫功能得到重建，近 7 年来未发生过机会性感染。2014 年患者仍然服用一线抗病毒治疗，因发现合并 HCV 感染，方案已调整为 3TC+TDF+EFV 治疗。

点评：毛霉菌肺炎临床表现主要有发热、咳嗽、咳痰、胸闷、胸痛、痰带血、白细胞升高，肺部体征可有呼吸音减弱、湿性啰音等，影像学征象表现为肺部大小不一的斑片状渗出影，可伴有空洞、胸腔积液、肺不张、肺段、肺叶或多叶实变影等。

该病例属于毛霉菌肺型，患者经痰培养发现毛霉菌生长，虽未经纤维支气管镜病理学检查证实，但从发生痰中带血、左肺病变侵及胸膜，进一步造成膈肌穿孔，膈下积脓（影像学征象），间接证实是由于毛霉菌的侵袭作用而出现的并发症。治疗过程提示三唑类药物对毛霉菌的作用尚不能肯定，两性霉素 B 疗效肯定，但使用烦琐，需从小剂量开始应用，避光，静脉滴注时间长（6 小时以上），疗程长，累计治疗量需 3 ~ 4g，不良反应相对较多、较大，如低血钾、肾功能损害等。该患者治疗前即存在白细胞减少、贫血、低蛋白血症、低血钾等，两性霉素 B 治疗期间患者发生低血钾、白细胞减少最低至 0.82×10^9/L，对症处理后上述情况有所好转，最终因肾功能损害被迫中断治疗。

由于患者免疫功能严重缺陷，虽给予抗病毒治疗，但短期内未能获得很好的免疫功能重建，故治疗期间多次出现发热、咳嗽、咳痰等症状，痰培养证实为多种细菌感染。又发生其他机会性感染（带状疱疹），使得临床表现多样化、诊断复杂化。患者身体基础条件差，侵入性检查及手术难以实施，造成诊断治疗困难，甚至可能影响预后，同时还提示临床医师，对免疫缺陷患者更应加强医院内感染的控制，减少不必要的机会性感染发生。

【病例 33】皮肤黑色焦痂——皮肤毛霉菌感染、皮肤细菌感染（大肠埃希菌）

徐某，女，56 岁，农民。入院日期：2011 年 11 月。

主诉： 右踝皮损、肿痛 2 个月。

现病史： 2 个月前无明显诱因患者右踝内侧出现皮肤破损，并逐渐扩大伴肿痛，无发热、盗汗。间断在当地医院应用"先锋霉素、青霉素"等药物治疗，皮肤破损逐渐加重，且出现黑色焦痂改变，伴有发热，体温最高达 38.5℃，无寒战，无咳嗽、咳痰。在当地县人民医院就诊时发现 HIV 抗体阳性，转入我院。

既往史： 15 年前有输血史，具体原因不详。

体格检查： T: 38.9℃，P: 101 次 / 分，R: 23 次 / 分，BP: 121/78mmHg。神志清，精神差，浅表淋巴结未触及肿大。口腔上腭及颊黏膜可见大量片状白斑。心肺检查无异常。腹平软，剑突下有压痛，无反跳痛。肝脾肋下未触及，墨菲征阴性。肝区无叩击痛，移动性浊音阴性。双上肢前臂可见片状暗红色皮疹。右踝内侧可见一 10cm×8cm 大小黑色焦痂，其右下方见一约 2cm×3cm 大小类似皮损，周边皮肤红肿压痛明显，黑色焦痂周围皮肤潮湿，有少量分泌物（图 2-1-67）。

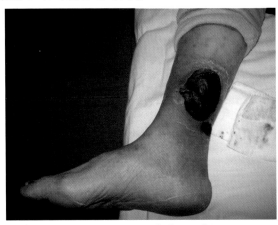

图 2-1-67 皮肤毛霉菌

初步诊断：获得性免疫缺陷综合征并皮肤感染，真菌性口炎。

入院检查：CD4：46个/μL，血T-SPOT阴性。病变皮肤组织病理检查示：炎性坏死组织，可见多核细胞反应，不排除结核或真菌感染。皮损处组织培养：毛霉菌生长。皮损处分泌物细菌培养示：大肠埃希菌，产ESBLs，属多重耐药菌感染。

治疗经过：给予两性霉素B脂质体针50mg，静脉泵入，每日1次，抗真菌治疗；美罗培南针1.0，静脉滴注，每8小时1次，抗细菌治疗。经上述治疗1周后，患者体温正常，继续治疗4周后转入普外科，行皮肤感染灶清创术。术后患者恢复良好，治愈出院。

出院诊断：获得性免疫缺陷综合征并皮肤毛霉菌病，皮肤细菌感染（大肠埃希菌），真菌性口炎。

点评：艾滋病患者晚期易合并各系统的真菌感染，皮肤的真菌感染临床上也常常遇到，但合并皮肤的毛霉菌感染国内报道的不多。此病例的皮肤焦痂样表现与有关文献报道的皮肤毛霉菌病的皮肤表现不一样，可能与皮肤毛霉菌病的表现不一有关。毛霉菌一般很难渗透完整的皮肤，但皮肤在烧伤、创伤和浸泡过久后，毛霉菌易于穿透而进入皮下组织。因为胰岛素皮下注射或静脉导管留置，糖尿病患者和免疫抑制患者是发生皮肤毛霉菌感染的危险人群。皮肤毛霉菌病可以发生在病原体入侵的局部，也可穿透皮肤和皮下组织到达邻近的脂肪、肌肉、筋膜，甚至骨组织。而一旦侵入血管，可造成血源性播散，从而感染深部器官。

毛霉菌病因临床发病率不高，且不易确诊，从而诊断和治疗常被延误，患者也常因此而失去生命，故临床医务工作者必须提高对该病的认识，及早诊断，合理治疗。

在临床工作中，如发现患者的皮肤改变，要及时地进行病理检查，提高活检率以明确病原，并针对病原进行有效的治疗，才能提高治愈率。此病例的成功诊断与救治归于及时的病理取材和培养，针对毛霉菌选取了两性霉素B脂质体，控制感染后，又进行外科清创治疗。

（三）串珠镰刀菌感染

【病例34】左眼视物模糊——角膜串珠镰刀菌感染

牛某，男，65岁，农民。入院日期：2018年4月17日，出院日期：2018年4月27日。

主诉： 发现HIV感染1年半，左眼视物模糊40天。

现病史： 1年半前，患者在当地疾病控制中心查HIV抗体确证试验阳性，开始AZT/3TC+EFV方案ART，依从性差，有错服、漏服。40天前患者出现左眼视物模糊，迎风易流泪，视物无光感、异物感，当地医院给眼药水治疗（具体用药不详），未见好转，并进行性加重。1个月前患者因上述症状就诊于河南省人民医院，查眼部检查提示角膜真菌感染，角膜涂擦物培养出串珠镰刀菌，为进一步治疗转诊我院。

既往史： 发现血糖升高数年（具体不详），未进一步诊治。"脑梗死"病史数十年，口服"阿司匹林肠溶片""辛伐他汀"抗凝、降脂治疗。双耳听力减退数十年，患者家属诉"链霉素"引起可能性大，未治疗。"高血压"病史1年，口服"硝苯地平缓释片""阿替洛尔"，血压控制情况不详。

婚育史： 27岁结婚，配偶为AIDS患者，已行ART。育有2子1女，均体健，HIV抗体初筛试验阴性。

体格检查： T: 36.4℃，P: 80次/分，R: 20次/分，BP: 166/107mmHg。神志清，精神差，全身皮肤黏膜无黄染，全身浅表部位淋巴结未触及肿大。左眼结膜充血，结膜可见分泌物，角膜乳白色混浊突出（图2-1-68）。口腔黏膜未见白斑。双耳听力明显减退。颈软无抵抗。双肺呼吸音粗，未闻及干湿性啰音。腹软，无压痛、反跳痛，肝脾肋下未触及，双下肢无水肿。

辅助检查： 2018年3月18日河南省人民医院检查结果：左眼激光共焦；显微镜检查：扫描左眼角膜病灶及周围，上皮坏死及缺损，结构紊乱，真菌菌丝附着，可扫及深达300mm，病灶致密，深层组织无法扫及。提示：角膜真菌感染。角膜涂擦物培养示：串珠镰刀菌。伏立康唑滴眼液敏感（首选）；那他霉素滴眼液敏感（次选），益康唑敏感（次选），那他真敏感（次选）；两性霉素B滴眼液、二性霉素、特比萘芬、特比萘芬滴眼液、布替萘芬、氟康唑滴眼液耐药；酮康唑、泊沙康唑滴眼液中介。入院后查：WBC：3.65×10^9/L，N：2.26×10^9/L，RBC：3.53×10^{12}/L，HGB：135g/L，PLT：237×10^9/L。CRP：6.90mg/L。ALB：39.50g/L，TBIL：5.90μmol/L，DBIL：1.65μmol/L，ALT：10U/L，AST：18U/L，GGT：17U/L。LDH：190U/L。Cr：69μmol/L。PCT＜0.05ng/mL。ESR：2mm/1h。GM试验阳性。CD4：598个/μL。HIV-RNA：未检测到病毒。胸部CT示：双肺感染，心包少量积液。眼眶CT平扫未见明显异常。

初步诊断：①HIV感染并真菌性角膜炎。②高血压病。③2型糖尿病？④神经性耳聋？

治疗经过：入院后因使用伏立康唑停用EFV，更换为整合酶抑制剂，予注射用伏立康唑注射液（0.2每12h1次，静脉滴注，首日剂量加倍），那他霉素滴眼液抗真菌，左氧氟沙星滴眼液滴眼；监测血糖、血压，血糖在正常范围，硝苯地平缓释片（20mg，每日2次）控制血压；请眼科会诊，考虑左眼真菌性角膜炎，角膜穿孔，眼内炎，因左眼无功能且成为病灶，建议行"左眼眼球摘除术＋睑球粘连分离术＋筋膜组织瓣形成＋结膜囊成形术"，于2018年4月20日行手术治疗，术前、术后予以头孢硫脒抗感染（术后2天改为头孢羟氨片500mg，q12h，口服）治疗，术后止血治疗，因4月23日出现幻觉、烦躁等精神症状，考虑伏立康唑不良反应，予以停用，于4月27日出院，出院后继续那他霉素滴眼液抗真菌治疗，AZT/3TC+EFV抗病毒治疗。停用辛伐他汀（与EFV有潜在相互作用），可调整为瑞舒伐他汀。

出院诊断：①HIV感染并真菌性角膜炎（串珠镰刀菌），角膜穿孔，眼内炎（左眼）；②左眼眼球摘除术后；③高血压病2级：中危组；④神经

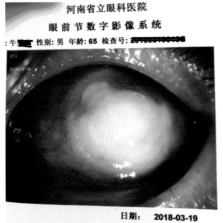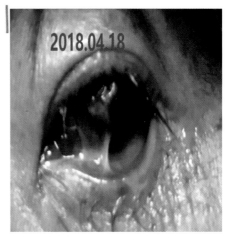

图 2-1-68 真菌性角膜炎（串珠镰刀菌）、角膜穿孔

性耳聋。

点评： 真菌性角膜炎是由真菌直接感染角膜引起的一种严重致盲性眼病，该病主要与农业外伤有关，是我国感染性角膜病致盲主要原因。现已证实其主要致病菌为镰刀菌属，占感染病例的 70% ~ 80%，次之为曲霉菌属，约占 10%。

结合患者的职业、免疫缺陷的背景、眼部刺激症状及体征、角膜涂擦物培养，明确诊断为真菌性角膜炎（串珠镰刀菌）。因角膜穿孔、眼内炎、左眼无功能且成为病灶，故行手术治疗，并配合局部联合静脉滴注抗真菌药物治疗，因出现伏立康唑的不良反应，结合药物敏感试验，选择 5% 那他霉素滴眼液维持抗真菌治疗。该病例给我们的启示是：首先应加强依从性教育，达到良好的病毒学抑制和免疫重建，降低机会性感染的发病率；再次，结合患者农民的职业，告知其应采取防护措施，尽量减少创伤的发生；最后，出现感染灶后，应尽快行相关微生物检查，明确病原，在内科治疗基础上，必要时配合外科治疗。

七、马红球菌感染

【病例35】发热、咳嗽、咳痰、胸痛——马红球菌肺炎

马某，女，9岁，学生。入院日期：2009年8月31日。

主诉：发现HIV感染1年，间断发热、咳嗽、咳痰、胸痛半个月。

现病史：1年前体检发现HIV抗体阳性，CD4不详，未ART。半个月前开始发热，热峰40℃，伴寒战，咳嗽，咳黄色脓痰，胸痛，左侧为甚，无咯血。当地医院按肺炎中药治疗8天，好转。停药4天再出现上述症状，当地医院诊断为大叶性肺炎，住院治疗2天无效，遂转我院。

个人史：生长发育迟于同龄儿童。顺产，母乳喂养。其母亲于2004年诊断为AIDS，正在服用抗HIV药物。此前拒绝为患儿进行HIV抗体检测。

入院体格检查：体温39℃，体重24kg。神志清、精神差，生长发育迟缓。左下肺叩诊呈实音，呼吸音消失，余肺可闻及干性啰音。

治疗经过：入院后急查血常规WBC：15.00×10^9/L，N%：80.64%，HGB：91g/L。血生化白蛋白：20g/L，CD4：6个/μL，CD4%：1%。痰涂片未发现抗酸杆菌，ESR：100mm/1h，痰革兰氏染色：见到孢子及菌丝；共3次痰培养、1次血培养均为马红球菌，胸水培养有其他念珠菌生长。胸水常规：外观呈淡黄色微浊有沉淀物，细胞计数2.5×10^9/L，多核0.88。B超：左侧包裹性胸腔积液（脓胸可能）。8月31日查胸部CT：大叶性肺炎，肺结核？9月8日查胸部CT：肺部炎性变。左下肺野病变（左下肺占位？胸膜间皮瘤？）（图2-1-69）。9月18日查胸部CT：大叶性肺炎。经给予敏感抗菌药物（替考拉宁针0.2，每12h1次；阿奇霉素针0.5，每日1次；氟康唑针0.4，每日1次），同时胸腔穿刺放胸水及其他支持对症治疗，体温有所下降，精神好转，咳痰减少，CT提示病变较前吸收好转（图2-1-70）。

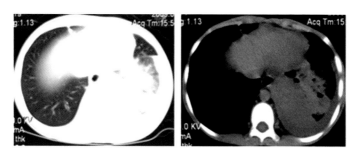

图 2-1-69 胸部 CT（9 月 8 日）

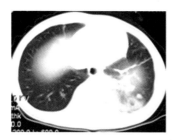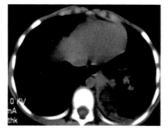

图 2-1-70 胸部 CT（9 月 18 日）

【病例 36】咳嗽、咳痰、发热、咯血——马红球菌肺炎

李某，男，28 岁，农民。入院日期：2009 年 9 月 20 日。

主诉：咳嗽、咳痰 3 个月余，发热 20 天，咯血半月。

现病史：3 个月前受凉后咳嗽，咳白色黏痰，抗炎治疗无效。2 个月前查 HIV 抗体确证试验阳性，CD4：51 个 /μL，未抗 HIV 治疗。20 天前发热，体温 39.8℃，伴盗汗。当地县医院胸部 CT：右肺中下段占位性病变，抗炎治疗无效。半月前开始咯血。10 天前予 AZT+3TC+NVP 抗 HIV 治疗，1 周前停服。3 天前在河南省人民医院住院行肺穿刺，因发现 HIV 阳性，转入我院。

既往史：无输血、献血史。

体格检查：神志清，精神差，右肺呼吸音粗，可闻及干性啰音，左肺正常。

辅助检查：2009 年 9 月 10 日（入院前）胸部 CT 提示：右侧中下肺脊

柱旁显示团块状密度影，边缘不整，下侧显示一腔性密度影，其内气样密度。2009 年 9 月 21 日河南省人民医院肺穿刺病理提示：①炎性假瘤（以组织细胞为主）；②颗粒细胞瘤。

治疗经过： 入院后进一步检查血常规 WBC：14.00×10^9/L，N%：80.71%，ESR：70mm/1h，CEA 正常，CD4：12 个 /μL。痰培养：马红球菌。2009 年 10 月 8 日复查胸部 CT 右肺下叶见一较大的团块影，边界欠清晰，密度欠均匀，块影呈实变样显示。块影右外侧见一圆形实变影，其内见透光影。块影周边见点片及片絮影。局部胸膜稍厚，纵隔内似见肿大淋巴结影（图 2-1-71）。给予利福平及左氧氟沙星注射液等抗炎治疗 22 天后复查胸部 CT 好转（图 2-1-72）。

点评： 马红球菌为马、猪、牛等动物的致病菌，为人类罕见的致病菌，近年来报道增多，可引起肺部、尿路感染和败血症等。对 HIV 患者主要引起肺部感染。马红球菌具有的持续破坏肺泡巨噬细胞的能力似乎是它致病

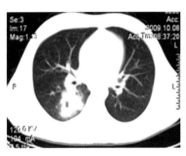
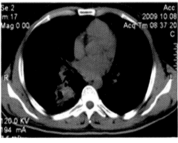

图 2-1-71　胸部 CT（治疗前）

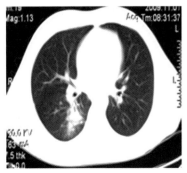
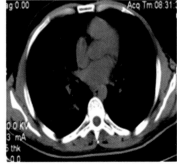

图 2-1-72　胸部 CT（治疗后）

的基础，在细胞内的持续发展与溶酶体起融合作用的吞噬小体缺失有关。最普通的病变是慢性化脓性支气管肺炎和广泛性肺部脓肿。症状表现为咳嗽、咳痰，且为黄色脓痰甚至血痰，胸部 CT 表现为炎性渗出、空洞或液平面。本病常见多发病灶，呈弥漫性分布，多有空洞，需要与肺结核进行鉴别。

本组病例初步诊断怀疑为肺结核或肿瘤，最终排除此诊断。由于患者免疫功能损伤，马红球菌在肺泡内过度增殖，使肺组织发生实变，引起球形结节或团块病灶，边缘不规整，常被诊断为肿瘤。本组 2 例患者被诊断为肿瘤，其中 1 例活检病理检查诊断为：①炎性细胞瘤；②颗粒细胞瘤。需仔细鉴别。本组病例中 CD4 细胞计数均小于 50 个 / μL，提示免疫功能严重抑制时可能感染该病菌。本病临床上较少见，影像表现为非典型性，出现的充气或气体样征，原因可能为严重感染后呼吸急促导致过度充气。马红球菌诊断的金标准是细菌学培养及 PCR 技术。文献报道 PCR 技术已成功应用于马红球菌检测，并已被证明具有较高的灵敏度和特异度，较细菌培养更精确。

马红球菌感染治疗要选择敏感抗菌药物。临床上常用的抗菌药物，如万古霉素、利福平、环丙沙星、亚胺培南、氨基糖苷类等，一般主张 2~3 种药物联合应用。本组均为免疫严重缺陷患者，疗程在 2～4 周。早期规范抗病毒治疗后可能利于该病治疗恢复。

八、疱疹病毒感染

【病例 37】发热、头痛、意识不清——疱疹病毒脑炎、巨细胞病毒性脑炎

周某，男，36 岁，已婚，农民。入院日期：2013 年 11 月 11 日，出院日期：2013 年 12 月 7 日。

代主诉：发现 HIV 感染 12 年，发热、头痛 1 个月，意识不清 1 天。

现病史：12 年前检查发现 HIV 初筛阳性，进一步行 HIV 确证试验阳性，CD4不详，开始抗病毒治疗（具体方案不详），服药依从性差，4年前自行停用。3个月前开始"TDF+3TC+LPV/r"方案抗病毒治疗，间断停用。1个月前无明显诱因间断发热，体温最高38.0℃，多为夜间发热，无畏寒、寒战。阵发性头痛，无头晕，无恶心、呕吐。伴阵发性咳嗽，咳黄色黏痰，无胸闷、胸痛。间断在当地诊所输液治疗（用药不详），效果差。半个月前当地复查CD4：294个/μL，HIV病毒载量：230 000拷贝/mL。近10天坚持服用抗病毒药物。1天前，开始出现反应迟钝，双眼视物不清，今日凌晨抽搐1次，表现为四肢抽搐、牙关紧闭，持续约3分钟缓解，抽搐缓解后意识不清，无肢体活动障碍。为进一步治疗，急来我院，门诊以"AIDS并中枢神经系统病变"为诊断收入我科。发病以来，精神差，饮食差，夜眠欠安，大小便正常。体重同前，无明显变化。

既往史：平素体质一般。18年前有数次不规范单采血浆史。

个人史：出生于原籍，初中文化。在家务农，家庭居住环境一般，无疫地疫区居住史，无疫水接触史。有吸烟史20年，平均每天10支。有少量饮酒史，无药物嗜好，无有毒有害物质长期接触史。冶游史不详。

婚育史：20岁结婚，配偶为AIDS患者。育1子1女均体健，行HIV抗体初筛试验阴性。

家族史：父亲去世多年，死因不详，母亲体健。2兄1弟1妹均体健。家族中无类似病史，无遗传性疾病及其他传染病史记载。

体格检查：T：37.3℃，P：76次/分，R：19次/分，BP：143/94mmHg。发育正常，营养中等。神志不清，浅昏迷，平车推入病房，自主体位，体格检查不配合。全身皮肤黏膜无黄染，无皮疹及出血点，未见肝掌及蜘蛛痣，浅表淋巴结未触及肿大。头颅无畸形，五官端正，颜面无水肿，结膜无苍白，巩膜无黄染，双侧瞳孔等大、等圆，直径约3.0mm，对光反射灵敏。口唇无发绀，口腔黏膜未见白斑，牙龈无红肿，咽腔充血，双侧扁桃体无肿大，伸舌居中。颈抵抗，气管居中，双侧甲状腺未触及肿大。胸廓无畸形，双侧语颤一致，双肺叩诊呈清音，听诊双肺呼吸音粗，未闻及干湿性啰音。心前区无隆起，心界无扩大，听诊心率为 76 次 / 分，律齐，心音有力，各瓣膜听诊区未闻及杂音。腹部平软，无压痛及反跳痛，肝脏肋下、剑突下未及，墨菲征阴性，脾脏肋下未及，叩诊肝上界位于右锁骨中线第 5 肋间，肝区叩击痛阴性，移动性浊音阴性，双肾区无叩击痛，听诊肠鸣音正常。肛周及外生殖器无异常。脊柱、四肢无畸形，关节无红肿，四肢肌力、肌张力正常，双下肢无水肿。生理反射存在，病理反射未引出。

辅助检查： 2013 年 11 月 11 日郸城县人民医院头颅 CT 平扫未见异常。

胸部 CT： 双侧胸膜炎，双肺肺大疱。

初步诊断： 获得性免疫缺陷综合征并中枢神经系统病变：隐球菌脑膜炎？结核性脑膜炎？巨细胞病毒性脑膜炎？肺部感染？

治疗经过： 入院后嘱其卧床休息，吸氧，心电监护，监测生命体征。暂停 ART 治疗，急查动脉血气分析，pH：7.407，PCO_2：28.9mmHg，PO_2：129.2mmHg，Lac $<$ 1.0，HCO_3^-：17.6mmol/L，BE：−5.25mmol/L，SO_2%：98.8%；血常规，WBC：8.81×10^9/L，N%：64.7%，L%：30.9%，RBC：3.85×10^{12}/L，HGB：117g/L，PLT：207×10^9/L。CRP 正常。心肌酶，CK：259U/L。肾功能，BUN：3.0mmol/L，UA：503μmol/L，β_2−微球蛋白：4.06 mg/L，电解质，钠：131mmol/L，余项正常。患者间断意识模糊，反应迟钝，计算力差。时有左手局部抽搐，间断发热，体温最高为 39.1℃，阵发性头痛，无头晕。偶有咳嗽，无咳痰、胸闷、气喘。入院第二天行腰穿检查脑脊液常规：脑脊液压力为 200mmH₂O，脑脊液无色清晰无凝块，潘氏试验阳性，细胞总数为 0.04×10^9/L，墨汁染色未找到隐球菌；脑脊液生化：蛋白：0.6g/L，氯：117mmol/L，ADA、LDH、糖均正常，蛋白轻度升高，氯轻微下降。考虑 AIDS 并颅内感染，性质不明；给予 20% 甘露醇注射液脱水降颅压治疗，醒脑静醒脑开窍，维生素针、氨基酸注射液加强营养支持治疗等。做头颅 MRI 平扫及增强检查：左颞叶、两侧额顶叶见斑片状及片状长 T1 稍低信号、长 T2 高信号影，伴左颞叶病变轻度强化（图 2-1-73、图 2-1-74），结合患者病史及脑部影像学，考虑合并弓形虫脑病，给予"复

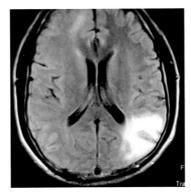

图 2-1-73　头颅 MRI（A）

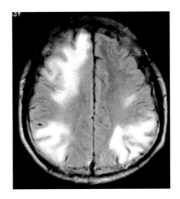

图 2-1-74　头颅 MRI（B）

方磺胺甲噁唑 3 片 / 次，3 次 /d；静脉滴注阿奇霉素 0.5/d；克林霉素 0.6/次，4 次 /d"诊断性治疗 10 天，患者意识转清，但反应迟钝、健忘，记忆力及计算力差；偶有左手局灶性抽搐，可自行缓解；持续发热，体温波动在 37.3 ~ 38.5℃，予退热药物后可下降，易反复。头痛症状减轻，无头晕，大小便正常。

脑脊液结核分枝杆菌 T 细胞检测结果：1.3pg/mL，阴性，不支持结核感染。脑脊液隐球菌抗原测定阴性，不支持隐球菌感染。脑脊液培养无细菌生长，脑脊液 TB-DNA 小于检测下限，脑脊液 HCMV-DNA 为 1.56×10^2 拷贝 /mL，脑脊液 EB 病毒抗体阴性，疱疹病毒抗体阳性，弓形虫抗体阴性。查抗 HCV 阳性，血 HCV-RNA：7.06×10^6 拷贝 /mL。

结合患者病情及影像学检查，病原学检查结果，考虑 AIDS 合并疱疹病毒脑炎、巨细胞病毒性脑炎；不支持弓形虫感染，治疗上停用复方磺胺甲噁唑、阿奇霉素及克林霉素；给予更昔洛韦抗病毒治疗（用法 5mg/kg，静脉滴注，2 次 /d；3 周后改为维持量，5mg/kg，静脉滴注，1 次 /d）。患者神志逐渐清醒，体温恢复正常；但记忆力减退，计算力差，未再抽搐；复查血常规，WBC：3.28×10^9/L，N%：27.12%，L%：57.01%，RBC：2.51×10^{12}/L，HGB：79g/L，PLT：222×10^9/L。CRP 正常。肝功能，TBIL：24.7 μmol/L，DBIL：8.9 μmol/L，IBIL：15.8 μmol/L，GLB：33.5g/L，ALT：48U/L，GGT：141U/L。肾功能，β_2- 微球蛋白：3.9mg/L，轻度升高，余项正常。心肌酶各项均正常。复查脑脊液常规：无色、清晰、无凝块，潘氏试验阳性，细胞总数为 0.02×10^9/L，墨汁染色未找到隐球菌。脑脊液生化，蛋白：0.4g/L，氯：128mmol/L，ADA、LDH、糖均正常，蛋白轻度升高。复查头颅 MRI 平扫及增强：左颞叶、两侧额顶叶斑片状及片状长 T1 稍低信号、长 T2 高信号影，伴左颞叶病变轻度强化。病变较前缩小，病情好转，转回当地治疗。

最后诊断： 获得性免疫缺陷综合征并巨细胞病毒性脑炎，疱疹病毒脑炎，粒细胞减少症，中度贫血，慢性丙型肝炎。

点评： 艾滋病患者由于免疫功能严重缺陷，常出现各种中枢系统感染，脑膜脑炎病因复杂，可存在各种细菌、单纯疱疹病毒、带状疱疹病毒、CMV 病毒等因素造成感染，临床表现复杂多样，由于免疫功能低下，常合并有其他系统混合感染的存在，使诊断更为复杂。

本患者入院后发热、头痛 1 个月，意识不清 1 天，首先考虑中枢神经系统病变，根据病情，结合临床检查做脑脊液常规及病原学检查、脑部 MRI 检查，按"弓形虫脑病"抗弓形虫治疗 10 天，效果不好，及时请专家会诊，排除弓形虫脑炎诊断。再次复查脑脊液 HCMV-DNA：1.56×10^2 拷贝 /mL，疱疹病毒抗体阳性，考虑"巨细胞病毒性脑炎、疱疹病毒脑炎"，调整治疗后，患者病情逐渐恢复。

病毒性脑膜炎要靠脑活检或脑脊液病毒分离，但由于条件限制，此检查不能实施。可做脑脊液 HCMV-DNA、疱疹病毒抗体等检测，进行早期诊断，由于多种病因的存在，使艾滋病合并脑膜脑炎诊断困难，治疗效果差，病情稳定后，立即启动 ART 治疗。

【病例 38】天疱疮、单纯疱疹病毒性角膜炎

荣某，男，60 岁，农民。入院日期：2014 年 9 月 12 日，出院日期：2014 年 10 月 11 日。

主诉：发现 HIV 感染 8 年，出疹 6 个月，加重 20 天。

现病史：8 年前大普查时发现 HIV 抗体初筛阳性，进一步行确证试验阳性，CD4 不详，开始 ART 治疗（方案不详）。3 年前更换为 TDF+3TC+LPV/r 方案，服药依从性差，经常错服。7 个月前查 CD4：29 个 /μL。6 个月前患者无明显诱因出现双手疱疹，面部少量脓疱，轻度瘙痒、乏力，无发热、恶心、头痛、心慌等，在当地县人民医院住院治疗半个月（具体用药不详），疱疹减轻。20 天前面部脓疱增多，轻度瘙痒，间断发热（具体体温未测），伴恶寒、纳差，食量减少约 2/3，轻度乏力，无咳嗽、咳痰、头痛、心慌、腹痛等，疱疹逐渐增多。6 天前至当地县人民医院住院治疗（具体用药不详），上述症状无缓解，转诊我院。

既往史：平素体质较弱。"慢性丙型肝炎"病史 8 年，未治疗。无高血压、心脏病、糖尿病等慢性病史。无伤寒、结核等其他传染病史及接触史。20 余年前数次不规范单采血浆，无外伤、手术及输血史，无药物及食物过敏史。

个人史：生长于原籍，小学文化，家庭生活居住条件一般，无长期外地环境居住史。无疫区、疫地居住史，无疫水接触史。有吸烟史 30 年，平均每天 20 支，无饮酒史。无药物等不良嗜好。无有毒、有害物质及放射性物质接触史。无冶游史。

婚姻史：25 岁结婚，配偶体健，2 子 1 女体健，HIV 抗体初筛阴性。

家族史：母亲去世，父亲体健，1 哥 1 姐 1 妹均体健，HIV 抗体初筛均为阴性。

入院体格检查：T：36.8℃，P：96 次 / 分，R：24 次 / 日，BP：109/57mmHg。神志清，精神差，头、面、颈部见多个散在褐色丘疹，上覆油腻性痂皮，表面稍有破溃，轻度瘙痒，双手背部局部见色系减退，色素沉着，表面可见萎缩性瘢痕。全身皮肤黏膜无黄染，浅表部位未触及肿大淋巴结。口腔黏膜及舌面可见大量白斑、咽腔充血，双侧扁桃体未见肿大。听诊双肺呼吸音粗，未闻及啰音。心率为 96 次 / 分，律齐，各瓣膜听诊区未闻及杂音。

腹部平软，无压痛，肝脾肋下未触及，移动性浊音阴性，双肾区无叩击痛，双下肢无水肿。

辅助检查：血常规，WBC：2.05×10^9/L，N%：55.10%，L%：20.5%、RBC：2.81×10^{12}/L，HGB：106g/L，PLT：194×10^9/L。肝功能：TBIL：5.4μmol/L，T：69g/L，ALB：32g/L，ALT：40U/L，AST：45U/L，ALP：104U/L，GGT：54U/L，CHE：6757U/L。腹部彩超示：肝实质弥漫性回声改变，胆囊壁毛糙，脾大。胸CT示：两肺叶内散在数个片絮状影，部分边界不清，余肺透亮度可，印象：两肺感染。血单纯疱疹病毒Ⅰ型–IgM抗体阳性，单纯疱疹病毒Ⅰ型–IgG抗体阳性，单纯疱疹病毒Ⅱ型–IgM抗体阳性，单纯疱疹病毒Ⅱ型–IgG抗体阴性。T细胞亚群：CD4：57个/μL，CD8：271个/μL，CD4/CD8：0.3。

初步诊断：①获得性免疫缺陷综合征并真菌性口炎、皮肤感染？肺部感染；②病毒性肝炎 丙型 慢性轻度。

治疗经过：入院后积极完善相关检查，给予抗感染、对症治疗，皮肤疱疹治疗效果差。因左眼畏光，请眼科会诊：考虑单纯疱疹病毒性角膜炎，予抗病毒治疗。患者面部皮疹较多，双上肢散在数十个1cm×1cm和3cm×2cm大小松弛性水疱疹，疱壁薄，疱液清晰，触之易破，尼氏征阳性，请皮肤科专家会诊：①脂溢性角化？②增殖性大疱疮？③痘疱样副银屑病？建议：①完善相关检查，行梅毒、疱疹等疾病检测；②行组织病理检查，以明确诊断。遂取局部皮肤病变，组织病理示：角质层增厚，棘层细胞松解，考虑天疱疮（图2-1-75、图2-1-76、图2-1-77）。给予全身激素应用，局部保持清洁，外用复方黄柏液清洗患处，同时对症、支持治疗，病变减轻（图2-1-78、图2-1-79），皮疹未再新出，好转出院。

最后诊断：①获得性免疫缺陷综合征并真菌性口炎；②天疱疮；③病毒性肝炎 丙型 慢性轻度；④单纯疱疹病毒性角膜炎 os。

出院医嘱：①继续ART治疗及激素治疗；②定期复查血常规、肝肾功能、血糖等；③定期皮肤科随访，加强营养。

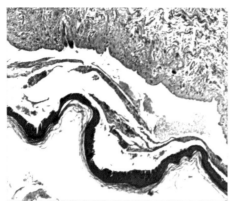

图 2-1-75 天疱疮皮肤组织病理（A）

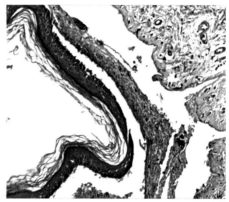

图 2-1-76 天疱疮皮肤组织病理（B）

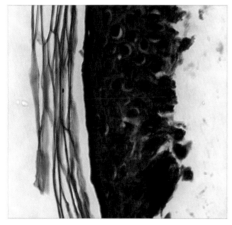

图 2-1-77 天疱疮皮肤组织病理（C）

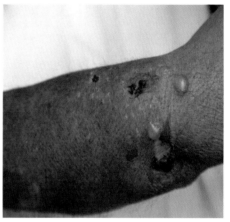

图 2-1-78 天疱疮恢复期（A）

点评： 天疱疮是一种慢性、复发性、严重的表皮内棘刺松解性大疱性皮肤病。本病病因尚未完全明确，现认为是一种自身免疫性疾病。抗体结合到表皮细胞上，导致棘刺松解。天疱疮抗原的 cDNA 序列与钙黏蛋白有明显的同源性，故天疱疮抗体也损害了表皮细胞间的粘连功能，导致棘刺松解。

患者发病年龄差别很大，多为 50 ~ 60 岁，男女发病率相近。我国传统上将天疱疮分为四型：寻常型、增殖型、落叶型、红斑型。

艾滋病患者免疫力低下，容易出现各种疱疹病毒引起的皮肤病，需要

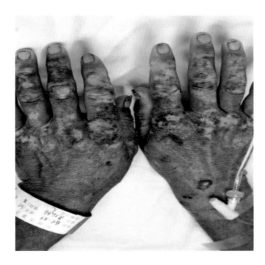

图 2-1-79　天疱疮恢复期（B）

检查病毒学或皮肤活检诊断。在正常皮肤或黏膜上出现松弛性水疱，尼氏征阳性，伴黏膜损害，应考虑到天疱疮。在临床上常易误诊为疱疹病毒感染。天疱疮还应和脓疱疹、增殖型天疱疮、银屑病相鉴别；在基层医院条件有限，若患者高度怀疑为本病，或治疗无效，诊断不清时，可到有条件的上级医院，做病理检测，以明确诊断。

本病分轻型和重型，轻型早期皮损以脓疱而不是水疱为特征。疱破后形成增殖性斑块，斑块四周有小脓疱。在损害内可培养出多种细菌。本型慢性经过，病情轻，能自行缓解，预后良好；重型皮损为水疱和大疱，破裂后肥厚性颗粒状的糜烂面很容易出血，所形成的增殖性斑块处有血清和脓液渗出，四周小脓疱。边界处糜烂形成新的增殖斑块，最后这些增殖性损害变得干燥、角化过度、皲裂。本型病程长，在糖皮质激素应用前很难自行缓解。

本病治疗主要为全身治疗和局部治疗。糖皮质激素为治疗本病首选药物，尽量做到及时治疗，足量控制，正确减量，继用最小维持量；免疫抑制剂与糖皮质激素联合应用，可提高疗效；病情严重、糖皮质激素和免疫抑制剂联合治疗无效；大剂量糖皮质激素治疗有不良反应或疗效不明显时可选用血浆交换疗法。

【病例39】发热、面部疱疹——面部、眼部带状疱疹

王某，男，9岁，小学生。入院日期：2011年10月12日。

主诉： 发热、面部疱疹5天。

现病史： 5天前患者出现发热，体温最高达39.5℃，持续高热，无寒战，无咳嗽、咳痰。且面部出现疱疹，在当地医院按"带状疱疹"抗病毒及头孢类抗生素治疗效果差。疱疹逐渐波及眼部，无头痛，无恶心、呕吐，转我院就诊。

既往史： 发现HIV感染3年，一直未进行抗病毒治疗。母婴垂直传播感染HIV。

体格检查： 神志清，精神差。发育正常，营养中等。右侧面部可见疱疹，右下颌部疱疹有结痂，结痂上有少量脓性分泌物。右眼部红肿明显，不能睁开（图2-1-80、图2-1-81）。左眼视力正常。颈软，无抵抗。双肺呼吸音粗，未闻及干湿性啰音。心律齐，心音有力，心脏各瓣膜听诊区未闻及杂音。腹部检查无异常。

入院检查： CD4：130个/μL。血常规：WBC：10.44×10^9/L，N%：

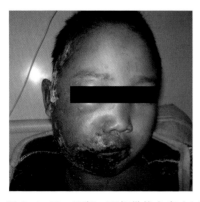

图2-1-80　面部、眼部带状疱疹（A）

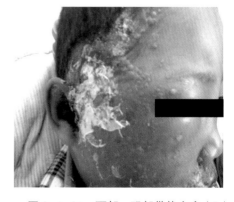

图2-1-81　面部、眼部带状疱疹（B）

82.2%，RBC：4.17×10^{12}/L，HB：98 g/L，PLT：243×10^{9}/L。ESR：54mm/h，CRP：68ng/mL。肝功能，TBIL：13.6μmol/L，DBIL：9.3μmol/L，ALB：35g/L，ALT：55IU/L，AST：40IU/L，LDH：246U/L。

初步诊断： 获得性免疫缺陷综合征合并面部、眼部带状疱疹并感染。

治疗经过： 给予阿昔洛韦抗病毒、头孢西丁钠抗感染治疗，因患儿症状重，在抗感染基础上应用丙种球蛋白加强支持治疗。眼底检查发现眼部炎症局限于角膜、结膜，又给予散瞳、眼部局部用药治疗。2周后患儿症状消失，面部疱疹结痂脱落（图2-1-82、图2-1-83），右眼视力正常。复查眼底，角膜未遗留瘢痕。

点评： 带状疱疹引起的皮肤感染在临床上经常可见，常常为单侧发病，在面部时病变常位于三叉神经第1分布区，初起表现为剧烈的半侧头、前额部、眼部疼痛，伴有高热等症状，随后皮肤出现一簇簇或弥漫单个疱疹，疱疹蔓延到上下眼睑，以中心线为界线，可出现破溃，伴黄色水样脓液；1周后溃疡逐渐结痂，可有色素沉着和凹陷性瘢痕。在眼部带状疱疹可轻可重，轻者眼部炎症往往局限在角膜和结膜，经过治疗病情很快就稳定，角膜未遗留，视力保留正常。严重者可合并角膜白斑、虹膜睫状体炎导致全葡萄膜炎、眼内炎等，严重影响视力。

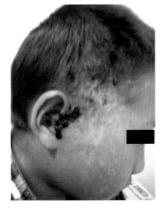

图2-1-82 带状疱疹恢复期（A）

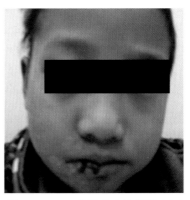

图2-1-83 带状疱疹恢复期（B）

本病例患儿一侧头面部皮肤及眼部有典型的带状疱疹感染症状，诊断治疗及时，未留后遗症。

面部带状疱疹因有发热、皮肤的烧灼感，出现皮肤疱疹，很容易被患者发现而就诊。而眼部带状疱疹症状相对迟后，易被患者或临床医生忽视。如患者面部疱疹很快波及发际以上，上下眼睑、鼻尖部等，除了会累及颅内，也可累及眼部。如患者出现畏光、流泪、疼痛，结膜充血，医护人员要想到疱疹累及眼部的可能性。如病变继续，可能出现角膜鼻侧边缘基质层混浊、肿胀，表面有星状病灶，严重者出现葡萄膜炎性表现，同时视力开始下降。病变严重可引起角膜白斑，导致失明；虹膜睫状体炎、虹膜后粘连，都严重影响视力；角膜出现局限性不规则混浊，逐渐融合成片，同时前层积脓，引起眼内炎。

由于眼部带状疱疹的危害性大，后果严重，应引起临床医生对此病的重视。另外，波及在头面部的带状疱疹要警惕出现疱疹性脑炎可能，临床上要注意询问患者有无头痛、头晕、恶心、呕吐等症状。

带状疱疹是激素使用的相对禁忌证，如疱疹波及眼部时，有专家建议可以使用激素治疗。也有报道 AIDS 合并带状疱疹病毒角膜炎时，对抗病毒药和激素可均不敏感，从而导致病情非常顽固，病变迁延，难以治愈，且复发率高。

【病例 40】左眼视力进行性下降、失明——左眼带状疱疹感染、角膜溃疡穿孔、左眼盲

高某，男，45 岁，农民。入院日期：2013 年 12 月 6 日。

主诉： 左眼视力进行性下降 4 个月，失明 20 天。

现病史： 4 个月前左侧面部出现"带状疱疹"，伴疱疹处疼痛明显，左眼视力下降，在当地医院治疗（具体用药不详），疱疹逐渐结痂，并疼痛减轻，但左眼视力逐渐下降。20 天前出现左眼视物不见，在当地医院诊断为

"左眼化脓性角膜溃疡穿孔",拟行手术治疗前发现 HIV 抗体初筛阳性,未行 ART 治疗。

既往史: 无冠心病、糖尿病、高血压等慢性病史,无食物、药物过敏史。1995 年前有多次不规范单采血浆史。

个人史: 出生于原籍,文盲。无吸烟及饮酒史,无药物嗜好,无工业毒物、粉尘、放射性物质接触史。

婚育史: 20 岁结婚,配偶体健,HIV 抗体初筛阴性。1 女 1 子体健,HIV 初筛阴性。

家族史: 父母均健在,2 弟均体健。

体格检查: T: 36.7℃, P: 78 次 / 分, R: 20 次 / 分, BP: 112/75mmHg。神志清,精神差。全身皮肤黏膜无黄染,全身浅表淋巴结未触及肿大。左眼睑皮肤瘢痕,睑缘充血,结膜充血明显,左眼瞳孔对光反射消失。口腔黏膜及舌面未见白斑。颈软,无抵抗。听诊双肺呼吸音清,未闻及干湿性啰音。心脏听诊无异常。腹平软,无压痛,无反跳痛。肝脾肋下及剑突下未触及,墨菲征阴性。肝区无叩击痛。双下肢无水肿。神经系统检查未见异常。

入院辅助检查: T 淋巴细胞亚群示 CD4: 132 个 /μL, CD8: 123 个 /μL, CD4/CD8: 1.07。眼科检查:右眼结构未见异常。左眼睑皮肤瘢痕,睑缘充血,结膜混合性充血,角膜灰白色浸润溃疡、穿孔,内下方角膜葡萄肿,前房及后部结构视不及。

初步诊断: 获得性免疫缺陷综合征并角膜溃疡穿孔,左眼带状疱疹感染,左眼盲,睑缘炎。

治疗经过: 入院后积极进行术前准备,给予阿昔洛韦针静脉滴注抗病毒治疗(按每次 10mg/kg, 每 8 小时 1 次),疗程 7~14 天。因 CD4 < 200 个 /μL,给复方磺胺甲噁唑 2 片,每日 1 次预防服药。后于局部麻醉下行左眼内容物摘除术,术前及术后给予抗感染及止血治疗,定期换药,术后 1 周拆线,后安装义眼,患眼恢复良好,开始 3TC+TDF+EFV 方案 ART

治疗。

出院诊断：获得性免疫缺陷综合征并角膜溃疡穿孔，左眼带状疱疹感染，左眼盲，睑缘炎。

患者转归：随访3个月，患者无明显不适，口服抗病毒药物后无不良反应用。

点评：获得性免疫缺陷综合征患者常见的视力下降原因为巨细胞病毒性视网膜炎、弓形虫病所致的视网膜炎病变，该患者首先以左侧面部出现"带状疱疹"起病，后波及眼睛，导致失明。在免疫缺陷较为严重的情况下，带状疱疹可累及一个或多个皮区，危险情况下可累及眼睛和耳朵，最可怕的是累及角膜，发生水疱，水疱可迅速破溃而形成溃疡性角膜炎，以后可形成瘢痕而失明，严重者可发生全眼球炎。或累及视网膜，出现坏死性视网膜炎而导致失明。本例患者即是早期眼部带状疱疹，没有得到及时的治疗，后期发展严重，导致溃疡性角膜炎而失明，为防引起交感性眼炎，而行眼球摘除术。

HIV/AIDS患者免疫功能低下，眼部带状疱疹起病急，症状较重，并发症多，病程较长，早期诊断、早期高效药物治疗对疾病预后起至关重要的作用。

九、结核分枝杆菌感染

艾滋病患者并发结核病是最常见的机会感染，一般占20%～50%，结核病加重了艾滋病病毒感染者的病程发展，缩短了他们的寿命，1/3的艾滋病患者死于结核病，艾滋病的流行促进了结核病的传播。

（一）HIV/MTB 双重感染临床特点

HIV感染时潜伏结核进展为活动性结核的风险增加100倍，结核病多先发病：50%～60%的患者先发现结核，而后诊断为AIDS。HIV感染者CD4细胞计数在任何水平时均可合并结核，但临床表现随CD4计数变化而不同：CD4＞350个/μL时，上叶浸润性病变或伴有空洞；CD4＜50个/μL时，肺外结核更常见，表现为胸膜炎、心包炎、脑膜炎和播散型感染。而肺结核X线表现为中下叶受累和粟粒样结节影，通常不伴有空洞。HIV/MTB双重感染时，细胞免疫缺陷程度对患者的临床表现及诊断方法的敏感性与特异性等方面存在一定影响，应尽可能地采取不同的检测方法明确结核的诊断。

近年来随着科学技术的进步和发展，在原有传统痰涂片、抗酸杆菌培养的基础上，液体培养基培养检查、分子生物学检查等相关的技术检测手段都非常成熟，能够直接发现结核分枝杆菌，一方面能提高结核分枝杆菌的阳性检出率，另一方面又能缩短检出时间，有助于肺结核的早期发现和提高病原学诊断比例。γ-干扰素释放试验作为结核病辅助检查方法，有助于结核分枝杆菌潜伏感染者的判断，而对于HIV/MTB感染者来说，γ-干扰素释放试验阳性则具有较好的临床诊断意义。

对于HIV/MTB双重感染患者，任何情况下，抗结核治疗均为优先治疗措施。HIV/MTB患者抗结核治疗原则与非艾滋病患者相同：结核的治疗原则为早期、规律、全程、适量和联合。治疗分为两个阶段：强化治疗和维持治疗阶段。

治疗药物包括：异烟肼（H）、丁胺卡那（A）、利福平（R）、利福布汀（LB）、乙胺丁醇（E）、对氨基水杨酸钠（PAS）、吡嗪酰胺（Z）及链霉素（S）等。

（二）抗反转录病毒治疗时机与方案的选择

（1）对于尚未开始抗反转录病毒治疗的患者，首先开始抗结核治疗，然后尽可能快（2周内）地开始抗病毒治疗，无论其CD4计数水平如何。目前我国HIV/MTB的免费抗病毒治疗推荐的首选方案为TDF+3TC+EFV。

（2）对于已经开始抗反转录病毒治疗后感染活动性结核的患者，在抗结核治疗的同时，评估抗病毒药物与抗结核药物间是否存在药物相互作用，并调整相应的ART及抗结核药物。

同时治疗HIV与MTB时，要注意下列问题。

1）药物相互作用和药物毒性重叠。

2）服药依从性问题。

3）免疫重建炎性综合征（IRIS）。

【病例41】发热、咳嗽——继发性肺结核、涂阳、初治

宋某，男，42岁，农民。入院日期：2012年5月2日。

主诉： 间断发热、咳嗽7个月。

现病史： 7个月前患者出现发热，体温最高达39℃，无畏寒，伴盗汗。伴咳嗽，咳大量黄色黏痰，伴胸闷，纳差。在外院行胸部CT：双肺可见大量不规则空洞影，肺大疱，肺气肿，双侧胸膜增厚（图2-1-84、图2-1-85）。行肺组织穿刺活检，病理结果示：慢性炎症增生组织及凝血块，未见其他病变组织（图2-1-86、图2-1-87）。应用头孢他啶抗感染治疗（用药

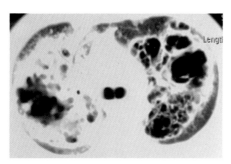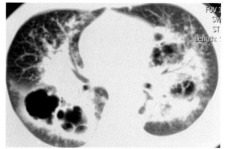

图2-1-84　胸部CT（A）　　　　图2-1-85　胸部CT（B）

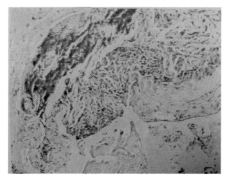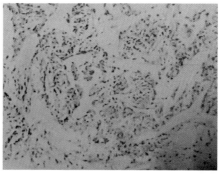

图2-1-86　外院肺活检组织病理（A）　　图2-1-87　外院肺活检组织病理（B）

剂量不详），效果差，转入我院。

既往史：1 年前在当地医院确诊 HIV 感染，未 ART 治疗。有男男性接触史。

体格检查：T：37.7℃，P：92 次 / 分，R：27 次 / 分，BP：118/79mmHg。神志清，精神差，营养较差。全身浅表部位未触及肿大淋巴结。口腔黏膜可见少量片状白斑，咽腔充血，双侧扁桃体无肿大。颈软，无抵抗。听诊双肺呼吸音粗，可闻及少量干湿性啰音。心率为 92 次 / 分，律齐，各瓣膜听诊区未闻及杂音。腹平软，无压痛及反跳痛，肝脾肋下未及。双下肢无水肿。生理反射存在，病理反射未引出。

初步诊断：获得性免疫缺陷综合征并继发性肺结核，空洞形成？

治疗经过：入院后完善辅助检查，血常规，WBC：5.67×10^9/L，N%：65.4%，RBC：3.91×10^{12}/L，HGB：112g/L，PLT：227×10^9/L。肝肾功能正常。动脉血气分析，pH：7.34，PCO_2：24.50mmHg，PO_2：69.30mmHg，HCO_3^-：18.50mmol/L，BE：−3.45mmol/L，SO_2%：90.35%。ESR：120mm/h，CRP：84mg/L，GM 试验阴性。CD4：45 个 / μL。入院后连续三次痰涂片查抗酸杆菌，第三次痰涂片：抗酸杆菌 3 条。

给予 HRZE 方案抗结核治疗，复方磺胺甲噁唑 2 片 / 日预防服药，半个月后给予 3TC+TDF+EFV 抗病毒治疗。抗结核治疗 1 个月后患者体温正常，连续性 3 次痰涂片，未发现抗酸杆菌。抗结核治疗 4 个月后复查胸部 CT，病变较前明显好转，两肺叶可见斑片及条索状影，边缘模糊，见钙化灶与胸膜粘连。两肺病变内可见多发空洞阴影，较前明显减小。胸膜增厚明显（图 2-1-88、图 2-1-89）。

最终诊断：获得性免疫缺陷综合征并继发性肺结核：涂阳、空洞、初治。

点评：患者在外院进行肺部穿刺行病理检查，结果不提示肺结核，在我院的痰涂片抗酸杆菌阳性，给予抗结核治疗后，患者病情好转。对于结核的诊断还应该进行多种标本的病原学检测，提高病原检出的阳性率。

HIV 阴性者的结核性空洞往往呈虫蚀状，慢性空洞有厚壁空洞、薄壁

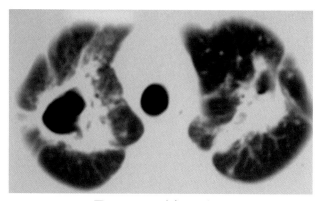

图 2-1-88　胸部 CT（A）

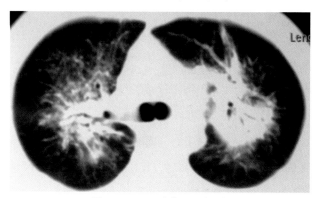

图 2-1-89　胸部 CT（B）

空洞、慢性纤维性空洞。一般先形成厚壁空洞，待干酪样坏死组织进一步排出后，形成薄壁空洞，壁厚 < 3mm，较均匀，内缘光整。慢性纤维空洞则空洞变形，常同时有肺毁损，引起肺门的上提。一般肺结核病变形成空洞者约占 90%，但艾滋病引起的空洞肺结核不多见。这与艾滋病患者严重的免疫抑制有关，机体对结核菌的变态反应相应减弱，不易引起病灶的干酪样坏死而形成空洞。

　　此病例的 CT 表现为双肺多发空洞并纤维条索状影，与 HIV 阴性患者的慢性纤维空洞型肺结核相似，另外与肺脓肿、癌性空洞、Wegener 肉芽肿等疾病要注意相鉴别。肺脓肿患者起病急，空洞壁较厚，壁内缘光滑，可见液气平面，边缘模糊。癌性空洞起病缓慢，空洞壁较厚多偏心，壁内缘不光滑，壁内有结节形成，洞内液平少见。Wegener 肉芽肿空洞壁较厚，空洞大小形态变化较快，动态观察有变化可以帮助诊断。

【病例 42】发热、胸闷——肺结核、支气管内膜结核、肺不张

患者，秦某，女，25 岁，未婚。入院日期：2014 年 2 月 12 日。

主诉：间断发热、胸闷 2 个月，再发 1 周。

现病史：2 个月前患者出现发热，体温最高达 40℃，伴胸闷。在当地医院间断应用抗生素治疗，先后在当地医院和武汉协和医院就诊，按"肺部感染"应用抗生素（具体不详）治疗后好转。1 周前再次出现上述症状，在外院就诊时发现 HIV 抗体初筛阳性，转入我院感染科治疗。

既往史：2 岁时患者在当地输血 1 次。

体格检查：T: 38.7℃，P: 103 次 / 分，R: 29 次 / 分，BP: 110/70mmHg。神志清，精神差，急性病容。全身浅表部位未触及肿大淋巴结。口腔黏膜可见少量片状白斑，咽腔充血，双侧扁桃体无肿大。颈软，无抵抗。双肺呼吸音粗，可闻及少量干湿性啰音。心率为 103 次 / 分，律齐，各瓣膜听诊区未闻及杂音。腹平软，无压痛及反跳痛，肝脾肋下未及。双下肢无水肿。生理反射存在，病理反射未引出。

诊疗经过：入院后完善辅助检查，血常规，WBC：2.4×10^9/L，N%：56.0%，RBC：3.56×10^{12}/L，HGB：87g/L，PLT：215×10^9/L。肝肾功能正常。GM 试验：正常。ESR：105mm/h，PCT：0.54ng/mL。IGRA：阴性。CD4：28 个 /μL。

痰涂片：抗酸杆菌 3 条。

胸部 CT：右侧胸实变，右侧肺不张（图 2-1-90、图 2-1-91、图 2-1-92）。

支气管镜检查：右上叶前段支气管管口见新生物部分堵塞管腔，右中叶外侧段支气管管口见新生物完全堵塞管腔（图 2-1-93）。

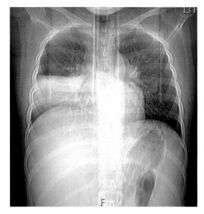

图 2-1-90　胸部 CT（A）

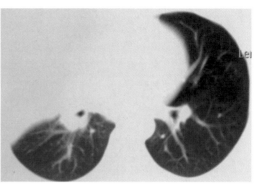

图 2-1-91　胸部 CT（B）

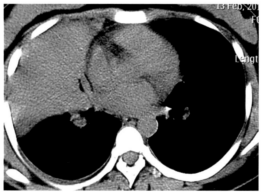

图 2-1-92　胸部 CT（C）

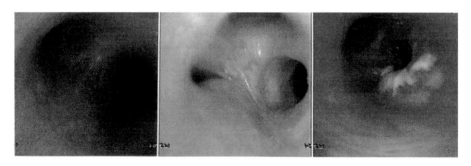

图 2-1-93　支气管镜镜下表现

支气管灌洗液：抗酸杆菌涂片阳性。

支气管新生物活检病理：抗酸染色阳性，提示肺结核。

根据检查结果，给予复方磺胺甲噁唑2片／日预防服药，给予HRZE方案抗结核治疗2周后，患者体温正常，给予3TC+TDF+EFV方案抗病毒治疗。治疗1个月后，连续3次痰涂片，未发现抗酸杆菌，复查胸部CT病变明显吸收（图2-1-94、图2-1-95、图2-1-96）。

最终诊断：获得性免疫缺陷综合征并继发性肺结核：涂阳、初治，支气管内膜结核，肺不张。

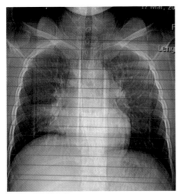
图 2-1-94 胸部 CT（A）

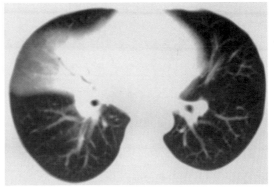
图 2-1-95 胸部 CT（B）

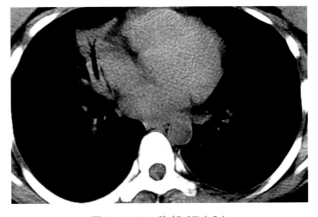
图 2-1-96 胸部 CT（C）

点评：HIV 阴性患者的肺结核 CT 表现比较典型，有典型的发病部位，病理上有渗出浸润、增殖纤维化、干酪样坏死空洞形成三类表现，肺门和纵隔淋巴结一般不大。但 HIV 阳性患者合并肺结核影像学复杂多样，呈不典型肺结核改变，特异征象较少。艾滋病合并肺结核的 CT 表现可以分为四型：① 典型肺结核：肺部病变位于上叶尖后段、下叶背段，不伴有纵隔或肺门淋巴结增大；② 血源型肺结核：弥漫性肺内浸润伴有或不伴有胸内淋巴结增大；③肺炎型肺结核：均匀性肺实变并有含气支气管征，伴有或不伴有胸内淋巴结增大；④ 不典型肺结核：病灶位于肺门周围，或上叶前段、下叶基底段和中叶或舌叶。此病例的 CT 表现为肺炎型肺结核，临床上要与细菌性肺炎引起的肺实变、肺不张相鉴别。

HIV/AIDS 合并肺结核多样性的影像学表现与艾滋病患者 CD4 细胞相关，艾滋病患者的细胞免疫和变态反应被抑制，结核菌增殖活跃，更容易通过淋巴、血液和支气管广泛播散于肺内。随着 CD4 细胞的减少，肺结核波及肺段数增加，表现更不典型。

该患者胸部影像学表现不典型，临床上与细菌性肺炎引起的肺不张不易鉴别。但根据患者痰涂片抗酸杆菌阳性、支气管灌洗液及支气管内新生物活检病理检查均查到抗酸杆菌，因此肺结核、支气管内膜结核进一步导致肺不张，诊断明确。

【病例43】发热、腹痛、腹胀——继发性肺结核、腹腔淋巴结核、肠梗阻

马某，男，31岁，已婚，农民。入院日期：2005 年 8 月 28 日急诊入院。

主诉： 发热半月余，腹痛、腹胀 1 周。

现病史： 半个月前开始发热，体温最高 40℃，无规律，无伴随症状。7 天前开始发热伴腹痛、腹胀，无恶心、干吐，肛门不排气。急诊转入我院。

既往史： 1994 年多次不规范单采血浆史，2003 年 8 月普查发现 HIV 感

染。2004 年与 2005 年曾发生 3 次皮肤带状疱疹感染，未抗病毒治疗。配偶 HIV 阴性。

体格检查：T：40℃，P：110 次 / 分，R：24 次 / 分，BP：118/75mmHg。神志清、精神差，痛苦面容。全身皮肤黏膜无黄染、无皮疹。全身浅表淋巴结未触及肿大。口腔黏膜未见膜状白斑。颈软，无抵抗。心肺听诊正常。腹肌无紧张，全腹压痛、剑突下及右中上腹压痛明显，未见肠型及蠕动波，无反跳痛，肝脾触诊不具体。听诊肠鸣音减弱。生理反射存在，病理反射阴性。

辅助检查：血常规，WBC：21×10^9/L，N%：86.7%。腹部平片：消化道不全肠梗阻。

初步诊断：获得性免疫缺陷综合征并不完全性肠梗阻原因待查：腹腔淋巴结核？腹腔淋巴瘤？腹腔感染？

治疗经过：入院后持续腹痛，立即给予禁食、胃肠减压及静脉补液后，腹痛减轻，仍发热达 39.6℃。完善相关检查，以明确肠梗阻原因。PPD（－），血 TB-CHECK、TB-DOT、TB-AB 均阴性。痰液检查未见异常，血培养阴性。HBV（－）、HCV（－）。胸部 CT：左肺下叶内基底段显示片状高密度影。腹部 CT：肝弥漫性肿大、肝门腹腔动脉周围及腔静脉、腹主动脉旁均可见结节状软组织影。腹部增强 CT：可见肝门、网膜囊、腹膜后淋巴结肿大影，呈环形强化，其内可见低密度影。

根据临床发热及影像学所见，考虑诊断为肺结核、腹腔淋巴结核，不全肠梗阻为腹腔多发肿大淋巴结压迫肠管所致，淋巴瘤不排除。入院第三天（8 月 30 日）给予 HREZ 诊断性抗结核治疗，3 天后肠梗阻缓解，仍发热，停胃肠减压。1 周后体温下降，波动于 36.5 ~ 37.7℃，无腹痛。抗结核治疗 20 天时因服用吡嗪酰胺过敏，停用吡嗪酰胺，给予链霉素应用。9 月 21 日复查血常规，WBC：3.59×10^9/L，N%：47.39%。9 月 23 日查 CD4：91 个 /μL，CD8：1 485 个 /μL，CD4/CD8：0.06。给予复方磺胺甲噁唑片 2 片 / 日，预防 PCP。抗结核治疗 3 周后给予 3TC+D4T+EFV 抗病毒治疗，服药无异常反应。10月5日因右侧耳鸣及听力下降，停用链霉素，复查肝功能、肾功能正常出院。

出院诊断： 获得性免疫缺陷综合征并继发性肺结核，腹腔淋巴结核，不全性肠梗阻。

患者随访： 患者抗结核治疗疗程为9个月，随访至2014年年初结核无复发，服药依从性好，仍采取一线抗病毒治疗方案，并已调整为3TC+TDF+EFV。

点评： 腹腔淋巴结核有原发性和继发性两种，继发者为其他部位结核，经血行或经肠道蔓延至腹腔淋巴结。原发者多是肠道结核菌穿过肠壁进入淋巴结。不同病期受累的淋巴结可有不同变化，包括急性肿大、干酪样坏死、化脓、钙化，甚至相互融合成团，形成肿块，易误诊为肿瘤。病变多位于肠系膜和腹膜后淋巴结。腹腔淋巴结肿大，可引起不同的临床表现，如腹痛、腹泻、腹胀和腹部肿块等。在诊断性抗结核治疗效果差时，应及时剖腹探查，明确诊断。

艾滋病患者肺外结核较常见，主要发生在CD4 < 200个/μL的HIV/MTB混合感染的患者，由于免疫缺陷的进展，结核分枝杆菌沿血和淋巴蔓延更常见，导致粟粒型结核或播散型结核，或局部肺外结核。肺外结核最常见的部位是颈部淋巴结，其次是结核性脑膜炎，其他肺外病变包括心包炎、骨关节炎、泌尿生殖道和皮肤结核。

该患者发热10余天后，出现急腹症症状就诊，胸部CT检查提示左肺下叶内基底段病变，是肺结核的好发部位，考虑腹腔淋巴结核为继发性，多发肿大淋巴结压迫肠管，导致不完全肠梗阻。

【病例44】进行性发热、头痛——结核性脑膜炎、脑疝

李某，女，38岁，丧偶，无业。入院日期：2014年6月21日，出院日期：2014年7月23日。

主诉： 进行性发热、头痛2个月，加重7天。

现病史：2个月前，患者无明显诱因出现发热，体温39℃，热型无明显规律，伴畏寒，头痛，后枕部及两颞侧疼痛明显，恶心、呕吐，呕吐物为胃内容物，自服退热剂后体温可下降（具体药物不详），容易反复。患者头痛、恶心、呕吐等症状渐加重，纳差，饮水即吐。7天前至当地医院住院治疗，考虑"阑尾炎"，给予抗感染及对症治疗（具体药物不详），查HIV抗体初筛试验及HIV确证试验均为阳性，未查CD4，患者仍发热，头痛明显，恶心、呕吐，精神极差，为求进一步治疗转诊我院。

既往史：无高血压、糖尿病等慢性病史，无肝炎、结核等传染病史。无手术、输血史。否认冶游史。

婚姻史：5年前，患者丈夫因AIDS去世。

体格检查：T: 36.6℃，P: 115次/分，R: 28次/分，BP: 143/96mmHg。发育正常，营养中等，神志清，精神差，轮椅推入病房，体格检查合作。全身皮肤黏膜无黄染，未见皮疹及出血点，未见肝掌及蜘蛛痣，全身浅表淋巴结未触及肿大。双侧瞳孔等大、等圆，直径约3.0mm，对光反射灵敏。耳鼻无畸形，外耳道及鼻腔无异常分泌物。口唇、甲床无发绀，口腔黏膜未见白斑，伸舌居中，咽腔无充血，扁桃体无肿大。颈抵抗明显，气管居中，甲状腺无肿大。胸廓对称无畸形，双肺听诊呼吸音粗，未闻及干湿性啰音。心率为80次/分，律齐，各瓣膜听诊区未闻及杂音。腹平软，无压痛及反跳痛，肝脏肋下及剑突下未触及，脾脏肋下未触及，墨菲征阴性，肝区无叩击痛，双肾区无叩击痛，腹部移动性浊音阴性，肠鸣音正常。肛门及外生殖器未见异常。脊柱、四肢无畸形，肢体肌力及肌张力正常，双下肢无水肿。生理反射存在，病理反射未引出。

辅助检查：HIV确证试验（当地疾病控制中心，2014年6月11日）：HIV-1型抗体阳性。

入院诊断：获得性免疫缺陷综合征并中枢神经系统感染。

治疗经过：入院后给予甘露醇和甘油果糖交替静脉滴注降低颅内压。血常规，WBC：4.22×10^9/L，N%：94.61%，L%：2.82%，RBC：

3.07×10^{12}/L，HGB：80g/L，PLT：189×10^9/L；ESR：73mm/h，CRP：53.6mg/L，PCT：0.23ng/mL，肝肾功能正常。CD4：11个/μL，CD4%：10%。给予头孢他啶抗感染治疗。头颅MRI：①左顶叶异常信号影。②脑白质脱髓鞘。行腰椎穿刺术，测脑脊液压力为550mmH$_2$O。脑脊液常规：无色清晰无凝块，潘氏试验弱阳性，细胞总数为0.03×10^9/L，墨汁染色未找到隐球菌。脑脊液生化：蛋白为0.9g/L，糖为0.91mmol/L，氯为105mmol/L。脑脊液涂片未发现抗酸杆菌。脑脊液TB-DNA：4.19×10^3IU/mL。予异烟肼+利福平+乙胺丁醇+吡嗪酰胺+左氧氟沙星抗结核治疗。患者头痛逐渐加重，伴有发热、恶心、呕吐，并出现烦躁，不能正确回答问题，胡言乱语，大喊大叫，大小便失禁。2014年6月27日，患者突然出现意识丧失，呼之不应，压眶无反应，双侧瞳孔不等大，左侧直径约4.0mm，右侧直径约3.0mm，对光反射迟钝，考虑脑疝，给予甘露醇、地塞米松、呋塞米等降颅压药物治疗后好转。给予腰大池置管引流脑脊液，患者烦躁导致腰大池置管脱落。地塞米松10mg，每日1次静推，治疗5天，患者神志转清，头痛有所减轻。再行腰椎穿刺术，测颅内压350mmH$_2$O。脑脊液TB-DNA为2.59×10^4IU/mL；复查肝功能，AST：136IU/L，ALT：123IU/L，ALP：124IU/L，GGT：94IU/L，给予复方甘草酸苷、多烯磷脂酰胆碱护肝治疗。抗结核治疗半个月，患者仅两侧颞部胀痛，体温正常，神志清楚。复查脑脊液压力260mmH$_2$O，脑脊液TB-DNA小于检测下限。肝功能基本正常。血常规，WBC：1.91×10^9/L（降低），N%：68.6%，L%：21.5%，RBC：4.23×10^{12}/L，HGB：115g/L，PLT：200×10^9/L；给予重组人粒细胞刺激因子升高白细胞。患者抗结核治疗3周后，给予替诺福韦片、拉米夫定片、依非韦伦片抗病毒治疗。复查脑脊液压力为130mmH$_2$O，脑脊液常规、生化均正常。应用抗结核治疗4周后，将地塞米松改为醋酸泼尼松片口服，每周减量5mg。脑脊液培养结核分枝杆菌阳性，快速结核耐药基因检测：异烟肼、利福平均敏感。患者出院，回当地医院继续治疗。

出院诊断：①获得性免疫缺陷综合征并结核性脑膜脑炎，脑疝，药物性肝炎，白细胞减少，中度贫血。②脑白质脱髓鞘。

　　点评： 获得性免疫缺陷综合征患者是结核病的好发人群，特别是肺外结核。结核性脑膜炎在晚期艾滋病患者中较多见。该病与隐球菌脑膜炎患者的临床表现除头痛、呕吐外，往往出现精神神经症状，部分患者出现肢体活动障碍及神经系统定位体征，颅内压高，容易形成脑疝。故我们要注意加强降颅压治疗，反复行腰椎穿刺术缓慢放脑脊液不失为一种降低颅内压的治疗手段，也可以行腰大池引流脑脊液，但要注意上行感染的问题。

　　该患者是一例典型的结核性脑膜炎的病例，呈亚急性起病，头痛逐渐加重，出现精神神经症状，并形成脑疝。脑脊液符合结核性脑膜炎的变化，脑脊液蛋白升高，糖及氯化物降低。脑脊液中 TB-DNA 阳性，结核分枝杆菌培养阳性。脑脊液结核分枝杆菌培养阳性是诊断结核性脑膜炎的金标准。该患者进行了结核分枝杆菌耐药检测结果对异烟肼、利福平均敏感，所以治疗过程比较顺利。

　　由于抗结核药物的不良反应较多，在抗结核治疗的过程中要注意定期复查血常规、肝肾功能。该患者出现了白细胞减少及肝功能异常不良反应，我们给予对症处理后均恢复了正常。

　　该患者抗结核治疗 3 周后病情趋于稳定，开始 ART，方案为TDF+3TC+EFV。合并结核病患者进行抗病毒治疗，由于 AZT 也有骨髓抑制不良反应，要尽量避免。奈韦拉平与利福平合用时，两药的血药浓度均下降，同时增加肝功能损伤风险，也要避免联合使用。

　　HIV 合并结核性脑膜（脑）炎的 ART 最佳时机尚不明确。需注意结核性脑膜（脑）炎的 IRIS。

　　【病例 45】长期腹胀——结核性胸膜炎、结核性腹膜炎、骨结核（双侧锁骨）；丙肝肝硬化（失代偿期）门脉高压、腹水、自发性腹膜炎

　　周某，女，51 岁，汉族，已婚，农民。入院日期：2014 年 8 月 9 日，出院日期：2014 年 9 月 9 日。

主诉：发现 HIV 感染 10 年，腹胀 2 个月。

现病史：10 年前，普查发现 HIV 抗体初筛及确证试验阳性，发现抗 HCV 阳性，未治疗。3 年前，查 CD4：100 个 /μL，开始 ART，方案为 D4T+3TC+NVP，无漏服、错服。1 年前，因"D4T"无药，当地更换抗病毒方案为 TDF+3TC+LPV/r。2 个月前，患者出现腹胀，纳差，饮食量减少约 1/2，尿量减少，双下肢水肿，无发热、恶心、呕吐、腹泻等症状。到当地县人民医院住院，诊断为"丙肝肝硬化并腹水"，停用 ART，并给予护肝、利尿等治疗 50 余天，仍腹胀，腹水消退不明显，乏力明显。为进一步诊疗，转诊我院。

既往史：20 年前患者有不规范单采血浆。

体格检查：T：37℃，P：78 次 / 分，R：19 次 / 分，BP：89/64mmHg。神志清，精神差。全身皮肤黏膜轻度黄染，无皮疹及出血点，未见肝掌及蜘蛛痣，全身浅表淋巴结未触及肿大。头颅无畸形，颜面无水肿，双眼睑无水肿，球结膜无充血，巩膜轻度黄染，双侧瞳孔等大小等圆，直径约 4mm，对光反射存在。口唇、甲床无发绀，口腔黏膜未见白斑。颈软，呼吸 19 次 / 分，听诊双肺呼吸音粗，未闻及干湿性啰音，双下肺呼吸音低。心率为 78 次 / 分，律齐，各瓣膜听诊区未闻及杂音。腹膨隆，无压痛及反跳痛。肝脏肋下及剑突下未触及，脾脏肋下未触及，墨菲征阴性，肝区无叩击痛，双肾区无叩击痛。腹部移动性浊音可疑，肠鸣音正常。双下肢无水肿。生理反射存在，病理反射未引出。

入院诊断：①获得性免疫缺陷综合征；②丙肝肝硬化（失代偿期）门脉高压、腹水？

诊疗经过：患者入院当天开始发热，体温最高达 40℃，伴有寒战。入院后查，腹部彩超：肝实质弥漫性回声改变，胆囊壁毛糙，脾增厚，左肾轻度积水，腹腔积液（中等量）。乳腺及妇科彩超：双侧乳腺回声轻度改变，左侧乳腺低回声结节，宫颈处异常回声（性质待定）。胸部 CT 示：双肺纹理增粗，双侧胸腔内可见积液，左侧较多，胸锁关节骨质可见虫蚀样破坏，右侧乳腺内见团块状密度增高影，边界不清。肝脾外缘可见水样密度影。血常规，WBC：3.05×10^9/L，N%：49.54%，L%：43.94%，RBC：2.82×10^{12}/L，HGB：119g/L，PLT：68×10^9/L；血 ADA：42U/L；CRP：6.40mg/L；肝功能，TP：69g/L，ALB：29.4g/L，TBIL：24.9μmol/L，DBIL：10.9μmol/L，ALT：22U/L，AST：46U/L，ALP：64U/L，γ-GT：50U/L，CHE：2 188U/L；肾功能，BUN：7.2mmol/L，Cr：75μmol/L，UA：225μmol/L；PCT：0.11ng/mL。血凝试验，PT：14.70秒，INR：1.41，PTA：58%，APTT：40.1秒，FIB：155g/L，TT：21.40秒，D-二聚体 17.22ng/mL。CD4：123个/μL，抗HCV：阳性；HCV-RNA：1.45×10^4IU/mL。肿瘤标志物：甲胎蛋白定量为 3.81ng/mL，癌胚抗原定量为 5.55ng/mL，肿瘤相关抗原 CA：125 408.17U/mL，肿瘤相关抗原 CA：15 318.62U/mL，糖抗原 19-9：42.09U/mL，糖类抗原 5 074.03U/mL。给予复方甘草酸苷、多烯磷脂酰胆碱护肝治疗，前列地尔改善微循环，螺内酯、呋塞米利尿。头孢哌酮钠舒巴坦钠抗感染，治疗 3 天，患者尿量未见明显增加，腹水增多，体温未见明显下降，每天仍然下午出现高热，高热前有寒战。行胸部增强 CT 及妇科检查，排除乳腺癌及妇科肿瘤。行胸腔穿刺术，胸水呈血性；李凡他试验：阳性；细胞总数 0.9×10^9/L，细胞分类单核：0.85%，多核：0.15%；生化，TP：41g/L，ALB：17g/L，LDH：173U/L，ADA：28U/L；胸水涂片未发现抗酸杆菌。胸水 TB-DNA 小于检测下限。行腹腔穿刺术，腹水；李凡他试验：阴性；细胞总数 0.2×10^9/L，细胞分类单核：0.60%，多核：0.40%；腹水涂片未发现抗酸杆菌，腹水 TB-DNA 低于检测下限。TB-IGRA：604.9pg/mL。追问病史，1 年前，患者胸壁曾出现脓肿，当地医院给予脓肿引流，至今仍未完全愈合。给予异烟肼 + 利福平 + 乙胺丁醇 + 吡嗪酰胺 + 左氧氟沙星抗结核治疗，患者体温逐渐下降。应用抗结核治疗 10 天左右，患者出现皮肤巩膜黄染，胆红素升高，再次出现发热。停用利福平和吡嗪酰胺，加用阿米卡星抗结核治疗，并加用醋酸泼尼松片 10mg，每日 3 次，口服。患者体温逐渐下降，胸水及腹水逐渐减少，胆红素逐渐下降。出院后患者胸水及腹水分枝杆菌培养均报告阳性。

住院诊断：①获得性免疫缺陷综合征并结核性胸膜炎、结核性腹膜炎、骨结核（双侧锁骨）；②丙肝肝硬化（失代偿期）门脉高压、腹水、自发性腹膜炎、脾功能亢进。

点评：经血感染的 HIV 患者 70% 以上同时感染 HCV，若患者同时出现腹水，医生容易首先考虑到丙肝肝硬化导致腹水，所以患者在当地医院按"肝硬化腹水"治疗了 2 个月。据患者家属诉在当地医院住院 2 个月期间，从未测量过体温，患者发热未及时发现。入院后，我们按照肝硬化腹水治疗后效果不佳。同时胸部 CT 提示胸锁关节破坏，乳腺占位，宫颈异常回声，且 CA 12-5 升高，患者顽固腹水、双侧胸水，不排除肿瘤。我们请肿瘤科、妇产科专家会诊，并行相应检查后排除了肿瘤。患者入院后持续发热，应用头孢哌酮钠舒巴坦钠后体温未见下降，患者顽固腹水、双侧胸水，不排除结核。查 TB-IGRA 阳性，且胸部脓肿迁延不愈，胸锁关节破坏，胸腹水中细胞以单核细胞为主，ADA 升高，最终胸腹水结核分枝杆菌培养均为阳性（结核病诊断的金标准），可确诊为结核性胸膜炎、结核性腹膜炎。该患者有肝脏基础病，应用常规抗结核药物后出现胆红素升高，考虑到患者 HCV-RNA 为阳性，治疗初始我们没有应用糖皮质激素。但是患者发热不易控制，胸水持续增多。待我们停用利福平和吡嗪酰胺，权衡利弊应用了醋酸泼尼松后，患者胸腹水明显吸收，体温正常，胆红素下降到了正常水平。

通过这个病例，当我们遇到患者合并腹水久治不愈时，要想到患者是否合并结核感染。要仔细观察患者的症状体征，找出蛛丝马迹以明确诊断。

【病例 46】发热、头痛、头晕——血行播散型肺结核、结核性脑膜脑炎

张某，女，31 岁，未婚，无业。入院日期：2010 年 7 月 21 日。

主诉：发热 6 个月，头晕、头痛 1 个月。

现病史：6 个月前无诱因间断发热，体温波动于 38.0 ~ 39.0℃，在当地医院间断抗炎治疗效果差。3 个月前当地查 CD4：66 个／μL，开始 D4T ＋ 3TC ＋ NVP 抗病毒治疗，同时口服 SMZ$_{CO}$ 预防 PCP。1 个月前当地医院

诊断肺结核，开始 HRZE 抗结核治疗，同时出现头晕，阵发性头痛，未进一步检查，当地对症治疗病情无好转，转诊我院。

既往史: 9 年前有输血史，2 年前体检发现 HIV 感染，当时 CD4 : 700 个 / μL，未抗病毒治疗。无明确结核患者接触史。

体格检查: T: 39.0 ℃，P: 100 次 / 分，R: 21 次 / 分，BP: 120/80mmHg。神志清，精神差，扶入病房。全身浅表淋巴结未触及肿大，皮肤巩膜无黄染，瞳孔等大、等圆，对光反射灵敏。颈强直，心肺听诊无异常，腹部平软，肝脾肋下未触及。生理反射存在，病理反射阴性。克氏征阳性，布氏征可疑。

辅助检查: 血常规，WBC : 7.7×10^9/L，N% : 75.61%，L% : 17.02%，N : 5.82×10^9/L，L : 1.31×10^9/L，RBC : 4.14×10^{12}/L，HGB : 111g/L，PLT : 386×10^9/L。痰涂片多次检查未发现抗酸杆菌。ESR : 60mm/1h。

脑脊液检测结果：脑脊液常规示潘氏试验阳性，余项未见异常；生化：蛋白 1.0g/L 升高，糖 1.7mmol/L 降低，余项正常。脑脊液涂片未发现抗酸杆菌，未检出真菌孢子及菌丝，革兰氏染色未检出细菌。脑脊液结核抗体均阴性。

2010 年 6 月 18 日外院影像学检查，胸部 CT 示：双肺粟粒样改变（图 2-1-97）；头颅 MRI：T2 加权像脑实质内多发高信号灶，周围水肿明显。T1 加权像可见脑实质内多发结节状明显强化灶（图 2-1-98、图 2-1-99、图 2-1-100、图 2-1-101）。

初步诊断: 获得性免疫缺陷综合征并粟粒型肺结核：涂阴、初治，结核性脑炎。

治疗经过: ①继续 HREZ 抗结核治疗；②继续抗反转录病毒治疗，方案调整为：3TC+D4T+EFV；③继续复方磺胺甲噁唑（复方新诺明）预防 PCP；④退热、脱水降颅压等对症支持治疗。2010 年 8 月 3 日抗结核治疗 1 个月余，复查头颅 MRI：颅内结核结节无明显吸收（图 2-1-102）。2010 年 11 月 25 日抗结核治疗 4 个月，复查胸部 CT：粟粒样结节明显吸收（图 2-1-103）。

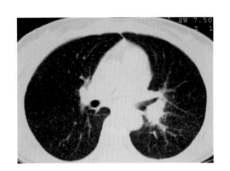

图 2-1-97　胸部 CT（A）

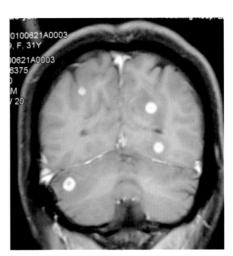

图 2-1-98　头颅 MRI T1（A）

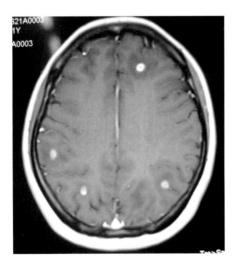

图 2-1-99　头颅 MRI T1（B）

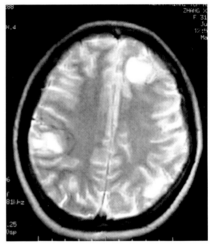

图 2-1-100　头颅 MRI T2（A）

　　点评：脑结核感染多为粟粒型结核随血液播散所致，多以脑脓肿和脑膜炎形式出现。结核性脑膜炎：结核菌经血播散后在脑膜和软脑膜下种植形成结核结节，其后结节破溃，大量结核菌进入蛛网膜下腔引起发病。结核性脑炎：粟粒型结核随血液播散，结核杆菌经血流可侵入脑实质内形成

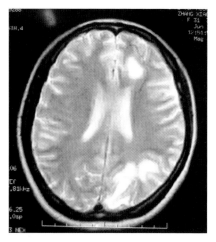

图 2-1-101 头颅 MRI T2（B）

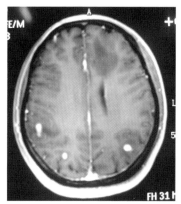

图 2-1-102 头颅 MRI

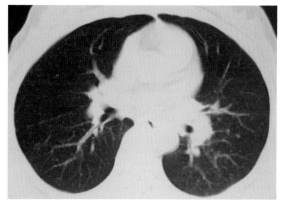

图 2-1-103 胸部 CT（B）

肉芽肿或脓肿。结核性脑炎的诊断需要结合患者临床表现、辅助检查以及影像学检查等证实有活动性结核来明确诊断。

该患者有长期发热、头痛临床表现，体格检查脑膜刺激征阳性。脑脊液蛋白明显增高，糖降低，外周红细胞沉降率增快。胸部 CT 表现为粟粒样结节影，颅脑 MRI 表现为脑实质内多发结节状明显增强病灶。虽然未能查到结核感染的直接病原学证据，但结合患者的临床表现、胸部及脑部的影像学特征及治疗效果还是支持了临床诊断。

【病例 47】发热、头痛、意识障碍——继发性肺结核、结核性脑膜炎

李某，男，45 岁，已婚，农民。入院时间：2012 年 3 月 15 日，出院时间：2012 年 5 月 23 日。

代主诉：发热、头痛 25 天，意识障碍 2 天。

现病史：25 天前无明显诱因出现发热，体温最高 38.5℃以上（具体不详），无畏寒、寒战，发热无明显规律，伴头痛，呈持续性胀痛，在当地医院按"感冒"对症治疗，病情逐渐加重，伴恶心、呕吐，呕吐为非喷射性，呕吐物为胃内容物，伴左侧颌下淋巴结肿大，无胸闷、心慌、意识障碍等；2 天前患者出现意识障碍，不能正确回答问题，伴烦躁，且逐渐加重，无肢体活动障碍、抽搐等，转入我院进一步治疗。

既往史：20 余年前曾多次单采血浆。4 年前因发热于当地医院就诊，查 HIV 抗体初筛阳性，HIV 抗体确证试验阳性，CD4：12 个 /μL，给予 D4T+3TC+NVP 方案治疗，时有漏服。

个人史：生于原籍，小学毕业，在外打工。家居生活条件一般，无疫区居住史，无疫水接触史，无工业毒物、粉尘、放射性物质接触史。吸烟 10 余年，约 10 支 / 天；偶有饮酒，量不多。否认冶游史。

婚姻史：22 岁结婚，配偶 HIV 抗体阴性；育有 2 男 1 女，均健康。

家族史：父母体健，1 哥 1 姐均体健，HIV 抗体均阴性。家族中无其他遗传性疾病及其他传染病史。

体格检查：T：37.7℃，P：84 次 / 分，R：21 次 / 分，BP：145/85mmHg。意识不清，左侧颌下可触及约 3cm×2cm 大小肿大淋巴结，质韧，中间有波动感，活动度可，与周围组织无粘连，余浅表部位未触及肿大淋巴结。双侧瞳孔等大、等圆，直径约为 3mm，对光反射迟钝。口腔黏膜及舌面可见大量白斑，伸舌不能配合。颈强直。双肺听诊呼吸音粗，未闻及干湿性啰音。心率为 84 次 / 分，律齐，各瓣膜听诊区未闻及杂音。腹软，腹部触诊不能

配合。肝脾肋下未触及，肠鸣音正常。四肢肌力、肌张力正常，双下肢无水肿。

初步诊断： 获得性免疫缺陷综合征并中枢神经系统感染？淋巴结结核？口腔真菌感染。

诊疗经过： 入院后根据病情，急行腰椎穿刺术检查：脑脊液压力120mmH$_2$O；脑脊液常规：微黄、微混，有絮状物，潘氏试验阳性；细胞总数：0.35×10^9/L，单核：90%，墨汁染色未找到隐球菌。隐球菌抗原测定阴性。脑脊液生化，ADA：23IU/L，蛋白：3.70g/L，均升高；LDH：6.00IU/L，糖：0.29mmol/L，氯：92mmol/L，均下降。脑脊液TB-DNA：8.60×10^2拷贝/mL。CD4：33个/μL，HIV病毒载量：87 000拷贝/mL，HCV抗体阳性，PCR-HCV-RNA：5.95×10^7拷贝/mL。胸部CT：双肺叶可见散在小斑片状密度增高影。结合胸部CT影像表现、体格检查及脑脊液检查结果，按"继发性肺结核、结核性脑膜炎、淋巴结结核"给予HRZE方案抗结核、降颅内压及营养对症支持治疗。5天后患者神志转清，抗结核治疗20余天，考虑抗病毒治疗失败，调整抗病毒治疗方案为3TC+TDF+LPV/r，并将利福平改为利福布汀。治疗1个月，患者神志清，精神好，左颌下肿大淋巴结明显缩小，复查血常规、肝肾功能恢复正常，脑脊液2次检查常规、生化明显恢复，患者因经济原因要求出院，转回当地治疗。

最终诊断： ①获得性免疫缺陷综合征并继发性肺结核、结核性脑膜炎、淋巴结结核、口腔真菌感染。②病毒性肝炎　丙型　慢性中度。

点评： 该患者由于依从性差，抗病毒治疗4年，入院后CD4及HIV病毒载量检查提示病毒学、免疫学均出现失败。

由于奈韦拉平（NVP）与抗结核药物利福平的相互作用和其相关的肝毒性，合并HCV感染或合并结核感染患者的初始抗病毒方案推荐使用含EFV的一线方案；由于EFV与NVP均属于非核苷类反转录酶抑制剂，二者有相同的耐药位点，对于NVP治疗失败的患者，应给予含激动剂的蛋白酶抑制剂的方案，但必须同时将利福平换为利福布汀。

【病例 48】咳嗽、咳痰、发热、视物模糊——继发性肺结核、淋巴结结核、CMV 视网膜炎、免疫重建炎性综合征（支气管内膜结核）

张某，女，31 岁，已婚，职员。入院日期：2012 年 2 月 24 日。

主诉：间断咳嗽、咳痰、发热，伴左眼视物模糊 2 个月。

现病史：2 个月前无明显诱因出现咳嗽、咳痰、发热，体温最高达 39.0℃，伴左眼视物模糊，间断在个体诊所及多家医院治疗，效差，转诊我院。

既往史：3 个月前因"进食后剑突下痛"拟行胃镜检查前发现 HIV 抗体初筛阳性，后未行胃镜检查，口服药物治疗后（具体用药不详），剑突下痛缓解。检查 HIV 确证试验阳性，查 CD4：59 个 /μL，未行 ART 治疗。无冠心病、糖尿病、高血压等慢性病史，无肝炎、结核、伤寒等传染病史。无食物、药物过敏史。

个人史：出生于原籍，大学文化，职员，无吸烟及饮酒史，无药物嗜好，无工业毒物、粉尘、放射性物质接触史，有婚外异性性接触史。

婚育史：24 岁结婚，配偶体健，HIV 抗体初筛阴性。未生育。

家族史：父母均健在，1 弟 1 妹，均体健。

体格检查：T：38.7℃，P：108 次 / 分，R：26 次 / 分，BP：120/80mmHg。神志清，精神差，体形消瘦。口唇、结膜苍白。双侧颈部可触及多个大小不等的肿大淋巴结，较大者位于右侧颈部，大小约 3cm×3cm，边界清，质中等，无触痛。腋窝及腹股沟均未触及肿大淋巴结。颈软，无抵抗。双肺听诊呼吸音粗，未闻及干湿性啰音。腹部平软，无压痛及反跳痛，肝脏肋下及剑突下均未触及。双下肢无水肿。神经系统检查未见异常。

入院后检查：血常规，WBC：2.98×10^9/L，N%：74.21%，L%：20.1%，RBC：2.40×10^{12}/L，HGB：66g/L，PLT：225×10^9/L。肝肾功能正常。

胸部 SCT 平扫：①左肺下叶感染；②双侧胸膜肥厚；③心包增厚；④双侧腋窝、纵隔内及主动脉弓部多发肿大淋巴结。彩超示：①双侧颈部、腋窝、腹股沟多发实性低回声区；②脾大；③双侧胸腔积液（少量）。

入院诊断： 获得性免疫缺陷综合征并肺部感染，淋巴结肿大原因待查，CMV 视网膜炎？

治疗经过： 入院后给予对症治疗，仍发热、咳嗽、咳痰、左眼视物模糊，完善检查尿 HCMV-DNA：3.18×10^4 拷贝/mL。眼底造影：右眼颞下方视网膜见大面积黄白色坏死区，早期呈斑驳状低荧光，随时间推移至晚期出现明显强荧光渗漏，伴少量出血遮挡背景荧光。颞上方周边部见少许强荧光斑点，晚期未见明显渗漏。造影晚期相黄斑区视网膜未见荧光素渗漏。左眼造影所见同右眼相似。印象：AIDS 并巨细胞病毒视网膜炎。血 T-SPOT·TB 检测结果：淋巴细胞培养 + 干扰素测定 A 结果：212，淋巴细胞培养 + 干扰素测定 B 结果：1 448，每 106 个外周血单个核细胞中检测到 1 660 个释放干扰素 r 的特异性淋巴细胞。并进一步行淋巴结活检，淋巴结病理回示：凝固性坏死细胞影，散在少许淋巴细胞。脓液涂片：抗酸杆菌（+）。明确诊断：继发性肺结核、淋巴结结核、CMV 视网膜炎，给予 HRZE、Lfx 方案抗结核治疗，1 周后体温正常，咳嗽、咳痰减轻，加用膦甲酸钠注射液抗巨细胞病毒治疗。膦甲酸钠注射液应用 3 周后改为维持期每日 2 次应用，同时加用 3TC+D4T+EFV 方案抗病毒治疗。

患者应用 D4T+3TC+EFV 抗病毒治疗 2 周后，再次发热，体温最高达 41.0℃，对症治疗后 1 日内体温仍可反复升高 2~3 次，且咳嗽、咳痰加重，对症治疗效果差，双眼视物模糊无明显变化，复查 T 淋巴细胞亚群示：CD4：246 个/μL，CD8：388 个/μL，CD4/CD8：0.63，CD4 细胞明显升高。彩超探查浅表淋巴结提示双侧颈部淋巴结较前缩小。胸部 CT 示纵隔淋巴结较前缩小，进一步行支气管镜检查，结果：气管环欠清晰，气管尚通畅。隆突后夹角增宽致隆突变钝。右主支气管及右侧各叶段支气管管口通畅，黏膜充血肿胀明显。左主支气管管腔内多量肉芽肿增生，黏膜质脆，触之易出血，增生肉芽肿延伸至左上叶、左下叶支气管口，致左主支气管管腔稍狭窄，左上叶、下叶支气管管口变小，尚通畅。左固有上叶尖后段支气管口呈孔状狭窄。左主支气管中量脓性分泌物溢出（图2-1-104），于左主支气管灌洗送检。灌洗液培养：正常菌群生长。灌洗液涂片未发现抗酸杆菌。灌洗液病理：镜下可见中量纤毛柱状上皮、吞噬细胞，少量淋巴细胞、中性粒细胞及退变细胞影，未见肿瘤细胞。

结合支气管镜检查结果，考虑：免疫重建炎性综合征、支气管内膜结核，加用醋酸泼尼松片50mg/d口服，后间断行3次支气管灌洗治疗，抗病毒治疗1个月后复查T淋巴细胞亚群：CD4：710个/μL，CD8：350个/μL，CD4/CD8：2.03，咳嗽、咳痰较前减轻，体温正常，双眼视物模糊减轻。继续抗结核、抗CMV治疗，醋酸泼尼松片逐渐减量应用。

出院诊断：AIDS并继发型肺结核、淋巴结结核、CMV视网膜炎、免疫重建炎性综合征（支气管内膜结核）。

患者转归：3个月后随访，患者体温正常，无咳嗽、咳痰，未再出现淋巴结肿大。

点评：患者发热，伴多发淋巴结肿大，除了感染性因素外，还应与淋

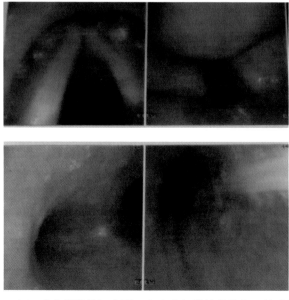

图2-1-104　支气管镜镜下表现：左主支气管结节状物，管腔狭窄

巴瘤鉴别。淋巴瘤的主要症状是淋巴结肿大，淋巴瘤呈坚硬、固定、无痛性、全身虚弱、发热、盗汗、体重降低及快速的体质恶化也很常见，胃肠道、肝脏、骨髓尤其容易受累及。确诊依赖于淋巴结组织病理学检查。

免疫缺陷患者，除了结核感染外，还应注意有无合并非典型分枝杆菌感染，最常见为鸟分枝杆菌（MAC）感染。其症状是非特异的，当CD4细胞低于100个/μL，出现发热、体重降低、腹泻时，局部病变见淋巴结脓肿，实验室检查发现碱性磷酸酶升高、贫血，超声可显示肝脾增大，要考虑到非典型分枝杆菌病。诊断多通过在脓液、粪便、痰液、肺泡灌洗液等检出非典型分枝杆菌，或通过血培养、骨髓培养查到病原体而明确。

此患者在接受ART治疗2周，再次出现发热及原有症状的加重，除了积极排查有无合并新的机会性感染，不应忽视免疫重建炎性综合征（IRIS）。表现为正在恢复的免疫系统更加有效地对抗在开始治疗时已经存在的潜伏感染，它有三个原则：任何情况均有可能；表现与ART时代之前完全不同；并不意味着抗病毒治疗失败，一般预后良好。治疗之前的高病毒载量及低CD4细胞似乎是IRIS很重要的预测因素。除了机会性感染如分枝杆菌、巨细胞病毒、隐球菌等，其他如Graves病、红斑狼疮、结节病、吉兰-巴雷综合征等可发生IRIS。所以对于免疫力差的患者，在开始抗病毒治疗前，应常规检查胸部X线、腹部超声及眼底检查等，积极处理已经存在的感染，对于出现IRIS后，原有的治疗应继续进行，必要时可加用糖皮质激素减轻炎症反应，但应注意长期应用激素抑制免疫功能、应激性溃疡、血糖升高等不良反应的出现。免疫重建炎性综合征的预后一般良好，死亡率并不比无IRIS的患者高。

【病例49】间断发热、咳嗽、腹痛——细菌性肺炎、继发性肺结核、双上中下培（阳）、多浆膜腔积液

患者舒某，女，54岁，汉族，已婚，农民。入院日期：2014年01月23日，出院日期：2014年05月12日。

主诉：发现 HIV 感染 1 年半，间断发热、咳嗽 3 个月，腹痛 5 天。

现病史：1 年半前，患者因"带状疱疹"在郑州某医院查 HIV 抗体初筛阳性，到当地疾控中心行 HIV 抗体确认阳性，CD4 值不详，未行 HAART。3 个月前，患者无明显诱因出现发热，最高体温 39℃，发热无明显昼夜规律，发热时乏力，咳嗽，咳少量白色黏痰，当时未予治疗。2 个月前，患者仍发热，咳嗽有所加重，伴胸闷，无头痛、头晕、恶心、呕吐、腹痛、腹泻等，在当地县人民医院住院治疗 20 天（具体诊治不详），体温正常，咳嗽、咳痰减轻出院。1 个月前，启动 HAART，方案为：3TC+AZT+NVP，近日自行改为半量口服。10 天前，患者再次出现发热，体温最高为 38.5℃，咳嗽，咳痰，为黄色黏痰，痰量较多，又到当地县人民医院住院，按"肺部感染"治疗，应用"头孢美唑"等药物（具体不详）。5 天前，应用 HRZE 抗结核治疗，效果欠佳，仍发热，并出现上腹痛，呈持续性钝痛，伴阵发性刺痛。自行停用 HAART 和抗结核药物。近两日饮食差，恶心，伴有呕吐，非喷射性，呕吐量少，为胃内容物，无头痛、腹泻、腹胀等。今为进一步诊疗，转我院，门诊以"AIDS 并发热原因待查"收入科，发病以来，神志清，精神差，饮食差，夜眠可，大、小便无明显异常，体重下降不详。

既往史：糖尿病病史 5 年，应用"舒甘霖"每日两次皮下注射控制血糖，血糖控制不佳。2005 年曾无偿献血 3 次（具体量不详），无输血史。

婚育史：25 岁结婚，配偶为 AIDS 患者。

体格检查：T：36.2℃，P：100 次 / 分，R：25 次 / 分，BP：127/86mmHg。发育正常，营养中等，神志清，精神差，自动体位，轮椅推入病房，查体合作。全身皮肤黏膜无黄染、无出血点，无肝掌及蜘蛛痣。全身浅表淋巴结未触及肿大。头颅无畸形，睑结膜无苍白，球结膜无充血，无水肿，巩膜无黄染，双侧瞳孔等大等圆，直径约为 3mm，对光反射灵敏，耳鼻无畸形，无异常分泌物，口唇、甲床无明显发绀，口腔黏膜及舌面可见点片状白斑，伸舌居中，咽腔无充血，扁桃体无肿大。颈软，颈静脉无怒张，气管居中，甲状腺无肿大，无血管杂音。胸廓无畸形，语颤正常，双侧叩诊呈清音，双肺呼吸音粗，未闻及明显干湿性啰音。心前区无隆起，无震颤，无心包摩擦感，心脏相对浊音界正常，心率100次/分，律齐，各瓣膜听诊区未闻及杂音。腹平软，剑突下压痛明显，无反跳痛及肌紧张，肝脏肋下及剑突下未触及、脾肋下未触及，墨菲征阳性，肝上界位于右锁骨中线上第5肋间；肝区无叩击痛，移动性浊音阴性，肠鸣音正常，双肾区无叩击痛，肛门及生殖器未查。脊柱四肢无畸形，关节无红肿，双下肢无水肿。四肢肌力、肌张力正常，神经系统检查生理反射存在，病理反射未引出。

入院诊断：①获得性免疫缺陷综合征并肺部感染：肺结核？细菌性肺炎？口腔念珠菌病；②腹痛待查：胃溃疡？霉菌性食管炎？胆囊炎？③2型糖尿病。

诊疗经过：患者入院后查血常规；WBC：3.54×10^9/L，N：41.34%，L：50.04%，RBC：2.7×10^{12}/L，HB：86g/L，PLT：64×10^9/L。血生化：CRP 64mg/L，ADA：70U/L，肝功能：TBIL：43.1μmol/L，D-BIL：13.2μmol/L，IB：29.9μmol/L，TP：55g/L，ALB：24g/L，ALT：103U/L，AST：279U/L，ALP：981U/L，GGT：709U/L，CHE：4 179U/L，TG：2.65mmol/L，LDH：480U/L，血糖：9.49mmol/L，肾功能：正常，血钾：3.56mmol/L，钙：1.98 mmol/L，钠：128mmol/L，氯：93 mmol/L。血HCMV-DNA：1.01×10^3IU/mL，血沉：52mm/1h，糖化血红蛋白：6.11%，尿胆红素+1，余项正常。PCT为0.34ng/mL。CD4：10个/μL。HIV病毒载量：437拷贝/mL。血结明三项均为阴性。痰涂片未发现抗酸杆菌，未检出真菌孢子及菌丝，检出革兰氏阳性球菌，WBC＞25个/Lp，痰培养正常菌群生长。粪涂片未发现抗酸杆菌。血TB-IGRA：阴性。腹部彩超：肝实质弥漫性回声改变，胆囊壁炎性增厚，脾稍厚。胃镜检查示：慢性浅表性胃炎，霉菌性食管炎，HP阴性。胸部CT示：两肺叶内可见斑片样及结节条索状密度增高影，边缘模糊，与胸膜粘连，内密度欠均匀。纵隔窗示：胸腔内可见积液影，纵隔内可见多发肿大

淋巴结影，心包增厚，心包腔内可见积液影，肝实质密度普遍减低。印象：两肺结核可能性大，双侧胸腔积液，纵隔多发肿大淋巴结，心包积液。患者长期发热、血沉增快、ADA升高、胸部CT提示两肺结核可能性大，纵隔内肿大淋巴结、心包积液，但TBIGRA阴性，结核抗体阴性，痰涂片抗酸杆菌阴性，无肺结核直接证据。由于患者肝功能异常，暂给予头孢哌酮舒巴坦抗感染，氟康唑抗真菌治疗，泮托拉唑抑制胃酸保护胃黏膜。复方甘草酸苷，还原型谷胱甘肽，多烯磷脂酰胆碱护肝治疗。碳酸氢钠溶液漱口。继续"舒甘霖"早10u，晚8u皮下注射降血糖，并监测血糖。

经上述治疗，患者腹痛有所减轻，但仍发热。2014年1月30日复查：血常规；WBC：4.93×10^9/L，N：59.5%,L：32.9%，RBC：2.59×10^{12}/L，HB：79g/L，PLT：39×109/L；血生化：CRP：43.8mg/L，ADA：61U/L，肝功能：TBIL：62.7μmol/L，D–BIL：29.8μmol/L，IB：32.9μmol/L，TP：57g/L，ALB：30g/L，ALT：109U/L，AST：276U/L，ALP：1186U/L，GGT：741U/L，CHE：3049U/L，TG：2.0mmol/L，LDH：522U/L，血糖：3.31mmol/L，血PCT：0.315ng/mL，痰液真菌培养：白色假丝酵母菌。患者仍发热，上腹痛虽减轻，但仍存在，CRP未见下降，并出现贫血加重、血小板下降，考虑感染加重。于2014年1月31日起将抗生素升级为亚胺培南西司他丁加强抗感染治疗，由于痰液培养出白色假丝酵母菌加用氟康唑0.2每日一次（由于该患者入院时肝功能异常，氟康唑仅给予0.2的剂量）静滴抗真菌治疗。患者应用亚胺培南西司他丁抗感染治疗3天后，发热间隔延长，咳嗽较前有所减轻，腹痛消失。复查血常规：WBC：10.2×109/L，N：56.34%,L：38.74%，RBC：2.84×1012/L，HB：99g/L，PLT：69×109/L，患者症状改善，三系细胞均有所升高，抗感染治疗有效。血生化：CRP：57.1mg/L，ADA：51U/L，肝功能：TBIL：39.9μmol/L，D–BIL：23.8μmol/L，IB：16.1μmol/L，TP：51.7g/L，ALB：21g/L，ALT：31U/L，AST：56U/L，ALP：668U/L，GGT：345U/L，CHE：1099U/L，血PCT：0.31ng/mL，血沉：32mm/1h。抗

生素升级后贫血改善，血小板有所升高，肝功能有所改善，提示抗感染有效，但仍发热，CRP、PCT、ADA 未见明显下降，肺结核仍不能排除，目前无直接证据诊断结核，且肝功能仍未正常，暂未给予抗结核治疗，继续抗感染治疗。患者体温波动在 37℃～38.0℃，能自行下降至正常，发热间隔时间较前延长，咳嗽较前明显减轻，咳痰量较前减少。

患者治疗 3 周后，体温下降至正常，患者咳嗽基本消失。复查胸部 CT 提示：肺窗：双肺散在可见斑片样高密度影，边缘模糊，左侧胸膜增厚粘连。纵隔窗：纵隔内可见明显肿大淋巴结影，心包增厚，内可见水样密度影。印象：双肺结核，纵隔淋巴结肿大，心包积液。患者肺部感染较前明显吸收，但纵隔内淋巴结以及心包积液仍未见明显消退。血常规：WBC：2.99×10^9/L，N%：38.50%，L%：45.80%，N：1.15×10^9/L，L：1.37×10^9/L，RBC：2.32×10^{12}/L，HGB：78g/L，PLT：200×10^9/L；ADA：9.00U/L；CRP：2.70mg/L；肝功能：TP：90.0g/L，ALB：32.0g/L，TBIL：16.3μmol/L，DBIL：7.3μmol/L，ALT：22U/L，AST：67U/L，ALP：541U/L，r–GT：280U/L，CHE：4062U/L，血沉：110mm/1h；PCT＜0.05ng/mL。患者总胆红素正常，转氨酶轻度升高，CRP 及 PCT 均下降至正常，白细胞降低，停用亚胺培南西司他丁。肺部感染得到一定的控制，开始 HAART，方案 TDF+3TC+EFV。但是患者血沉仍快，结合患者胸部 CT 表现，肺结核不能排除。

患者于 2014 年 3 月 4 日受凉后出现发热，体温最高为 39℃，查血常规：WBC：9.27×10^9/L，N%：81.01%，L%：13.92%，N：7.51×10^9/L，L：1.29×10^9/L，RBC：2.57×10^{12}/L，HGB：88.00g/L，PLT：99.00×10^9/L；血沉：114mm/1h；CRP：4.70mg/L；PCT＜0.05ng/mL。复查胸部 CT 平扫：两肺感染；心包积液；纵隔肿大淋巴结。复查 TBIGRA：0.9pg/mL，血结明三项：结核特异性分泌抗原抗体测定：阴性，结核特异性外膜抗原抗体测定：阴性，结核 BCG 抗原抗体测定：阴性。按上呼吸道感染治疗一周，仍发热，咳嗽，咳白色黏痰。复查血常规：WBC：7.80×10^9/L，N%：79.00%，L%：

12.80%，RBC：2.68×10^{12}/L，HGB：92.00g/L，PLT：131.00×10^9/L；血沉：105mm/1h；PCT＜0.05ng/mL；生化：ADA：28.00U/L；CRP：70.60mg/L。给予头孢哌酮舒巴坦4.0，q12h，静脉滴注抗感染治疗3天，仍持续高热。痰涂片：未检出真菌孢子及菌丝；检出革兰氏阳性球菌；检出革兰氏阴性杆菌；痰涂片：未发现抗酸杆菌，并行痰结核菌快培。更换抗生素为美罗培南1.0，q8h，静脉滴注1周仍发热。由于一直未找到结核证据，患者持续发热，根据临床经验，给予诊断性抗结核治疗，给予异烟肼＋利福平＋乙胺丁醇＋左氧氟沙星＋阿米卡星抗结核治疗。停用美罗培南。应用抗结核药物3天，患者出现恶心、呕吐、心慌、胸闷等症状。查体：皮肤巩膜黄染，睑结膜苍白，两肺呼吸音粗，可闻及湿性啰音及哮鸣音。复查血常规：WBC：3.24×109/L，N%：70.70%，L%：18.50%，RBC：1.63×10^{12}/L，HGB：61g/L，PLT：121×10^9/L；生化：CRP：68mg/L；肝功能：TP：72g/L，ALB：25g/L，TBIL：70.5μmol/L，DBIL：24.3μmol/L，ALT：26U/L，AST：101U/L，ALP：765U/L，GGT：372U/L，CHE：1 673U/L。PCT：0.13ng/mL。CD4：137/μL。患者再次出现肝功能异常，胆红素显著升高，给予停用抗结核药物，停用抗HIV药物，先停依非韦伦，7天后再停用替诺福韦和拉米夫定。继续开始应用美罗培南1.0，q8h，静脉滴注抗感染治疗，给予护肝治疗及输注悬浮红细胞纠正贫血，输注人血白蛋白补充白蛋白，治疗1周后患者体温正常，恶心、呕吐症状减轻。复查血沉：75mm/1h。PCT：0.07ng/mL。血常规：WBC：4.96×10^9/L，N%：75.20%，L%：14.50%，RBC：2.87×10^{12}/L，HGB：96g/L，PLT：128×10^9/L；生化：ADA：36U/L；CRP：27.60mg/L；肝功能：TP：92g/L，ALB：35g/L，TBIL：17.6μmol/L，DBIL：7.1μmol/L，ALT：15U/L，AST：34U/L，ALP：527U/L，r-GT：200U/L，CHE：2 862U/L。

为明确患者肺部感染原因，做纤支镜检查，支气管灌洗及支气管刷片。支气管刷片：发现抗酸杆菌2条。灌洗液TBDNA：4.03×10^3IU/mL。右上叶支气管组织活检：黏膜慢性炎伴肉芽肿性炎，另见少量灶状干酪样坏死。支气管镜刷片、灌洗液分子生物学检测、组织活检病理检测均支持结核诊断。再次开始抗结核治疗，方案：给予异烟肼＋乙胺丁醇＋阿米卡星＋左氧氟沙星，由于患者前一次应用抗结核药物后出现肝功能异常，所以这次未给予利福平和吡嗪酰胺。患者心包积液，考虑结核性心包炎，并给予泼尼松片 10mg，每日 3 次口服，减少粘连。抗结核治疗后患者体温逐渐下降，咳嗽逐渐减轻，胆红素逐渐恢复正常。痰结核菌快培：分枝杆菌培养阳性。患者应用糖皮质激素后血糖较高，且不易控制，应用半个月后逐渐减量。患者血常规、CRP、PCT 正常后停用美罗培南，并开始 HAART，方案 TDF+3TC+EFV。观察 1 周病情稳定，患者出院。

出院诊断：①获得性免疫缺陷综合征并细菌性肺炎，继发型肺结核 双上中下 培（阳），口腔真菌感染，霉菌性食管炎，低蛋白血症，多浆膜腔积液，白细胞减少，重度贫血，血小板减少；②药物性肝炎；③2 型糖尿病；④胆囊炎。

随访情况：2014 年 10 月复查胸部 CT 示：肺窗：两肺纹理增多，两肺叶散在小结节影；纵隔窗：两肺叶内可见少许钙化影，右肺门增大，纵隔内见肿大淋巴结影。印象：两肺结节影，考虑结核（陈旧性？）肺部病变基本吸收，继续口服异烟肼＋乙胺丁醇抗结核治疗。CD4：33/μL，HIV 病毒载量：36643 拷贝/mL。抗病毒治疗 6 个月后，病毒载量没有达到有效抑制，考虑一线治疗失败，给予更换二线方案：TDF+3TC+LPV/r。

点评：该患者艾滋病，细胞免疫功能缺陷，合并糖尿病，血糖控制欠佳，易并发结核病。CD4 < 200 个/μL 的艾滋病患者中，合并结核病表现往往不典型，痰涂片阳性率不高，PPD、结核抗体和 TB-IGRA 常阴性。由于免疫缺陷，可以同时合并多种病原菌感染。该患者反复发热，应用抗菌药物体温控制不佳，行纤维支气管镜支气管灌洗液、气管刷片及支气管活检标本中均发现了支持肺结核的证据明确诊断肺结核。应用抗结核药物后

出现了肝功能异常，护肝治疗后选择可对肝功能影响较小的抗结核药物形成个体化的抗结核方案。从本病例的经验来看，艾滋病合并肺部感染的患者都要进行结核的筛查，在患者条件允许的情况下应尽早行纤维支气管镜检查，早日明确肺部感染的病原体，对于肺部感染的控制至关重要。

本例患者在入院前服用抗病毒药物不规范，抗 HIV 治疗半年后复查 CD4 仍很低，HIV 病毒载量很高，考虑抗病毒治疗失败。鉴于当时检验条件，无法在治疗前进行 HIV 耐药检测，无法证实。对于新发现的 HIV 感染者，如果有条件在 ART 前进行 HIV 耐药检测尽量完成，这样可以更精准地应用抗病毒药物，尽早获得抗病毒治疗成功。

【病例 50】发热、头痛、咳嗽、胸闷——隐球菌脑膜炎、继发性肺结核

任某，男，35 岁，已婚，职员。入院日期：2013 年 2 月 6 日。

主诉：发热、头痛 1 周，发现 HIV 感染 1 天。

现病史：1 周前无明显诱因出现发热，体温最高达 39.0℃，伴头痛，无恶心、呕吐、鼻塞、流涕、咽痛，无咳嗽、咳痰，在个体诊所按"上呼吸道感染"治疗，效差，症状逐渐加重，到郑州某市级医院住院治疗。1 天前发现 HIV 抗体初筛阳性，转诊我院。

既往史：无冠心病、糖尿病、高血压等慢性病史，无食物、药物过敏史。

个人史：出生于原籍，高中文化。无吸烟及饮酒史，无药物嗜好，无工业毒物、粉尘、放射性物质接触史，有同性性接触史。

婚育史：20 岁结婚，配偶体健，HIV 抗体初筛阴性。1 女体健，HIV 抗体初筛阴性。

家族史：父母均健在，2 弟均体健。

体格检查：T: 38.7℃，P: 118 次 / 分，R: 27 次 / 分，BP: 120/80mmHg。神志清、精神差。皮肤黏膜无黄染及皮疹，全身浅表淋巴结未触及肿大。

双侧瞳孔等大等圆，光反射灵敏。口唇无发绀，口腔黏膜及咽腔未见白斑，伸舌居中，咽腔无充血，扁桃体无肿大。颈强，有抵抗。双肺听诊呼吸音粗，未闻及干湿性啰音。心前区无隆起，心尖部无震颤，心界无扩大，心律齐，各瓣膜听诊区未闻及杂音。腹平软，无压痛及反跳痛，肝脾肋下未触及，双下肢无水肿。生理反射存在，克氏征阳性，布氏征阳性，巴氏征阴性。

入院诊断：获得性免疫缺陷综合征并中枢神经系统感染（隐球菌脑膜炎？结核性脑膜炎？）

治疗经过：入院立即行腰椎穿刺，测脑脊液压力为 600mmH$_2$O，脑脊液常规：无色清晰无凝块，潘氏试验阴性，细胞总数为 0.01×10^9/L，墨汁染色找到隐球菌。脑脊液生化正常。脑脊液涂片检出疑似隐球菌样真菌孢子。T 淋巴细胞亚群示：CD4：59 个 /μL，CD8：821 个 /μL，CD4%：7%，CD4/CD8：0.07。胸部 CT 未见异常（图 2-1-105）。

按获得性免疫缺陷综合征并隐球菌脑膜炎给予两性霉素 B 脂质体针（50mg）联合氟胞嘧啶片抗隐球菌治疗，甘露醇注射液及甘油果糖注射液间断应用脱水降低颅内压。3 周后患者头痛消失，开始 3TC+D4T+NVP 方案抗反转录病毒治疗。

抗病毒治疗 1 个月后无明显诱因患者再次出现发热、咳嗽、胸闷，复查 CRP：81.20mg/L。血常规，WBC：6.15×10^9/L，N%：80.84%，L%：18.02%，

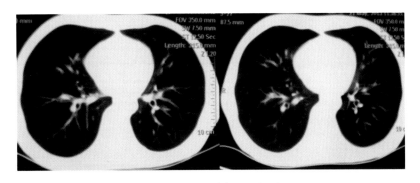

图 2-1-105　胸部 CT（A）

RBC：2.65×10^{12}/L，HGB：81g/L，PLT：224×10^{9}/L。ESR：87mm/1h。血常规示白细胞及中性粒细胞比例明显升高，CRP升高，ESR增快。复查T淋巴细胞亚群示，CD4：72个/μL，CD8：1 128个/μL，CD4%：6%，CD4/CD8：0.06。抗病毒治疗6周时，复查胸部CT示右侧胸部实变影（图2-1-106、图2-1-107），结合炎性指标升高，考虑合并细菌性肺炎，给予头孢哌酮钠舒巴坦钠抗感染治疗。

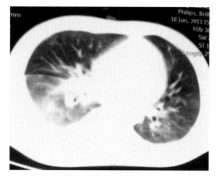

图2-1-106　胸部CT（B）

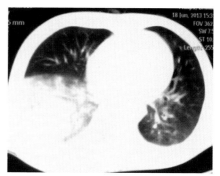

图2-1-107　胸部CT（C）

抗感染治疗2周后患者仍发热，再次查胸部CT提示：胸腔积液。行胸腔穿刺术查胸水，胸水常规：棕红色混浊有凝块，李凡他试验强阳性，细胞总数0.4×10^{9}/L，单核0.87%，多核0.13%。胸水液基细胞学：镜下可见大量中性粒细胞、中量淋巴细胞、少量间皮细胞，未见巨细胞包涵体，未见肿瘤细胞。胸水TB-DNA低于检测下限。胸水生化，ADA：101U/L，LDH：1 875U/L，明显升高。胸水涂片虽未发现抗酸杆菌，仍考虑合并继发性肺结核，结核性胸膜炎，给予HRZE、Lfx抗结核治疗，醋酸泼尼松片30mg/d，分3次口服以减少胸水渗出，减轻胸膜增厚粘连，抗病毒方案调整为3TC+D4T+EFV。3天后体温正常，咳嗽、胸闷减轻，继续ART治疗，抗结核治疗。2周后醋酸泼尼松片逐渐减量，患者病情稳定，好转出院。

出院诊断：获得性免疫缺陷综合征并隐球菌脑膜炎，继发性肺结核。

患者转归：抗结核治疗8周，体温正常，咳嗽、胸闷减轻，复查胸部CT，肺部病变明显吸收（图2-1-108、图2-1-109）。3个月后随访，患者无明显不适，口服抗病毒及抗结核药物无明显不良反应，胸部CT示病变明显

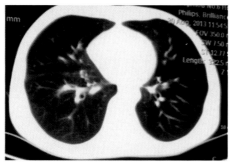 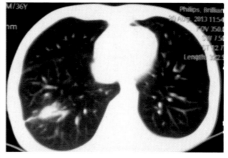

图 2-1-108 胸部 CT（D）　　　　　　图 2-1-109 胸部 CT（E）

吸收。

　　点评：患者以"发热、头痛"为首发症状，结合脑脊液检查结果，隐球菌性脑膜炎诊断明确，抗真菌治疗后恢复好，开始抗病毒治疗 1 个月后再次出现发热及胸水。对于胸腔积液，首先要区分漏出液和渗出液，漏出液外观清澈透明，无色或浅黄色，不凝固；而渗出液外观颜色深，呈混浊的草黄色或棕黄色，或呈血性，可自行凝固。对于蛋白质浓度在 25～35g/L，符合以下任何一条即可诊断渗出液：①胸腔积液 / 血清蛋白比例大于 0.5；②胸腔积液 / 血清 LDH 比例大于 0.6；③胸腔积液 LDH 水平大于血清正常值高限的 2/3。其次要寻找病因，漏出液常见于充血性心力衰竭、肝硬化及肾病综合征；渗出液常见于结核性胸膜炎、类肺炎性胸腔积液；恶性胸腔积液，常由肺癌、乳腺癌和淋巴瘤直接侵犯或转移至胸膜所致。

　　本病例结合相关检查结果，结核性胸膜炎诊断明确，抗结核治疗后体温正常，胸水消退。

　　ART 治疗不一定使病情立即得到改善，在治疗早期甚至还会出现新的机会性感染，也可能因为 ART 导致免疫的重建反应使病情变得更加复杂。患者在接受 ART 治疗后，再次出现发热，或其他症状如咳嗽、胸闷、视物模糊等，要积极查找原因，主要有如下几个方面：① ART 治疗早期（主要为前 3 个月），免疫功能尚未重建，而出现新的机会性感染。②免疫重建炎性综合征（IRIS）。③ ART 治疗失败导致的机会性感染。ART 治疗失败分为以下三种情况：①抗病毒治疗 4 ～ 6 个月时病毒载量还没有低于检测下限，应考虑是否存在病毒学治疗失败；②CD4 细胞计数下降到或低于治疗前的基线水平，或持续低于 100 个 /μL，排除患者依从性和药物相互作用，应考虑免疫学治疗失败；③抗病毒治疗 3 个月后，先前的机会性感染重新出现，或者出现预示疾病进展的新的机会性感染或恶性肿瘤，应考虑临床失败。

【病例 51】发热、头痛——结核性脑膜炎、隐球菌脑膜炎、肺结核

赵某，女，45 岁，已婚，农民。入院日期：2012 年 2 月 14 日。

主诉：发热、头痛半个月。

现病史：半个月前患者出现发热，体温最高达 39.0℃，伴有畏寒，应用退热药物效果差，表现为持续发热。伴有明显头痛、恶心、呕吐，呈喷射性，呕吐物为胃内容物。伴有阵发性咳嗽，咳少量白色黏痰，不易咳出。无胸痛、胸闷。在当地医院输液治疗，效果欠佳，转入我院。

既往史：18 年前因产后大出血，在当地医院输血 1 次。11 年前在当地医院就诊时发现 HIV 感染，CD4 约 150 个 /μL，未 ART 治疗。2 个月前开始予 D4T+3TC+EFV 方案抗病毒治疗，依从性可。

体格检查：T：39.2℃，P：94 次 / 分，R：20 次 / 分，BP：110/78mmHg。神志清，精神差。全身皮肤黏膜无黄染，无皮疹及出血点。浅表淋巴结未触及肿大。双侧瞳孔等大、等圆，直径约 3.0mm，对光反射灵敏。口腔黏膜未见白斑，伸舌居中。颈抵抗。双肺呼吸呈清音，未闻及干湿性啰音。巴氏征（－），克氏征（＋）、布氏征（－）。

辅助检查：立即行腰椎穿刺测脑压：500mmH$_2$O。脑脊液常规：无色清晰无凝块，细胞总数：1.6×10^9/L，单核 0.85%。蛋白：4.1 g/L，潘氏试验（＋）。糖：0.91mmol/L，氯化物：105mmol/L。墨汁染色查新型隐球菌（－）。脑脊液 ADA：14U/L，LDH：164U/L。脑脊液涂片未发现抗酸杆菌。脑脊液普通细菌学检查、CMV 结果均未发现异常。脑脊液 PCR-TB-DNA 阴性。

CD4：91 个 /μL。T-SPOT：2 616 SFCs/10^{6}PBMC，强阳性。头颅 CT：未发现异常。胸部 CT：两肺见少许小片状边缘模糊影，伴少许条索影。

初步诊断：获得性免疫缺陷综合征并结核性脑膜炎、继发性肺结核。

治疗经过：予 HRZE ＋对氨基水杨酸钠＋左氧氟沙星抗结核治疗，地塞米松针 10mg，每日 1 次，腰大池置管引流降低高颅压及营养支持治疗。因患者在 CD4 低下的时候开始启动 ART 治疗，短期治疗后即出现神经系统症状，且症状重，不能排除免疫重建炎性综合征，立即停用 ART 治疗。腰大池置管每天引流 300~400mL 黄色脑脊液，期间连续 2 次脑脊液检查发现隐球菌抗原阳性、血隐球菌抗原阳性。考虑患者是结核性脑膜炎并隐球菌脑膜炎，给予两性霉素 B 针逐渐加量至 25mg，每日 1 次，联合氟胞嘧啶片 1.0，每 6h1 次，抗隐球菌治疗。腰大池置管期间未出现继发感染等情况，置管 3 周后拔除。两性霉素 B 治疗期间患者出现低钾、肾功能异常，对症治疗效果欠佳，中断两性霉素 B 针和氟胞嘧啶药物。停药后患者的低钾血症和肾功能逐渐恢复。恢复后患者又继续抗结核及抗真菌治疗 2 个月后，患者症状基本消失，复查腰椎穿刺脑压 150mmH$_2$O，脑脊液常规：无色清晰无凝块，细胞总数：0.03×10^9/L。脑脊液蛋白：1.0g/L，潘氏试验（＋）。糖：1.85mmol/L，氯化物：115mmol/L。连续 3 次墨汁染色查新型隐球菌（－），脑脊液隐球菌抗原测定为阴性。两性霉素 B 针总剂量达到 3.0 时停用，改为氟康唑 200mg 口服维持治疗，继续抗结核治疗。因患者并发症多，用药复杂，药物不良反应大，治疗过程中出现肾损伤、低血钾，因此患者在应用两性霉素 B 治疗结束后，才再次启动原方案 D4T+3TC+EFV 进行抗病毒治疗。患者抗结核治疗 1 年半后停药，来院复查 CD4：182 个 /μL，HIV-RNA ＜ 50 拷贝 /mL。无头痛、恶心呕吐等症状。

最终诊断：获得性免疫缺陷综合征并结核性脑膜炎、继发性肺结核，隐球菌脑膜炎。

点评：晚期的艾滋病患者易并发多系统多部位的机会性感染，但结核性脑膜炎合并新型隐球菌脑膜炎临床病例报道不多。在临床上医生们常常会因诊断为单纯的"结脑"而忽视了"隐脑"的存在。对脑膜炎治疗效果欠佳的患者，应反复进行腰椎穿刺，进行多次脑脊液的检测，积极寻找病因。即使对诊断明确的脑膜炎，也应常规定期进行脑脊液的监测和检查。

此病例为结核性脑膜炎，治疗2周后又发现合并隐球菌脑膜炎，临床表现无特异性。由于两种病原体共存的原因，导致临床诊断困难，且疗程较长，药物应用种类多，毒副作用大，导致治疗复杂，预后相对较差。

【病例52】全身麻木、发热——继发性肺结核 复治、HIV耐药

李某，女，50岁，已婚，农民。入院日期：2012年10月。

主诉： 发现HIV感染8年，全身麻木1年，发热20余天。

现病史： 8年前（2004年）因发热于当地医院就诊，确诊HIV感染，CD4：449个/μL，予AZT+DDI+NVP方案治疗，依从性差。2008年5月复查CD4：252个/μL，合并"继发性肺结核"，暂停ART，行抗结核治疗；2008年12月复查CD4：164个/μL，调整ART方案为AZT+3TC+EFV。

2010年5月复查CD4：86个/μL，再次发热，诊断为"继发性肺结核，复治"再次抗结核治疗。2010年6月到北京佑安医院做耐药检测：提示AZT、DDI、D4T、NVP、EFV、3TC、ABC均耐药，TDF疑似耐药，蛋白酶抑制剂：茚地那韦、克力芝、奈非那韦药物敏感，调整ART方案为TDF+3TC+LPV/r，依从性好，未更换利福平。

2010年10月复查CD4：406个/μL；2011年5月查CD4：41个/μL，HIV-RNA：286 000拷贝/mL；患者感到胸部麻木，停用结核药，到北京佑安医院再次进行耐药检测提示：NRTIs、NNRTIs、PIs均耐药；继续服用TDF+3TC+LPV/r。

20天前无明显诱因出现发热，体温最高38.5℃以上，无畏寒、寒战，发热无明显规律，伴头痛，呈持续性胀痛，伴恶心、呕吐，转入我院。

既往史： 20余年前曾多次单采血浆。

入院体格检查：T：38.3℃，P：108次/分，R：25次/分，BP：118/70mmHg。神志清，精神差，消瘦。全身皮肤黏膜无黄染，全身浅表淋巴结未触及肿大。口腔黏膜未见白斑，咽腔无充血，扁桃体无肿大。颈软，气管居中，扁桃体无肿大。听诊双肺呼吸音粗，未闻及干湿性啰音。心率为108次/分，律齐，各瓣膜听诊区未闻及杂音。腹软，肝、脾肋下未触及，肠鸣音正常。四肢肌力、肌张力正常，双下肢无水肿。神经系统检查无异常。

辅助检查：血常规，WBC：1.84×10^9/L，N%：53.84%；HGB：95g/L；PLT：136×10^9/L。肝功能，AST：24U/L，ALT：24U/L，TBIL：$8.9 \mu mol$/L；肾功能，Cr：$70 \mu mol$/L，BUN：6.0mmol/L。CD4：54个/μL，CD4%：11%，CD4/CD8：0.14。

2012年10月24日胸部CT提示右肺上叶前段片状边缘模糊影，2012年11月1日纤维支气管镜病理检查所见：肉芽肿性炎，结核可能性大。

诊疗经过：给予对氨基水杨酸异烟肼片、利福布汀胶囊、乙胺丁醇、吡嗪酰胺、阿米卡星复治方案抗结核治疗，同时营养、对症支持治疗。抗结核治疗20余天，好转出院。

最终诊断：获得性免疫缺陷综合征并继发性肺结核 涂阴 复治。

出院随访：

2013年4月复查CD4：31个/μL，HIV-RNA为184 074拷贝/mL。

2013年5月结核药减量为对氨基水杨酸异烟肼片+利福布汀胶囊。

2013年12月尿常规：尿蛋白2+，改为异烟肼片+利福布汀胶囊。

2013年11月26日开始自费购买"艾生特+达芦那韦/利托那韦+依曲韦林"抗病毒治疗，并继续抗结核治疗。

2014年3月11日于当地确诊为"双侧股骨头坏死"，未治疗。

2014年4月16日CD4：221个/μL。

2014年7月9日Cr：$217.2 \mu mol$/L，Cr清除率：29mL/min。

2014年8月8日Cr：$149.9 \mu mol$/L，Cr清除率：42mL/min。

点评：患者由于服药依从性差，合并继发性肺结核，可能存在不规范地停用 ART，导致 NNRTIs 与 NRTIs 的耐药，使得后续可获得的有活性的抗反转录病毒药物抗病毒作用有限（仅有蛋白酶抑制剂克力芝可用）。由于结核病复发，在应用克力芝方案抗病毒治疗时，同时应用含利福平的抗结核方案，降低了克力芝（LPV/r）的药物浓度，在使用克力芝 1 年后，导致 PIs 类药物也产生耐药，不得不自费购买整合酶抑制剂及其他抗病毒药物，代价是巨大的，教训也可谓是深刻的。

依从性不仅仅是患者的问题，更应该是医生与患者共同面临的话题。医生根据患者的病情，选择合适的抗病毒治疗方案，充分告知药物的治疗作用、可能的不良反应、正确的服用方法，及时监测并处理药物的不良反应，及时调整药物，避免药物的相互作用，对提高患者的依从性，减少治疗失败，避免耐药将会产生重要作用。

【病例 53】左手腕关节处肿物——关节结核

柴某，女，50 岁，已婚，农民。入院日期：2013 年 11 月 11 日，出院日期：2013 年 12 月 30 日。

主诉： 发现 HIV 感染 2 年，左手腕关节处肿物 1 年。

现病史： 2 年前，因颈部肿物手术治疗前检查（具体情况不详），发现 HIV 抗体初筛阳性，并行确证试验阳性，CD4 不详，未抗病毒治疗。1 年前复查 CD4：100 个 /μL，开始 ART 治疗，方案为 3TC+AZT+NVP，依从性可，服药后出现恶心，时有呕吐，非喷射状，呕吐物为胃内容物，可自行缓解。同年无诱因出现左手腕关节处背侧肿物，至当地医院就诊，按"腱鞘囊肿"，给予手术治疗。半年前因同一部位再次出现肿物，再次按"腱鞘囊肿"行手术治疗。1 个月前出现左手腕关节掌侧肿物，无压痛，关节活动时疼痛，左手功能下降，无发热、其他关节疼痛等，为求进一步诊治转诊我院。

既往史： 平素体质一般，无高血压病、心脏病、糖尿病等慢性病史，无结核、肝炎等其他传染病史。4 年前因车祸导致右下肢骨折，行手术治疗；否认输血史、献血史，否认药物、食物过敏史。

个人史：小学文化，无长期外地居住史，无烟酒等不良嗜好，无工业毒物、粉尘、放射性物质接触史，否认冶游史。

月经婚育史：21 岁结婚，配偶 HIV 抗体阴性。$16\dfrac{3-4}{24-28}$ 2013 年 11 月 9 日，量中等，无痛经，孕 3 产 3，2 子 1 女，HIV 抗体均阴性。

家族史：父亲已早年去世，死因不详，母亲因"肠癌"于 15 年前病故，1 哥 1 姐 2 弟均体健。

体格检查：T：36.2℃，P：80 次 / 分，R：20 次 / 分，BP：100/70mmHg。发育正常，营养中等，神志清，精神欠佳，自主体位，步入病房，体格检查合作。全身皮肤黏膜无黄染，无皮疹及出血点，无肝掌及蜘蛛痣。全身浅表部位未触及肿大淋巴结。右侧颈部皮肤可见一长约 5cm 斜形手术瘢痕。头颅无畸形，双眼睑无水肿，巩膜无黄染，双侧瞳孔等大、等圆，对光反射灵敏，耳鼻无畸形，无异常分泌物。口唇无明显发绀，口腔黏膜未见白斑，伸舌居中，咽腔稍充血，扁桃体无肿大。颈软，颈静脉无怒张，气管居中，甲状腺无肿大，心肺检查未见异常。腹部平坦，腹柔软，上腹部压痛，无反跳痛。肝脾肋下未触及；双肾区无叩击痛。移动性浊音阴性，肠鸣音正常。右下肢可见一长约 25cm 弧形手术瘢痕；脊柱生理弯曲无异常；左手腕关节掌侧可见一约 2cm×2cm 肿物，质软，界线欠清，活动度差，无明显触痛；左手关节活动障碍；余肢体关节活动自如；双下肢无水肿。生理反射存在，病理反射阴性。

入院诊断：①获得性免疫缺陷综合征；②左手腕关节肿物性质待查：腱鞘囊肿？

治疗经过：入院后继续给予原方案 ART 治疗。积极完善检查，血常规，WBC：$3.42×10^9$/L，N%：62%，L%：27.5%，RBC：$2.48×10^{12}$/L，HGB：102g/L，PLT：$186×10^9$/L。血糖、脂肪酶、淀粉酶、肝肾功能及血糖、血脂

等正常。CRP、ADA 正常。HBV（-）、HCV（-）、梅毒（-）；T 淋巴细胞亚群：CD3：587 个 /μL，CD4：250 个 /μL，CD8：292 个 /μL，CD4%：43%，CD4/CD8：0.86。ESR：37mm/1h，增快。

彩超提示：肝实质弥漫性回声改变，肝囊肿，肝右叶强回声（肝内胆管结石？），胆囊壁毛糙并内高回声附壁（胆囊息肉？），左腕关节异常回声（滑囊炎？）。胸部 CT：双肺可见多处结节状密度增高影，边缘欠清晰，纵隔内未见肿大淋巴结。左腕关节 DR 片正常。进一步行患者左腕关节 CT 检查：左腕关节诸骨及桡骨远端均呈"虫蚀样"骨质破坏，关节腔内见液样低密度影，周边软组织可见肿胀。结合病史考虑结核并脓肿可能，住院第 4 天转普通外科手术治疗。

修正诊断：①获得性免疫缺陷综合征并左腕关节结核，继发性肺结核？白细胞减少，轻度贫血，低钙血症。②肝内胆管结石。③胆囊息肉。④肝囊肿。

转入普外科后，查 TB-IGRA 为 818.1pg/mL，支持结核菌感染，给予 HRZE+ 阿米卡星 + 左氧氟沙星抗结核治疗，治疗 25 天后，在臂丛神经阻滞麻醉下行左腕关节结核病灶清除术，术中见黄白色干酪样坏死物质流出，术后留置引流管，定期换药。脓液涂片未发现抗酸杆菌，脓液培养无细菌生长。病理（左腕）：镜下可见大量干酪样坏死伴肉芽肿性炎症及出血，另见退变、坏死的透明软骨，结核可能性大（图 2-1-110）。出院前复查 ESR 为 28mm/h。术后 14 日后拔除引流管，伤口愈合良好。

出院后，2014 年 1 月 8 日痰结核分枝杆菌培养结果：阳性。电话通知患者，并建议进行药敏试验。

点评：

（1）结核杆菌主要通过呼吸系统感染而使人患肺结核病，还可以由肺部病变通过血液或淋巴系统播散到人体的各个脏器。发生在肺部以外各部位结核病称为肺外结核。对于 HIV 感染者，随着免疫缺陷的进展，结核分枝杆菌随血和淋巴蔓延更常见，导致播散性结核或局部肺外结核。肺外结

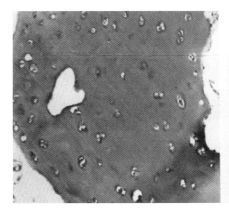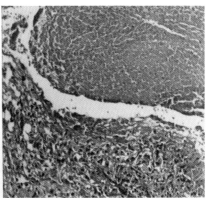

图 2-1-110 左腕关节组织病理

核主要发生在 CD4 < 200 个 / μL 的 HIV/TB 混合感染的患者。常见的有以下几种：淋巴结核、结核性脑膜炎、结核性腹膜炎、肠结核、肾结核、附睾结核、女性生殖结核、骨关节结核等。

（2）从该患者的病史资料中可以看出，患者 2 年前曾因颈部"淋巴结肿物"在当地医院手术治疗，1 年前及半年前因左手腕关节肿物按"腱鞘囊肿"手术治疗 2 次，可能合并 HIV 感染，临床医生并未给予认真仔细的诊断与合理的治疗。此次住院检查除胸部 CT 发现双肺可见多处结节状密度增高影，左腕关节 CT 检查发现结核病变明显进展：左腕关节诸骨及桡骨远端均呈"虫蚀样"骨质破坏，关节腔内积液，周边软组织肿胀（结核脓肿），并且已经造成左手关节活动的障碍。

（3）该患者被误诊的原因还可能由于无明显的结核中毒症状，如发热。对于 HIV 感染者合并 TB 感染，当临床表现不典型时，影像学与微生物学、病理学等检查是诊断过程中非常有用的部分。对该患者颈部肿大淋巴结及手腕关节肿物手术不能"一切了之"，而应采取进一步的追查病因，给予正确的诊断与治疗。

【病例54】左侧乳房肿块——乳腺结核

赵某，男，55岁，已婚，农民。入院日期：2012年4月17日入院。

主诉： 间断左侧乳房肿块4年，再发加重半个月。

现病史： 4年前，患者发现左侧乳房出现如一花生米大小肿块，无痛，无发热、盗汗。自行服用消炎、活血化瘀药物，肿块逐渐消失，之后肿块间断出现。1年前因配偶为AIDS患者，检查确诊HIV感染，CD4不详，一直未ART治疗。半个月前左侧乳房再次出现一花生米大小肿块，有胀痛，无发热、盗汗，在当地医院口服消炎药物，肿块无缩小，逐渐增大如鸡蛋大小。转入我院进一步诊治。

既往史： 无高血压、糖尿病等慢性病史。无肝炎、结核等传染病病史。无输血史、无手术史。

个人史： 初中毕业，一直在家务农。无外地居住史、旅游史。

婚育史： 20岁结婚。配偶为AIDS患者，已服用抗病毒药治疗多年。配偶2年前曾患"肺结核"，抗结核治疗1年，现已好转停药。

体格检查： T：36.4℃，P：89次/分，R：22次/分，BP：128/83mmHg。神志清，精神可，营养中等。全身浅表肿大淋巴结未触及肿大。左侧乳房内下象限靠近乳晕处可触及一大小约6cm×4cm肿块，乳晕下方表面皮肤发红，皮温高，皮肤表面变软有波动感，边界欠清，活动度差。右侧乳房检查无异常。心肺检查无异常。腹软，无压痛。肝脾肋下未触及。神经系统检查无异常。

入院诊断： ①获得性免疫缺陷综合征；②左乳乳腺脓肿，左乳乳腺癌待排。

辅助检查： 血常规，WBC：8.30×10^9/L，N%：64.54%，RBC：3.47×10^{12}/L，HGB：121g/L，PLT：238×10^9/L。CRP：27.36mg/L。ESR：35mm/1h。肿瘤标记物：AFP、CEA、CA15-3、CA19-9、CA50各项均正常。CD4：424个/μL，HIV病毒载量：22 000拷贝/mL。

治疗经过及随访：入院后行胸部 CT 示，左侧胸膜欠光整，胸腔内未见积液影，左侧乳房较对侧增大，乳头下方见有一软组织团块影，右肺中叶内可见点状小结节影，纵隔内未见明显肿大的淋巴结。

行左侧乳房脓肿穿刺，进行细胞学检查，抽出黄色脓液 8mL，涂片抗酸杆菌（＋）。穿刺涂片病理所见：镜下可见血性背景下大量中性粒细胞、少量上皮细胞及退变细胞影，未见明确的肿瘤细胞（图 2-1-111）。提示：乳腺脓肿。

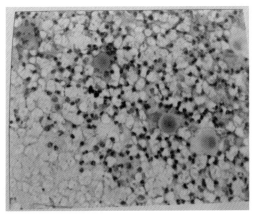

图 2-1-111　左侧乳房穿刺涂片病理

诊断为乳腺结核，给予异烟肼、利福平、乙胺丁醇、吡嗪酰胺四联抗结核治疗 2 周后，予全麻下行左乳腺切除术。术后左乳腺肿块病理大体描述：灰白灰红灰黄带皮组织一块，体积 7.8cm×5.8cm×2.5cm，带梭形皮肤面积 8.1cm×3.1cm。中央距最近切缘 1cm 处可见一乳头，体积 1cm×0.9cm×0.3cm，一侧凹陷，切面灰白灰红灰黄质不均，局部一囊腔，直径 0.7cm，距乳头 1cm 紧邻囊腔见一质硬区，体积 0.9cm×0.9cm×0.8cm，紧邻一侧切缘，切面灰白灰黄，质韧。结论：乳腺肉芽肿性炎，见炎性坏死及多核巨细胞，累及乳头，未累及基底切缘。符合乳腺结核（图 2-1-112、图 2-1-113）。

术后予 ART 治疗，5 个月后随访患者 CD4 上升到 860 个 /μL，HIV-RNA ＜ 50 拷贝 /mL。患者抗结核治疗 1 年停药，右侧乳房一直无异常。

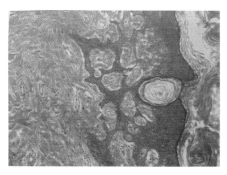
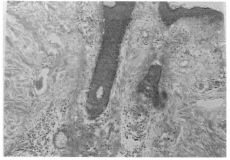

图 2-1-112　左侧乳腺肿块病理　　　　　图 2-1-113　左侧乳腺肿块病理

最终诊断：①获得性免疫缺陷综合征；②左乳腺结核并脓肿。

点评：乳腺结核为乳腺组织一种罕见的慢性特异性感染，患病率约占乳腺疾病的1%，但近年来随着全球性结核疾病发病的增加而有增多的趋势，多好发于哺乳期妇女，一般无全身症状，偶有隐痛等局部感染症状，其临床表现复杂多样，缺乏特异性，X线征象酷似乳腺炎症或乳腺癌，各种辅助检查阳性率较低。临床上常易误诊、误治，国内报道其误诊率为57%～80%。

乳腺结核病多继发于肺或肠系膜淋巴结结核的血源性播散或是由邻近的结核病灶（肋骨、胸骨、胸膜或腋淋巴结结核）经淋巴管逆行播散或直接蔓延而引起。也有文献报道临床中发现部分患者仅有乳腺结核病灶，而无其他原发灶，可能由于结核在通过扩张乳腺导管进入乳腺腺泡，形成单纯乳腺结核。无论是原发性还是继发性乳腺结核病，是否合并肺结核或其他器官部位的结核，乳腺结核是一种全身性疾病，不仅要治疗局部病灶，更重要的是全身的综合治疗。目前多主张术前行肿块穿刺活检等方法明确诊断，行2～4周抗炎及四联抗结核治疗后再行保留乳房局部病灶切除术（合并乳腺癌者除外）。术后继续规律抗结核治疗，总疗程不少于1年。

该病例的最终诊断仍依靠穿刺活检病理检测。临床医生应提高对乳腺结核的认识，不能因无结核病史，或无结核症状体征，或胸部X线检查正常而忽略乳腺结核的可能，对乳腺肿块患者应仔细进行观察及病史分析，必要时进行穿刺及活检，提高确诊率，以防漏诊、误诊。

【病例 55】高热，胸闷，腹胀——血行播散型肺结核，肝脾结核

位某，男，37岁，已婚，职员。入院日期：2012 年 12 月 25 日。

主诉：发热 1 个月，加重 1 周。

现病史：1 个月前患者出现发热，体温最高达 40℃，伴畏寒，无咳嗽、咳痰，在当地医院间断应用抗生素治疗，效果欠佳。1 周前上述症状加重，呈持续性发热，乏力，盗汗明显，感胸闷，腹胀，饮食欠佳。在外院就诊时发现 HIV 抗体初筛阳性，转入我院感染科治疗。

既往史：无高血压、糖尿病等慢性病史，无肝炎、结核等传染病病史。无外伤、手术、输血史。有男男性接触史。

体格检查：T：39℃，P：92 次 / 分，R：24 次 / 分，BP：120/75mmHg。神志清，精神差。全身浅表淋巴结未触及肿大。口腔黏膜可见少量点状白斑，咽腔充血，扁桃体无肿大。颈软，气管居中，甲状腺无肿大。双肺听诊呼吸音粗，左肺可闻及少量干啰音。腹部稍膨隆，肝肋缘下可触及，缘钝，有轻微触痛，剑突下未触及，脾肋下未触及。肝区叩击痛阳性。双下肢无水肿。神经系统检查无异常。

辅助检查：血常规，WBC：6.4×10^9/L，N%：85.0%，HGB：105g/L，PLT：254×10^9/L。肝功能，ALT：78U/L，AST：105U/L。心肌酶，LDH：451IU/L。CRP：57.86mg/L，ESR：70mm/1h。T-SPOT：410 SFCs/106PBMC。痰涂片：未发现结核杆菌。CD4：56 个 /μL。

胸部 CT 示：双肺弥漫分布粟粒样病变，左肺上叶大片致密影（图 2-1-114）。

腹部 B 超示：肝脏、脾脏分别探及大小不等的混合性包块，边界清晰，壁厚，腔内呈低回声，考虑肝脾内多发性包裹性脓肿。

腹部 CT 检查：平扫肝脏、脾脏可见多个大小不等的低密度影，内密度均匀 CT 值为 14～20HU，边界清晰，增强病灶呈环形轻度强化，壁厚约

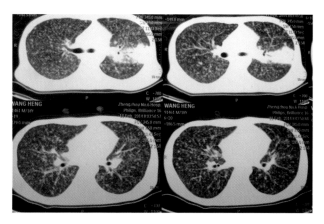

图 2-1-114　胸部 CT

0.5cm，内密度影未见强化（图 2-1-115、图 2-1-116）。

入院诊断： AIDS 并血行播散型肺结核，肝脾结核。

治疗经过： 予 HRZE ＋左氧氟沙星抗结核治疗，地塞米松针 10mg，每日 1 次。2 周后，患者体温逐渐正常，症状好转。复查肝肾功能无异常后，予拉米夫定＋替诺福韦＋依非韦伦抗病毒治疗。抗结核治疗 2 个月后复查：肺部、肝脾病变明显缩小（图 2-1-117、图 2-1-118）。

点评： 肝脾结核属于肺外结核病，是结核分枝杆菌经血液播散，在肝脾内形成结核性肉芽肿，数个结核结节融合成较大结节，病变进一步发展可发生干酪样坏死，部分干酪病灶发生软化或液化，形成半流体或流体

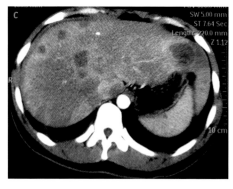

图 2-1-115　腹部 CT（A）

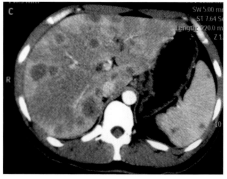

图 2-1-116　腹部 CT（B）

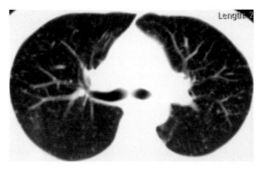

图 2-1-117 胸部 CT（C）

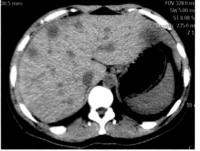

图 2-1-118 腹部 CT（D）

物质。

　　肝脾结核的临床表现多为长期低热、消瘦、乏力，有时盗汗；腹部症状有腹胀、腹痛等。对高度怀疑肝脾结核而不能明确诊断者，可行 CT、B 超引导下细针穿刺活检或试行抗结核治疗。随着介入医学的发展，在 B 超或 CT 引导下脾脏细针穿刺活检技术对脾结核的诊断常可提供确诊依据，患者出凝血时间正常、无脾功能亢进表现，均可进行肝脾穿刺检查。

　　肝脾结核无论从临床和影像上都很难诊断，临床表现常在全身中毒症状的基础上合并有腹部症状，其他部位有钙化灶可有助于诊断，临床上易与肝肿瘤、肝硬化等混淆。因此临床医生应提高对本病的认识，对 HIV/AIDS 合并腹部不适、消瘦，伴有长期低热的患者，腹部 CT 和 B 超提示肝脾内存在多个或单个的低密度区或低回声区，伴有或不伴有腹部淋巴结增大，要高度怀疑本病可能，如果肺部有结核病灶或既往有结核病史的，则更增加本病诊断的可能性。

【病例 56】发热、寒战——肝结核脓肿

　　刘某，男，52 岁，已婚，农民。入院日期：2018 年 1 月 23 日，出院日期：2018 年 3 月 23 日。

　　主诉：发现 HIV 感染 3 年余，发热 4 天。

现病史：3年前，患者在当地县医院查HIV抗体初筛试验可疑，进一步行确证试验阳性，CD4：47个/μL，开始"3TC+TDF+EFV"方案抗病毒治疗。半年后更换为"TDF+3TC+LPV/r"二线方案（原因不详），依从性可，无错服、漏服。4个月前患者因"咽部不适"来我院住院，查CD4：369个/μL，体格检查见咽后壁脓性分泌物，分泌物检查未见异常。按"扁桃体炎、咽部赘生物性质待查"予以"阿奇霉素"抗感染、"两性霉素B"抗真菌治疗1个月，症状稍好转。4天前患者无明显诱因出现发热，峰值39.5℃，纳差、只进少量流质饮食，乏力，无畏寒、寒战，无咳嗽、咳痰，无胸闷、胸痛，无咯血，送至叶县人民医院住院治疗，按"肺部感染"予以抗感染治疗，具体用药不详，未见明显好转。为进一步诊疗，再来我院。

既往史：否认肝炎、结核等传染病史，既往有"梅毒"病史，RPR阴性，未治疗。2年前在当地行"痔疮"手术。无外伤史、无过敏史。

个人史：生长于原籍，初中文化，务农，家庭居住条件一般。无外地长期居住史，无烟酒不良嗜好。有男男性接触史。

婚育史：25岁结婚，配偶体健，HIV抗体初筛试验阴性。育有1子1女均体健，HIV抗体初筛试验均阴性。

家族史：否认家族遗传病史。

体格检查：T：36.0℃，P：85次/分，R：21次/分，BP：134/87mmHg，体重为：79kg。神志清，精神欠佳，全身皮肤黏膜及巩膜无黄染，浅表淋巴结未触及肿大，口腔未见白斑，颈软，无抵抗，双肺呼吸音粗，未闻及干湿性啰音，心脏听诊无异常，腹部平软，右侧肋缘下压痛，无反跳痛，肝区无叩击痛，肝脾肋下未触及。双下肢无水肿。病理征未引出。

辅助检查：胸部CT示：平扫胸部未见异常，肝内低密度灶，考虑肝占位；腹部彩超：肝实质回声弥漫性改变，肝内异常回声（性质待定），胆囊体积增大，胆囊壁稍毛糙，脾增厚。上腹部CT：肝内低密度灶，考虑：占位。

初步诊断：①获得性免疫缺陷综合征并肝脓肿？②肝癌？

　　治疗经过：入院后查血常规，WBC：21.24×10^9/L，N%：87.40%，红细胞：3.77×10^{12}/L，HGB：123g/L，PLT：280×10^9/L；CRP：72.74mg/L。ESR：58mm/1h。降钙素原：1.34ng/mL。肝功能：白蛋白30.61g/L，TBIL：8.39μmol/L，ALT：36U/L，AST：23U/L，γ-GT：33U/L。心肌酶正常。葡萄糖7.85mmol/L，肾功能正常。大便常规：隐血试验阳性，余正常。尿常规正常。G试验、GM试验阴性。CD4：168个/μL。HBV-M：HBsAb（+），余均阴性。丙肝抗体（-），梅毒特异性抗体（+），RPR（-），AFP 0.11ng/mL。患者持续高热，先后血必净、亚胺培南西司他丁针抗感染、清除内毒素及营养支持对症治疗。上腹部MRI（2018年1月26日）：肝脏内多发低密度灶，考虑：①肝脏多发脓肿可能性大；②肿瘤不排除。胆囊炎，回盲部肠壁炎症，肠系膜多发增大淋巴结。入院第5天（2018年1月27日）介入科行肝穿刺置管引流，引流出红色混浊脓液约50mL，后患者仍持续高热，体温最高40.1℃，伴畏寒明显，精神极差，极度乏力，纳差，考虑引流效果差，转外科进一步治疗。复查上腹部MRI（2018年1月30日）：肝内脓肿引流术后（部分体积增大），胆囊炎。于2018年1月31日在全麻下行肝及右上腹腔腹膜后脓肿清除术、肠粘连松解、大网膜右上腹游离移植填塞术。术中共清除脓液约1 000mL，术后给予脓腔放置2根引流管，腹腔肝下放置引流管，术后继续亚胺培南西司他丁钠针抗感染及输注白蛋白、输注悬浮红细胞等对症支持治疗，余脓液及组织检查未见异常，肝组织病理检查结核分枝杆菌DNA定量1.43×10^3IU/mL，诊断肝结核，2018年2月8日给予加用HRZE+左氧氟沙星、阿米卡星抗结核治疗，后患者体温渐稳定，进食渐好转，脓腔引流液渐减少。2018年2月13日拔除腹腔引流管，2018年2月19日拔除脓腔引流管。复查上腹部影像学示病变渐吸收，于2018年3月23日出院。

　　出院诊断：获得性免疫缺陷综合征并肝脏多发脓肿清除术后（结核性、细菌性）、胆瘘、胆囊炎、脓毒症。

随访情况：出院 1 个月后随访，肝内脓肿较前吸收，大小约 24mm×14mm×17mm。

点评：

（1）患者咽部异物感，间断扁桃体及咽后壁黄白色分泌物，给予抗感染、抗真菌治疗效果差，后因治疗肝脏结核，上述症状缓解，抗结核治疗后未再复发，是否合并咽部结核？

（2）患者肝脏多发脓肿，给予介入置管引流效果差，反复查脓液及TB-IGRA、灌洗液等均未发现结核感染证据。

（3）积极的手术清除感染灶非常重要，患者手术后症状很快缓解，且组织 TB-DNA 阳性，找到结核感染证据，保证了后续的有效治疗。

十、细菌感染及其他

【病例 57】发热、咳嗽——细菌性肺炎（铜绿假单胞菌）

程某，女，45 岁，已婚，农民。入院日期：2013 年 5 月 6 日入院。

主诉：发现 HIV 感染 7 年，发热、咳嗽 4 个月。

现病史：7 年前因"肝脓肿"在当地医院手术治疗前发现 HIV 抗体初筛阳性，后行确证试验阳性，CD4 细胞不详，未行 ART 治疗。4 个月前无明显诱因出现发热，体温最高达 40℃，伴咳嗽，咳白黏痰，在当地医院间断应用抗生素治疗（具体用药不详），效差，转入我院。

既往史：无冠心病、糖尿病、高血压等慢性病史，无食物、药物过敏史。

个人史：出生于原籍，农民，文盲。无吸烟及饮酒史，无药物嗜好，无工业毒物、粉尘、放射性物质接触史。有婚外异性性接触史。

婚育史：20 岁结婚，配偶体健，HIV 抗体初筛阴性。育有 1 女 1 子，均体健，HIV 初筛阴性。

家族史：父母均健在，2 弟均体健。

体格检查：T：38.7℃，P：108 次 / 分，R：27 次 / 分，BP：123/78mmHg。

形体消瘦。神志清，精神差。全身皮肤黏膜及巩膜无黄染，浅表淋巴结未触及肿大。颈软，无抵抗。口腔黏膜及舌面可见白斑。听诊双肺呼吸粗，未闻及干湿啰音。心脏听诊无异常。腹平软，无压痛，无反跳痛。肝、脾脏下及剑突下未触及，墨菲征阴性。肝区无叩击痛。双下肢无水肿。

初步诊断： 获得性免疫缺陷综合征并真菌性口炎，细菌性肺炎？真菌性肺炎？继发性肺结核？

治疗经过： 入院后查 T 淋巴细胞亚群示，CD4：43 个 /μL，CD4/CD8：0.07，严重免疫缺陷。依据口腔黏膜真菌感染，先给予氟康唑抗真菌治疗，口腔黏膜白斑消失，但体温无明显下降，且咳嗽、咳痰较前加重，痰黏不易咳出。胸部 CT 表现：双肺下叶可见条索状密度增高影，双肺门不大，气管、主支气管通畅，纵隔未见肿大淋巴结，心影不大，双侧胸腔未见积液。提示肺部感染，但病原性质不明。血 TSPOT、TB 检测结果：淋巴细胞培养 + 干扰素测定 A 结果：0，淋巴细胞培养 + 干扰素测定 B 结果：0。不支持肺结核诊断。血培养无细菌生长。血 PCT：0.082ng/mL。不支持血流感染发热。

行支气管镜检查结果显示： 气管壁可见大量稀薄分泌物附着，左上叶尖后段、舌段及下叶各支气管管口，右上叶及中叶各支气管管口均可见较多白色黏稠分泌物涌出。灌洗液涂片未检出真菌孢子菌丝，未发现抗酸杆菌。灌洗液病理：镜下可见大量中性粒细胞，少量柱状上皮细胞、淋巴细胞、吞噬细胞，未见巨细胞包涵体，未见肿瘤细胞。

第一次痰培养结果显示：铜绿假单胞菌，对阿米卡星、亚胺培南、美罗培南、头孢他啶等药物敏感。支气管灌洗液培养无细菌生长。再次痰培养仍检出铜绿假单胞菌。虽然支气管灌洗液培养无细菌生长，根据两次痰培养及药敏结果，诊断为铜绿假单胞菌肺炎，应用阿米卡星针联合头孢他啶针抗感染治疗，1 周后体温正常，咳嗽、咳痰明显减轻，继续抗感染 1 周，期间行两次支气管灌洗治疗，病情好转出院，嘱其回当地医院尽快开始 ART 治疗。

出院诊断：获得性免疫缺陷综合征并真菌性口炎，细菌性肺炎。

患者转归：1个月后随访，患者体温正常，无咳嗽、咳痰，服用抗病毒药物无明显不适。

点评：铜绿假单胞菌为革兰氏阴性非发酵菌，该菌对生长条件要求不高，繁殖能力强，铜绿假单胞菌生存能力与抵抗力极强，不需要特殊营养，在常温下生长良好，且在干燥物体表面可存活数十天，易发生体内腔道的定植，已成为医院感染的重要条件致病菌之一。随着抗生素的大量使用，其多重耐药和泛耐药水平发展较快，分离率不断增加，给临床治疗带来了极大的困难。

艾滋病期由于免疫力低下，易合并多种病原菌感染，借助各种体液、分泌物或血培养，查出相应的病原菌对诊断和治疗有重大意义。细菌培养是诊断细菌感染的"金标准"，能够帮助临床医生了解感染情况，指导临床合理用药，但由于取材、人工接种时间及方法、培养时间及条件等多种因素影响，易产生假阴性或假阳性（污染所致）。痰涂片革兰氏染色镜检可筛选合格标本，初步判定病原菌的种类及致病性，并能指导临床早期用药，所以两者结合对患者的诊断有重要意义。

该患者经两次痰培养，均发现铜绿假单胞菌，结合临床表现，排除标本污染及细菌定植，根据药敏试验结果应用敏感抗生素治疗后，体温正常，咳嗽、咳痰消失。

【病例58】胸骨后疼痛——化脓性食管炎、霉菌性食管炎

王某，女，37岁，已婚，农民。入院日期：2014年8月12日。

主诉：胸骨后疼痛1个月。

现病史：1个月前出现胸骨后疼痛，进食时加重，伴恶心、呕吐，不能进食。伴发热，体温最高达39℃。在当地行胃镜检查：提示霉菌性食管炎，给予氟康唑抗真菌治疗，效果欠佳，因检查时发现HIV抗体阳性转入

我院。

婚育史： 配偶为艾滋病患者。

体格检查： T：38.4℃，P：90次/分，R：24次/分，BP：124/82mmHg。神志清，精神差，体形消瘦，营养差。全身未触及浅表肿大淋巴结。口腔双侧颊黏膜及舌下可见数个大小不等的溃疡。心肺检查无异常。腹软，无压痛。肝脾肋下未触及。

入院诊断： 获得性免疫缺陷综合征并霉菌性食管炎，营养不良，口腔溃疡，CMV食管炎待排。

入院检查： 血常规，WBC：1.05×10^9/L，N%：53.34%，RBC：3.21×10^{12}/L，HGB：91g/L，PLT：63×10^9/L。ESR：43mm/1h。CRP：65mg/L。血、尿PCR-CMV-DNA均为阴性。CD4：124个/μL。

入院后再次行胃镜检查：距门齿35mm至贲门口下方见慢性食管溃疡，局部可见增生，表面不平尚清洁，取活检，病理：黏膜慢性炎症伴大量坏死及化脓，抗酸染色阴性（图2-1-119、图2-1-120）。

胃镜溃疡处活检组织行细菌培养：铜绿假单胞菌；药敏结果：对亚胺培南、阿莫西林克拉维酸钾、复方磺胺、左氧氟沙星耐药，对头孢他啶、头孢吡肟、哌拉西林钠他唑巴坦钠、阿米卡星敏感。

胸部CT：双肺可见少量片絮样密度增高影。纵隔内未见明显肿大的淋巴结。

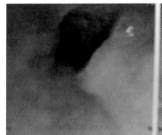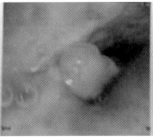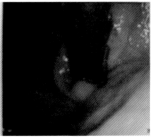

图2-1-119 食管胃镜镜下表现

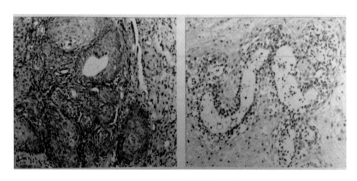

图 2-1-120　食管组织病理

治疗经过：由于患者免疫力低下，在院外已就诊治疗多日，我们选用敏感的酶抑制剂哌拉西林钠他唑巴坦钠抗感染治疗、氟康唑抗真菌及对症支持治疗，复方磺胺甲噁唑片预防用药。2 周后患者症状有明显减轻，又进行胃镜复查，原有的食管溃疡减小，表面清洁。继之予 3TC+TDF+EFV 抗病毒治疗。

最终诊断：AIDS 并化脓性食管炎，霉菌性食管炎，肺部感染，营养不良，口腔溃疡。

点评：引起艾滋病食管炎常见的致病菌多为白色念珠菌、巨细胞病毒和单纯疱疹病毒，而结核杆菌、溶血性链球菌，或其他病毒引起的食管感染在临床上不常见，但与念珠菌食管炎、CMV 食管炎的临床表现较为相似，应注意鉴别诊断。

念珠菌食管炎：白色念珠菌是导致艾滋病患者食管感染的常见原因，典型的临床症状为吞咽困难和吞咽疼痛，胸部疼痛呈进展性。病灶多位于食管中下段，局部黏膜水肿，可见大小不等白斑，有些患者则有黏膜坏死和溃疡形成，表面覆以白苔。

病毒性食管炎：最常见的是疱疹病毒和巨细胞病毒感染引起的食管炎。疱疹病毒性食管炎疼痛较明显，导致疱疹性食管炎的病毒为Ⅰ型疱疹病毒，食管黏膜表面出现小的疱疹，但很快破裂形成散在小溃疡或稍有隆起的黄色斑。巨细胞病毒几乎可以累及胃肠道任何一段，但在结肠和小肠感染较食管和胃更多见。

食管结核：一般患者会有原发的肺部或其他肺外结核的表现和病史，并有吞咽困难、疼痛、咳出食物等症状时应想到食管结核的可能。内镜检查可发现食管黏膜脱落、溃疡，组织病理学发现有结核特异性肉芽肿或抗酸染色阳性。

化脓性食管炎：是在食管黏膜损伤的基础上发生的致病菌感染，可引起局部渗出、组织的坏死及脓液形成。感染较局限，也可呈较为广泛的蜂窝组织炎，病变继续侵犯可累及食管周围组织，形成食管－气管瘘、食管－纵隔瘘时可危及生命。

化脓性食管炎在艾滋病消化道机会性感染不是十分常见，易被临床医生忽视。最常见的症状主要是吞咽困难或者吞咽疼痛，进而影响进食并引起患者的消瘦，其他临床表现还有恶心、呕吐、腹痛、胸痛、发热，有的患者还合并有真菌性口炎、口腔黏膜溃疡、腹泻等。胃镜及活检是明确诊断的有效方法。胃镜下可表现为食管的黏膜充血、肿胀、溃疡形成，黏膜表面有脓性分泌物。活检病理下可见大量炎性细胞浸润及坏死组织，以中性粒细胞为主。化脓性食管炎主要治疗措施包括应用有效抗生素和重视营养支持及运用黏膜保护剂对症处理。由于食管黏膜破损后细菌很容易入侵黏膜，建议患者减少进食或暂不进食，避免食物对黏膜的再次损伤。

我们对艾滋病机会性感染的诊治可能会存在着诊断片面、思路狭窄的情况，对于临床效果欠佳、病情反复、进行性加重时，不能只限于常见病、多发病的诊断，还要多次反复进行病原学的检查，积极寻找原因，来提高病因诊断率。

【病例59】剑突下疼痛、发热——肝脓肿

李某，男，30岁，已婚，职员。入院日期：2013年7月6日，死亡日期：2013年7月21日。

主诉：发现 HIV 感染 6 个月，剑突下疼痛、发热 5 天。

现病史：6 个月前体检时发现 HIV 初筛试验阳性，进一步行确证试验阳性，未行 CD4 细胞检查，未进行抗病毒治疗。2 个月前检查 CD4：740 个/μL。5 天前劳累、饮食不慎后出现剑突下疼痛，至当地诊所就诊，按"胃炎"给予对症治疗效果差（具体不详）。出现发热、恶心、乏力，大便稀糊状，1 次/日，最高体温 39.8℃，以午后、夜间为著。伴畏寒，发热时伴头痛，热退后缓解。无寒战，无咳嗽、咳痰、胸闷等，无脓血便、呕吐、厌油等，无尿频、尿痛不适。1 天前至当地人民医院就诊，仍按"胃炎"给予对症治疗效果差（具体不详），检查 HIV 抗体阳性，转诊至我院。

既往史：患者平素体质一般，无"肝炎""结核""伤寒"等其他传染病史及接触史。无外伤史、手术史。近 6 年多次无偿献血，否认输血史，否认药物、食物过敏史。预防接种史不详。

个人史：出生于原籍，本科文化。无不良嗜好，无药物嗜好。有男男性接触史。

婚育史：29 岁结婚，配偶 HIV 抗体阴性，未育子女。

家族史：父母体健，1 姐 1 哥均体健。家族中无类似疾病及其他遗传性疾病、传染性疾病史。

体格检查：T 39.3℃，P：122 次/分，R：26 次/分，BP：113/74mmHg。发育正常，营养中等，神志清，精神差，步入病房。全身皮肤黏膜无黄染、出血点及皮疹，无肝掌、蜘蛛痣。浅表淋巴结未触及肿大。巩膜无黄染，双侧瞳孔等大、等圆，对光反射灵敏。耳鼻无畸形，无异常分泌物，口唇无苍白及发绀，口腔黏膜未见溃疡及白斑，咽腔充血，扁桃体无肿大。颈软，无抵抗，气管居中，甲状腺无肿大。胸廓无畸形，双肺叩诊清音，呼吸为 26 次/分，听诊双肺呼吸音粗，未闻及明显干湿性啰音。心率为 122 次/分，律齐，各瓣膜听诊区未闻及杂音。腹平软，剑突下压痛明显，无反跳痛，肝上界位于右侧第 5 肋间锁骨中线，肝脏肋下及剑突下未触及，脾脏肋下未触及，墨菲征阳性，肝区有叩击痛，肾区无叩击痛，腹部移动性浊音阴性，肠鸣音为 5 次 / 分，稍亢进。肛门及外生殖器未见异常。脊柱、四肢无畸形，四肢肌力、肌张力正常，双下肢无水肿。生理反射存在，病理反射未引出。

初步诊断：① HIV 感染；②发热腹痛原因待查：急性胆囊炎？胰腺炎？急性胃炎？血流感染？

治疗经过：入院后患者持续发热，最高体温达 39.5℃，伴畏寒，无明显寒战、咳嗽、咳痰、胸闷不适，剑突下疼痛。胸部 CT 示：两肺叶可见索条影，边缘模糊，双侧胸腔积液，心包少量积液。彩超示：肝实质回声轻度改变，肝内两处实性略低回声区（建议超声造影进一步检查），胆囊炎性改变，脾稍厚。血常规，WBC：13.75×10^9/L，N%：83.51%，L%：9.62%，RBC：4.17×10^{12}/L，HGB：117g/L，PLT：177×10^9/L，ESR：89mm/h，CRP：70.4mg/L，提示感染较重；肝功能，TP：66g/L，ALB：27g/L，TBIL：27.5μmol/L，DBIL：6.1μmol/L，ALT：20U/L，AST：21U/L，CHE：4 914U/L，低蛋白血症，肝功能轻度损伤；血淀粉酶、脂肪酶正常，排除胰腺炎诊断。考虑诊断：①获得性免疫缺陷综合征并细菌性肺炎，细菌性胸膜炎，细菌性心包炎，脓毒血症，低蛋白血症，低钙血症；②肝脏占位性质待查。患者感染严重，白细胞、中性粒细胞、CRP 明显升高，考虑脓毒血症，结合 CT 结果考虑细菌性肺炎、细菌性胸膜炎、细菌性心包炎，给予头孢哌酮钠舒巴坦钠抗感染治疗。

抗感染治疗 5 天，患者仍反复高热，最高体温为 39.5℃，伴畏寒，剑突下疼痛，乏力，稍有胸闷不适，无明显咳嗽、咳痰。听诊双肺呼吸音粗，双下肺呼吸音减弱，未闻及明显干湿性啰音。上腹部增强 CT 提示肝脏脓肿可能性大，且为多发（肝左叶大小约 7.0cm×5.5cm，肝右叶大小约 7.1cm×5.1cm），两侧胸水。PCT：1.36ng/mL。结核抗体检测：TB-CHECK：（1），TB-DOT 弱阳性，TB-Ab 弱阳性。传染五项：HBV-M，HBsAg：阴性，HBsAb：阴性，HBeAg：阴性，HBeAb：阴性，HBcAb：阴性；抗 HBc-IgM：阴性；抗 HCV：阴性；TP-Ab：阴性。CD3：806 个 / μL，

CD4：233 个 /μL，CD4%：29%，CD8：563 个 /μL，CD4/CD8：0.41。血隐球菌抗原阴性，血培养无细菌生长。

考虑剑突下疼痛与肝脓肿有关，抗生素治疗效果差，7 月 12 日自左侧胸腔抽取黄色、微混胸水约 180mL，送检胸水常规、生化、ADA、LDH、结明三项、抗酸染色。细菌培养、真菌培养、结核菌快培。并请介入科会诊考虑行肝脓肿穿刺引流术，患者与其家属犹豫不决，且患者夜间擅自夜宿院外，治疗依从性差。

7 月 14 日仍高热，体温 39℃，畏寒，剑突下疼痛，腹胀。

查体：腹部膨隆，上腹部压痛，无明显反跳痛，剑突下约 2cm 可触及肿大肝脏，有触痛，有肝区叩击痛；双下肢轻度水肿。胸水 HCMV-DNA 小于检测下限。胸水常规：黄色、微混，有絮状物。李凡他试验：阳性。细胞总数 0.8×10^9/L，细胞分类单核：0.85，多核：0.15。墨汁染色未找到隐球菌。生化，TP：20g/L，LDH：159U/L，ADA：4.00U/L。胸水涂片：未检出真菌孢子及菌丝，革兰氏染色未检出细菌，未发现抗酸杆菌。血 TB-DNA 小于检测下限，血 HCMV-DNA 小于检测下限，γ- 干扰素释放试验阴性，血培养无细菌生长。复查血常规，WBC：23.69×10^9/L，N%：91.7%，L%：5.4%，RBC：4.05×10^{12}/L，HGB：115g/L，PLT：186×10^9/L。CRP：84.4mg/L，感染加重，感染部位提示在胸部与肝脏，但致病病原体不明确。肝功能，TP：63g/L，ALB：17g/L，TBIL：49.5μmol/L，DBIL：21.8μmol/L，ALT：82U/L，AST：104U/L，CHE：1 418U/L，提示肝脏功能进一步恶化；BUN：15.5mmol/L，Cr：132μmol/L，UA：286μmol/L，$β_2$- 微球蛋白：8.87mg/L，肾功能较前减退；HCV-RNA：2.46×10^6 拷贝 /mL，提示合并 HCV 感染。加强护肝、支持治疗，并再次预约介入科，尽快行肝脏脓肿穿刺引流术。患者病情加重，复查肾功能，Cr 较前明显升高，可能病情进一步迅速进展，出现多脏器功能衰竭、感染性休克等，抗生素调整为美罗培南联合左氧氟沙星，并告知患者家属书面病危通知，密切观察病情变化。

7 月 15 日患者神志清，精神极差，体温 39℃，伴畏寒，腹胀，剑突下疼痛，心慌，胸闷。听诊双肺呼吸音粗，双下肺呼吸音减弱，未闻及明显干湿性啰音。心率为 136 次／分，腹部胀大，质韧，上腹部压痛，无明显反跳痛，剑突下约 3cm 可触及肿大肝脏，有触痛，有肝区叩击痛，移动性浊音阳性；双下肢轻度水肿。介入科考虑腹腔积液暂缓肝脏脓肿穿刺术。为缓解胸闷、心慌症状，再次给予胸穿，于右侧胸腔抽出黄色、混浊胸水约420mL。

患者病情进一步加重，时有心慌，心率达 160 次／分，给予呋塞米针效果差，给予普萘洛尔片舌下含化后稍缓解。腹部胀满，剑突下约 5cm 可触及肿大肝脏，触痛明显，移动性浊音阳性；双下肢中度水肿。胸水 TB-DNA小于检测下限。胸水培养无细菌生长。胸水 CEA：0.43ng/mL。PCT：7.65ng/mL。右侧胸水量较前减少，左侧胸水已行胸腔穿刺引流术，继续给予抗感染、支持对症等综合治疗。动脉血气示，pH：7.413，Lac：2.0mmol/L，PCO_2：28.9mmHg，PO_2：71.3mmHg，HCO_3^-：18mmol/L，SO2：94.1％，氧分压降低。复查血常规，WBC：12.7×10^9/L，N%：85.24%，L%：11.34%，RBC：4.07×10^{12}/L，HGB：112g/L，PLT：143×10^9/L。CRP：84.8mg/L；肝功能，TP：53g/L，ALB：11g/L，TBIL：98μmol/L，DBIL：25.3μmol/L，ALT：152U/L，AST：370U/L，CHE：883U/L，TG：1.15mmol/L，GH：OL1.62mmol/L，PT：15.4 秒，PTA：54%，提示肝功能进一步恶化。BUN：28.2mmol/L，Cr：187μmol/L，UA：524μmol/L，β_2- 微球蛋白 13.62mg/L，肾功能下降迅速，考虑出现多脏器功能障碍，病情危重。7 月 17 日 10：00 转入重症医学科，给予美罗培南联合环丙沙星抗感染，血必净及乌司他丁清除内毒素，泮托拉唑保护胃黏膜，以及复方甘草酸苷单铵 S、多烯磷脂酰胆碱等护肝，呋塞米利尿以及营养支持治疗。7 月 19 日患者突发剑突下疼痛并局部皮肤发红，皮温升高，紧急给予剑突下肝脓肿闭式引流，右侧肝区腋中线肝区肝脓肿闭式引流，并每日用奥硝唑冲洗。但患者病情持续进展，PCT高达 94.06ng/mL；肝功能，TP：49g/L，ALB：16g/L，TBIL：96.6μmol/L，DBIL：67.8μmol/L，ALT：142U/L，AST：396U/L，CHE：6 193U/L；肾功能，BUN：27.6mmol/L，Cr：152μmol/L，UA：405μmol/L，无明显好转。7月20日22：10突然出现呼吸、心搏骤停，给予有创机械通气并心肺复苏，应用肾上腺素、阿托品、利多卡因、多巴胺、去甲肾上腺素以及电除颤等抢救治疗，心率恢复，但无自主呼吸，血压依靠药物维持。7月21日8：00心率再次下降，并呈直线，经抢救心率无恢复，大动脉搏动消失，无自主呼吸，双瞳孔散大固定，对光反射消失，于2013年7月21日8：40临床死亡。

死亡诊断：①脓毒性休克，多脏器功能衰竭；②获得性免疫缺陷综合征并肝脏脓肿，细菌性肺炎，细菌性胸膜炎，细菌性心包炎，高乳酸血症，多浆膜腔积液，低蛋白血症，低钙血症；③病毒性肝炎 丙型 慢性重度。

【病例60】发热、咳嗽、胸痛——肝脓肿

周某，男，34岁，离异，职员。入院日期：2014年6月7日，出院日期：2014年7月8日。

主诉：发现HIV感染3年，发热、咳嗽、胸痛10天。

现病史：3年前，患者体检时发现HIV感染，CD4：500个/μL，未治疗。1年前，给予抗病毒治疗（具体方案不详），患者服用1次后因头晕自行停药。1个月前，复查CD4：900个/μL。10天前，患者无明显诱因出现持续发热，体温最高40.5℃，给予退热治疗效果差，咳嗽，无明显咳痰，右侧胸背部疼痛，纳差，恶心，于当地诊所对症治疗2天（具体药物不详），效果差。又至深圳市某医院住院治疗，查WBC：12.8×10⁹/L，N%：80.7%，ESR：65mm/h，CRP＞260mg/L，胸部CT提示左肺下叶背段、双肺下叶后基底段陈旧性病变，肝右叶低密度灶，考虑感染，给予"头孢替安、左氧氟沙星针、氨溴索针、多潘立酮"等对症治疗（具体剂量不详），患者仍发热，体温最高40℃，伴寒战，咳嗽，胸痛，右上腹疼痛，因查HIV抗体阳

性，为求进一步治疗转诊我院。

既往史： 3年前发现梅毒，曾接受苄星青霉素治疗。无肝病、结核等其他传染病史。无手术、外伤史。无输血史，12年前有无偿献血史。无药物及食物过敏史。

个人史： 出生并成长于原籍（河南），高中毕业，近10年于深圳、新加坡从事旅游服务行业。无吸烟史，饮酒史10余年。无药物不良嗜好。有同性性接触史。

婚育史： 31岁结婚，1年前离异，原配偶体健，HIV阴性。育1子，体健。

家族史： 父亲10年前因食道癌去世，母亲糖尿病病史8年。2兄1妹均为乙肝患者，1兄体健。

体格检查： T：38.4℃，P：120次/分，R：25次/分，BP：100/71mmHg。发育正常，营养中等，神志清，精神尚可，自动体位，自行步入病房，体格检查合作。全身皮肤黏膜无黄染，未见皮疹及出血点，无肝掌、蜘蛛痣。浅表部位未触及肿大淋巴结。巩膜无黄染，双侧瞳孔等大、等圆，对光反射灵敏。耳鼻无畸形，外耳道及鼻腔未见异常分泌物。口唇无发绀，口腔黏膜未见白斑，咽腔无充血，扁桃体无肿大。颈软，颈静脉无怒张，气管居中，甲状腺无肿大。胸廓无畸形，语颤正常，双侧叩诊呈清音，双肺呼吸音粗，未闻及干湿性啰音。心前区无隆起，无震颤，无心包摩擦感，心脏相对浊音界正常，心率为120次/分，律齐，各瓣膜听诊区未闻及杂音。腹软，无压痛及反跳痛，肝上界位于右锁骨中线上第5肋间，肋下及剑突下未触及，脾脏肋下未触及，墨菲征阴性；肝区叩击痛明显；双肾区无叩击痛。移动性浊音阴性，肠鸣音正常；肛门及外阴未查。脊柱、四肢无畸形，关节无红肿，四肢肌力及肌张力正常，双下肢无水肿。神经系统检查：生理反射存在，病理反射未引出。

辅助检查： 梅毒（郑州市中心医院，2014年1月20日）：RPR阳性，滴度 1：4。血常规（2014 年 6 月 4 日，深圳市某医院），WBC：12.8×10^9/L，N%：80.7%，L%：10.3%；CRP：> 260mg/L。ESR：65mm/1h。生化，3.39mmol/L，TBIL：26.2μmol/L，ALT：83.4U/L，DBIL：9.5μmol/L，GGT：248.9U/L，ALP：192U/L。胸部 CT：左肺下叶背段、双肺下叶后基底段陈旧性病变，附见肝右叶稍低密度灶，考虑炎性或其他性质病变，建议上腹部 CT 增强扫描。

初步诊断： ①获得性免疫缺陷综合征并细菌性肺炎，脓毒症。②肝右叶低密度灶性质待查：肝脓肿？③梅毒。

治疗经过： 患者入院后反复高热，体温波动在 38.4 ～ 40℃，伴寒战，有胸背部疼痛、右上腹疼痛。急查血常规，WBC：16.75×10^9/L，N%：87.14%，L%：9.14%，RBC：4.48×10^{12}/L，HGB：135g/L，PLT：334×10^9/L；PCT < 0.05ng/mL。胸部 CT 提示右肺感染，右侧胸腔积液，肝内大片低密度影。彩超：肝实质弥漫性回声轻度改变，肝内略高回声（脓肿？），脾稍大。患者既往有同性性行为史，HIV 确证试验阳性，CD4：900 个 /μL，未进行 ART 治疗。目前高热，腹痛，结合胸部 CT、彩超及检验结果，考虑 AIDS 合并肝脓肿可能性大，此外临床表现与相关检查结果，提示合并脓毒症、细菌性肺炎、低蛋白血症、电解质紊乱。因院外给予头孢替安针联合左氧氟沙星针抗感染治疗效果差，故在抽取血培养后给予比阿培南针 0.3g，6 小时 1 次抗感染治疗，同时请介入科会诊后认为有行肝脓肿穿刺引流适应证。2 天后（2014 年 6 月 9 日）转入介入科。

穿刺引流前，48 小时双侧血培养（需氧、厌氧）4 瓶结果均提示无细菌生长。T 淋巴细胞亚群检测，CD4：103 个 /μL，CD8：387 个 /μL。传染五项：HBsAb、HBcAb 均阳性，余指标阴性。TP-Ab 阳性、抗 HCV 阴性。HCV-RNA 低于检测下限。建议患者开始抗病毒治疗 HIV，患者仍拒绝。

患者于 2014 年 6 月 10 日 15：40 行经皮肝穿刺肝脓肿引流术，抽出白色脓液约 50mL 并用生理盐水冲洗，部分脓液送至病理科细菌培养，然后置入引流管，可引流出淡白色液体。术后患者生命体征稳定，进食少量流质饮食，当日体温最高39.2℃，但不伴寒战，继续给予抗生素治疗。术后第三天患者生命体征稳定，体温正常，无恶心、呕吐，偶有穿刺部位疼痛，夜眠、饮食可，大小便正常。查体：腹软，无压痛及反跳痛，肝区仍有叩击痛，穿刺部位无渗血及皮下血肿。术后1周复查血常规，WBC：10.47×10^9/L，N%：70.14%，RBC：4.05×10^{12}/L，HGB：122g/L，PLT：457×10^9/L，白细胞计数及中性粒细胞比例均较前好转。肝肾功能正常。脓液培养（厌氧＋需氧）无细菌生长，涂片未见抗酸杆菌。T淋巴细胞亚群检测，CD4：774个/μL，CD8：1 378个/μL，CD4细胞增高可能与中性粒细胞比例下降、淋巴细胞比例相对增高有关。HIV-RNA：1 118 236拷贝/mL。复查胸部CT：①两肺感染；②右侧胸腔积液。经抗感染治疗，2014年6月26日复查胸部CT：右肺炎症伴右侧少量胸腔积液。7月2日停用抗生素，7月7日拔除引流管，患者一般情况好，于7月8日出院，共住院31天。

出院诊断：①获得性免疫缺陷综合征并肝脓肿，脓毒症，细菌性肺炎，胸腔积液，低蛋白血症，电解质紊乱；②梅毒。

点评：上述两例均为HIV合并肝脓肿的患者，他们的病史及病例特点有许多相似之处：年轻男性，有男男性接触史，发现HIV感染时CD4细胞相对较高，均未接受抗病毒治疗，检查均提示合并肝脏脓肿、胸腔积液。但患者转归截然不同：患者李某，虽积极抗感染治疗，但因种种原因未及时进行肝脓肿穿刺引流，病情持续恶化，15天后死亡。患者周某，明确诊断后，在抗感染基础上，入院第4天即采取肝脓肿穿刺引流术，术后第3天体温恢复正常，治疗31天好转出院。说明对于局部脓肿引起的相关感染，及时清除局部感染病灶对于治疗转归至关重要。

【病例61】咳嗽、咳痰、发热——诺卡菌病

韩某，男，44岁，已婚，农民。入院时间：2017年2月6日，出院时间：2017年3月3日。

主诉：咳嗽、咳痰1个月，发热10余天。

现病史：1个月前患者出现咳嗽、咳痰，白色黏痰，量多易咳出，间断于当地诊所口服药物治疗，具体不详，未见好转。10天前患者出现发热，峰值38.5℃，伴畏寒，无寒战，遂至尉氏县人民医院住院治疗，按肺部感染给予痰热清、地塞米松等药物治疗，并开始行ART，方案为：TDF+3TC+LPV/r，依从性可，无错服、漏服，后未再出现发热。5天前患者出现痰中带血，呈淡红色。2天前患者出现右下肢踝关节疼痛感，晨起时明显，行走迟缓，一直于当地医院住院治疗，具体用药不详，未见好转，转诊我院。

既往史：1995年前有不规范单采血浆史多次，2004年发现HIV感染，拒绝抗反转录病毒治疗。对"磺胺"过敏，用药后出现全身皮肤大量风团样皮疹。

个人史：吸烟30年，每日1~2包；饮酒30年，每日约200g。配偶为艾滋病患者，已抗病毒治疗。

入院体格检查：头颅表面可见两个直径约1cm圆形红肿，触之疼痛感明显；左上臂内侧可见圆形红肿，直径约8cm，触之稍疼痛，质软，有波动感（图2-1-121）。颈软，无抵抗，心肺听诊无异常，肝脾肋下未触及，腹部无压痛、反跳痛，右下肢踝关节压痛感明显，活动受限。

辅助检查：当地县医院胸部CT：双肺纹理粗，左肺可见斑块状阴影，并可见空洞。2017年1月30日当地县医院头颅增强MRI：双侧小脑、左侧枕叶、左侧海马、右侧颞叶、双侧岛叶、右侧额叶、左侧侧脑室旁可见多个不规则环形异常对比强化（图2-1-122）。

初步诊断：①获得性免疫缺陷综合征并肺部感染，弓形虫脑病？EB病毒感染。②头皮软组织感染。③酒精性肝炎。

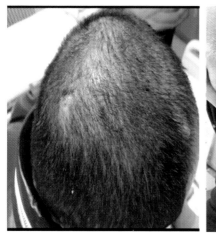
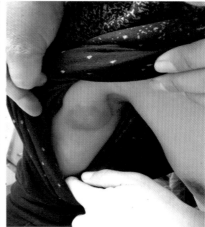

图 2-1-121 皮肤表现

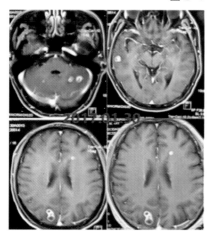
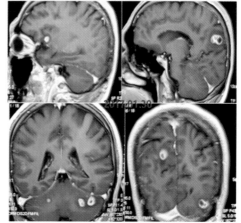

图 2-1-122 诺卡菌病的头颅 MRI

治疗经过：入院后患者间断发热，峰值 38.5℃，间断头痛，咳嗽、咳白黏痰，痰中带血。完善相关检查，PCT < 0.05ng/mL；CD4：22 个 /μL；ALT：239U/L，AST：96U/L；EB-DNA：8.63×10³ 拷 贝 /mL；TBI-GRA：0.4pg/mL；HCV-RNA：9.80×10³IU/mL；给予腰椎穿刺，测颅压 215mmH₂O；脑脊液生化，ADA：0.60U/L，GLU：3.93mmol/L，Cl：119mmol/L，稍偏高，脑脊液蛋白 0.3g/L。脑脊液常规：无色、清晰、无凝块，潘氏试验弱阳性，墨汁染色未找到隐球菌。

继续原 ART 方案抗反转录病毒治疗，根据脑部影像特征不排除弓形虫脑病，诊断给予阿奇霉素、克林霉素抗弓形虫脑病，头孢硫脒抗感染，以及保肝降酶、营养神经、甘露醇降颅压治疗，行支气管镜检查，同时查找皮肤软组织感染源。

2017 年 2 月 13 日检查结果回示：支气管镜活检组织病理，黏膜慢性化脓性炎伴肉芽组织增生（图 2-1-123）。痰、支气管灌洗液、头皮脓肿液均培养出诺卡菌属。

修正诊断：①获得性免疫缺陷综合征并播散性诺卡菌病；②病毒性肝炎 丙型 慢性中度；③酒精性肝炎。

2017 年 2 月 13 日调整治疗方案：停用头孢硫脒、阿奇霉素、克林霉素。磺胺脱敏治疗时（后脱敏失败），给予亚胺培南西司他丁钠 1.0，每 8 小时 1 次；阿米卡星 0.4，每 12 小时 1 次，静脉点滴；多西环素 0.1，每 12 小时 1 次，口服。继续 ART、营养支持等治疗。2017 年 2 月 16 日胸部 CT：左下叶基底段少许病变（图 2-1-124）；治疗后 1 周复查头颅 MRI（2017 年 2 月 19 日）：较上次脑部病灶进展。

抗感染 2 周后，患者体温开始正常，右腋下脓肿消退，住院 25 天，患者体温正常，咳嗽、咳痰缓解，皮肤脓肿消退，于 2017 年 3 月 3 日转诊当地县医院继续治疗。

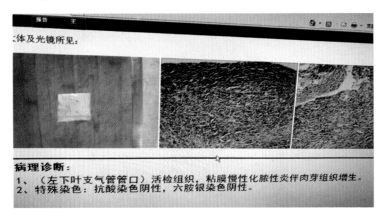

图 2-1-123 支气管镜活检组织病理

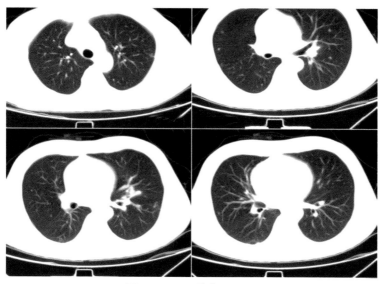

图 2-1-124 胸部 CT

随访情况：出院转诊至当地县医院后继续给予亚胺培南西司他丁钠（用药 1 个月后改为头孢曲松）、阿米卡星、多西环素抗感染治疗。2017 年 3 月 5 日复查（治疗 3 周）头颅 MRI 病变明显缩小（图 2-1-125）。

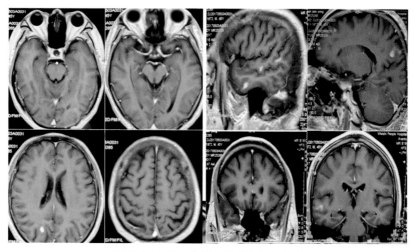

图 2-1-125 头颅 MRI（3 月 5 日）

2017 年 9 月 15 日（治疗 7 个月）复查头颅 MRI（图 2-1-126），颅内病变完全消失，停用头孢曲松、阿米卡星、多西环素。

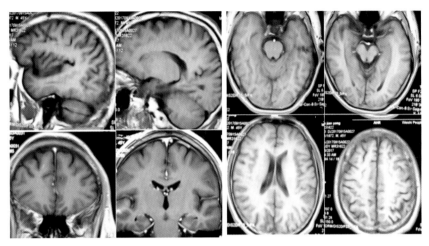

图 2-1-126 头颅 MRI（9 月 15 日）

2018 年 1 月 29 日（停用治疗诺卡菌药物 4 个半月后）复查头颅 MRI，无明显病变（图 2-1-127）。

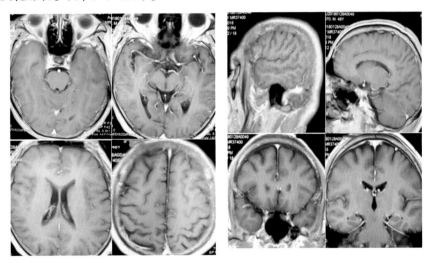

图 2-1-127 头颅 MRI（1 月 29 日）

点评： 本病例为晚期 AIDS 患者，处于严重免疫缺陷，合并播散性诺卡菌感染，由于对磺胺类药物过敏，经过多种药物联合治疗 1 年，最终得到治愈。

诺卡菌，革兰氏染色阳性，分枝、串珠状、丝状杆菌，弱抗酸阳性。

临床上常见的有星形诺卡菌、巴西诺卡菌（足分枝菌）、鼻疽诺卡菌。诺卡菌感染多发生于免疫抑制状态，在艾滋病患者中，发病率为普通人的100多倍，尤其是CD4细胞小于200个/μL患者。诺卡菌主要感染部位有肺部，表现为慢性肺炎，脓肿，软组织纤维化；脑部表现为脓肿或肉芽肿；播散性感染占诺卡菌病的20%，包括骨、心、肾、关节、视网膜、皮肤、中枢神经系统、腹膜炎、心内膜炎等。诊断主要依靠革兰氏染色＋抗酸杆菌染色＋培养，极少情况下是定植的，所以痰培养阳性对诊断肺诺卡菌病的意义很大。对诺卡菌有效的药物包括复方磺胺甲噁唑、喹诺酮类、头孢曲松、亚胺培南、阿米卡星和利奈唑胺。肺部诺卡菌病或播散性诺卡菌病推荐复方磺胺类药物联合阿米卡星或亚胺培南，疗程依据感染部位、感染严重程度和机体免疫状况而定，免疫正常者6个月，免疫抑制者12个月。

【病例62 】发热、胸闷、咳嗽、头痛——粒细胞缺乏症、血流真菌感染、感染性休克

王某，男，45岁，已婚，农民。入院日期：2014年7月10日，死亡日期：2014年7月12日。

主诉： 发现HIV感染10年，发热、头痛3天。

现病史： 10年前（2004年）体检发现HIV感染，未查CD4，未抗病毒治疗。3年前CD4：300个/μL左右，开始D4T+3TC+NVP治疗，但服药依从性差，经常饮酒，有漏服药物情况。9个月前CD4：100个/μL，当地艾滋病定点医疗机构考虑一线抗病毒治疗失败，给予更换方案为TDF+3TC+LPV/r，依从性仍差，有漏服。同时因"双手软组织感染、肺部真菌感染、继发性肺结核空洞形成"住院治疗，抗结核药利福平调整为利福布汀。3天前大量饮酒后出现发热，体温为39.4℃，热型无规律，头痛明显、胸闷咳嗽、咳大量白痰，转诊我院。

既往史： 1995年有多次不规范单采血浆史。

个人史： 饮酒20年，250mL/次，吸烟10余年，20支/日。

婚育史： 配偶、孩子健康，检测HIV抗体阴性。

入院体格检查：T：38℃，P：104次/分，R：27次/分，BP：101/64mmHg。神志清，精神极差，自主体位，患者家属扶入病房。全身皮肤黏膜轻度黄染，无出血点及皮疹。颈软，无抵抗。呼吸浅促，腹式呼吸减弱，双肺听诊呼吸音粗，未闻及干湿性啰音。腹韧，无压痛、反跳痛，墨菲征阳性。肝脾因患者配合度差未触诊。生理反射存在，病理反射阴性。

辅助检查：胸部CT：左肺上叶可见点片状高密度影。B超：肝大肋下29mm，胆囊体积增大为109mm×44mm。血常规，WBC：$0.07×10^9$/L，RBC：$3.87×10^{12}$/L，HGB：126g/L，PLT：$72×10^9$/L；动脉血气分析，pH：7.445，Lac：1.1mmol/L，PCO_2：26mmHg，PO_2：57.8mmHg，HCO_3^-：17.5mmol/L，SO_2%：90.5%，BE：-4.77mmol/L，阴离子间隙：6.6mmol/L；CRP：86mg/L；肝功能，总蛋白：58g/L，白蛋白：26g/L，CHE：4 332U/L，TBIL：47.1μmol/L，DBIL：20.6μmol/L，间接胆红素：26.5μmol/L；肾功能，BUN：8.1mmol/L，$β_2$-MG：4.8mg/L（升高），尿酸：164μmol/L（降低），余项正常；心肌酶，LDH：83IU/L，CK-MB：28U/L，脂肪酶：12.2U/L；电解质，钠：130mmol/L，氯：96mmol/L，钙：2.11mmol/L，磷：0.85mmol/L，镁：0.69mmol/L，钾正常；凝血功能：FIB：942mg/dL，余项正常；PCT：9.53ng/mL。

入院诊断：①获得性免疫缺陷综合征并粒细胞缺乏症，脓毒症，代谢性酸中毒并呼吸性碱中毒，Ⅰ型呼吸衰竭，低蛋白血症，电解质紊乱，药物性肝炎？血流真菌感染？继发性肺结核。②酒精性肝炎。

治疗经过：入院后给予面罩吸氧、心电监护，保持静脉通路。停止抗病毒、抗结核治疗。给予美罗培南针1.0g，8小时1次抗感染；血必净针50mL，每日2次清除内毒素血症。粒细胞缺乏，给予重组人粒细胞集落刺激因子针125μg，每日2次。给予复方甘草酸苷针、多烯磷脂酰胆碱针护肝治疗。给予维生素、复方氨基酸、丙氨酰谷氨酰胺针营养支持治疗。伊曲康唑口服液抗真菌治疗。给予甲强龙针冲击治疗。给予纠酸及营养支持对症治疗。与患者家属沟通，告知患者家属患者病情危重，进展快，随时有生命危险。

次日复查：动脉血气分析，pH：7.367，PO_2：47.1mmHg，PCO_2：36.8mmHg，SO_2%：80.6%，BE：-4.03mmol/L，阴离子间隙：7.9mmol/L，提

示呼吸衰竭。血常规，WBC：0.09×10^9/L（无法分类），RBC：3.76×10^{12}/L，HGB：122g/L，PLT：17×10^9/L，仍呈粒缺血象。CRP：80.2mg/L，PCT：50.25ng/mL，提示感染继续加重；肝功能，TBIL：85.1μmol/L，DBIL：56.7μmol/L，总蛋白：51g/L，白蛋白：19g/L CHE：2 945U/L；BUN：16.4mmol/L，Cr：147μmol/L，β_2-MG：8.55mg/L，肾功能开始异常。

第三日复查 pH：7.214，PO_2：47.9mmHg，PCO_2：41.8mmHg，BE：-10.8mmol/L，WBC：0.07×10^9/L（无法分类），RBC：4.51×10^{12}/L，HB：145 g/L，PLT：0×10^9/L，TBIL：103μmol/L，总蛋白：55g/L，白蛋白：18g/L，Cr：126μmol/L，CRP：68.9mg/L，PCT：43.24ng/mL，血GM试验阳性，G试验：820.6pg/mL，血培养阴性，PBNP（N端脑纳肽）：12 341ng/L，CD4：7个/μL。真菌感染基本可明确。肝、肾功能及心脏功能均受损，酸中毒加重，细胞粒缺乏无改善。

第3日下午患者出现全身发绀，反应迟钝，四肢冰凉，血压测不到，体温38.0℃，脉搏130次/分，呼吸50次/分，指脉氧：65%，左腹股沟处可见一20cm×20cm淤斑，考虑感染性休克、弥漫性血管内凝血，急增加静脉通路，给予林格液、生理盐水扩容改善微循环，碳酸氢钠纠正酸中毒，补充白蛋白治疗提高胶体渗透压，多巴胺升压治疗，蛇毒血凝酶1U抗凝治疗，1小时后血压升至105/71mmHg，心率140次/分。继续抢救治疗4小时后终因病情重，抢救无效死亡。

死亡诊断：①获得性免疫缺陷综合征并粒细胞缺乏症，血流真菌感染，感染性休克，代谢性酸中毒并呼吸性碱中毒，Ⅰ型呼吸衰竭，低蛋白血症，电解质紊乱，药物性肝炎，继发性肺结核；②酒精性肝炎。

点评：

（1）急性粒细胞缺乏症：当外周血细胞计数低于2.0×10^9/L，中性粒细胞绝对值低于0.5×10^9/L或完全消失并伴有畏寒、高热、多汗等全身症状时，称为急性粒细胞缺乏。多因药物或化学毒物通过免疫反应致粒细胞及其前身破坏和受抑所致，另一些药物可能对粒细胞前身有直接毒性作用。多数突然起病，可有畏寒、高热、多汗、咽喉痛、乏力、衰竭及关节、四肢痛等症状。该患者高热、头痛2天入院，外周血白细胞仅0.07×10^9/L，可明确诊断为急性粒细胞缺乏症。

（2）该患者发生急性粒细胞缺乏症的原因：患者入院前正在服用含有利福布汀胶囊的抗结核药物以及方案为 TDF+3TC+LPV/r 的抗病毒药物，利福布汀的不良反应中包括可以导致粒细胞减少。细胞色素 450（CYP）是经肝脏代谢的最重要的代谢酶家族，其中 CYP3A4 参与代谢多种药物，利福霉素类抗生素是 CYP3A4 诱导剂，大量饮酒后将使肝酶的产生与代谢受到显著影响。故对乙醇中毒者是禁用利福布汀的。该患者发病前有大量饮酒史，可能由于酒精（乙醇）中毒，导致利福布汀的代谢缓慢，体内蓄积，不良反应加大，造成急性粒细胞严重缺乏，病情急剧加重。

（3）患者抗病毒治疗服药依从性差，一线抗病毒治疗失败更换二线抗病毒治疗方案后，仍然不能保持良好的依从性，二线抗病毒治疗 9 个月，CD4：7 个/μL，表明二线抗病毒治疗依然失败。而严重的免疫缺陷合并急性粒细胞缺乏症，使得抗感染治疗更难取得疗效。

（4）对于粒细胞缺乏症的预防：由于艾滋病患者合并症多，临床用药多且复杂，临床医生应加强对药物导致粒细胞缺乏症的认识，艾滋病临床工作中常用的导致骨髓抑制及粒细胞减少的药物如齐多夫定、治疗 HCV 感染时的干扰素＋利巴韦林、治疗 PCP 及弓形虫脑病时的大剂量复方磺胺甲噁唑、治疗结核的利福平与利福布汀、治疗 CMV 感染时的更昔洛韦、退热药物氨基比林等，尤其当患者合并症较多时，应关注上述药物的协同不良反应会加大，尽量避免联合应用，同时在使用上述药物过程中应加强不良反应的监测，耐心告知患者应当注意的事项，避免严重不良反应的发生。

【病例 63】咽痛、吞咽困难、腹泻——肠道感染

彭某，女，45 岁，汉族，已婚，农民。入院日期：2014 年 6 月 17 日，死亡日期：2014 年 7 月 17 日。

主诉：咽痛 3 个月，吞咽困难、腹泻 1 个月。

现病史：3 个月前患者无诱因出现咽痛，到当地多家医院门诊按咽炎

给予对症治疗（具体不详），效果差。1 个月前，患者咽痛加重，吞咽困难，进食减少，腹泻，约 4 次 / 日，为黄色稀水样便，在当地医院对症治疗效果差。10 余天前，患者行胃镜检查提示：①慢性萎缩性胃炎；②食道念珠菌感染。胃镜前检查 HIV 抗体初筛可疑，到当地 CDC 行 HIV 确证试验阳性，腹部彩超提示：下腹部局部肠壁增厚，大网膜淋巴结肿大。1 周前，患者出现发热，体温最高 38.5℃，无咳嗽、咳痰、头痛，转入我院。

既往史： 曾行 4 次"痔疮手术"，曾人工流产 1 次。

体格检查： T：36.7 ℃，P：125 次 / 分，R：27 次 / 分，BP：101/78mmHg。发育正常，营养不良，神志清，精神差，自行步入病房，自主体位，体格检查合作。全身皮肤黏膜无黄染，无皮疹，无肝掌及蜘蛛痣。浅表部位未触及肿大淋巴结。头颅无畸形，五官端正，颜面无水肿，结膜苍白，巩膜无黄染，双侧瞳孔等大、等圆，直径约 2.5mm，对光反射灵敏。耳鼻无畸形，外耳道及鼻腔未见异常分泌物。口唇无发绀，伸舌居中，口腔黏膜可见多处点状白斑，咽腔无充血，双侧扁桃体无肿大。颈软，无抵抗。气管居中，双侧甲状腺未触及肿大。胸廓无畸形，双侧语颤一致，双肺叩诊呈清音，听诊双肺呼吸音清，未闻及干湿性啰音。心前区无隆起，心界无扩大，心率为 125 次 / 分，节律整齐，各瓣膜听诊区未闻及杂音。舟状腹，上腹部压痛，下腹部有明显压痛及反跳痛，肝脏肋下及剑突下未触及，墨菲征阴性，脾脏肋下未及，肝上界位于右侧锁骨中线第 5 肋间，肝区有叩击痛，双肾区无叩击痛，移动性浊音阴性，肠鸣音正常。肛门及外生殖器无异常。脊柱、四肢无畸形，关节无红肿。四肢肌力、肌张力正常，双下肢无水肿。生理反射存在，病理反射未引出。

入院诊断： ①获得性免疫缺陷综合征并真菌性食管炎，感染性腹泻；②慢性浅表性胃炎。

诊疗经过： 患者入院后持续发热，腹痛，恶心、呕吐。查血常规，WBC：6.51×10^9/L，N ％：79.5 ％，RBC：3.11×10^{12}/L，Hb：69g/L，PLT：328×10^9/L，PCT：0.39ng/mL。尿常规：混浊度（＋），尿比重：1.008，余正常。大便常规：黄色水样便，潜血阳性，粪涂片检出真菌孢子。ESR：51mm/h，

CRP：36.3mg/L。肝功能，TP：53g/L，ALB：20g/L，ALT、AST、TBIL 正常。肾功能，BUN：3.5mmol/L，CR：37μmol/L，UA：96μmol/L，β_2-微球蛋白：5.8mg/L。电解质，钾：3.42mmol/L，钙：1.85mmol/L，磷：0.82mmol/L，余正常。CD4：20 个/μL。血及尿 CMV-DNA 小于检测下限。患者入院后给予氟康唑、奥硝唑、左氧氟沙星注射液抗感染及对症支持治疗，腹痛逐渐加重，腹部体格检查板状腹，有压痛及反跳痛。行腹部平片提示：消化道穿孔。立即转至普外科行急诊手术。术中见回肠多处穿孔，部分肠管发黑，小肠部分切除。患者术后转至我科，术后仍有发热、腹痛、腹泻。最终因消化道大出血死亡。

死亡诊断：①获得性免疫缺陷综合征并肠道溃疡，肠穿孔术后，消化道大出血，真菌性食管炎，感染性腹泻；②慢性浅表性胃炎。

点评：艾滋病晚期患者肠道感染很常见，但肠道感染病原体有许多种，可形成肠道溃疡，如肠道细胞内分枝杆菌感染、CMV 肠道感染、某些细菌、真菌、肿瘤等。这类患者往往就诊较晚，经药物治疗效果差。该患者因肠道溃疡、坏死，导致肠道穿孔，行急诊手术。患者免疫功能缺陷，营养差，术后恢复不良。最终因肠出血死亡。因艾滋病患者不能很好获得肠镜检查，因此当合并肠道疾病时诊断较困难，可能延误病情，最终治疗效果欠佳。

第二节　艾滋病相关性及非相关性肿瘤

HIV 感染相关肿瘤包括非霍奇金淋巴瘤（NHL）、原发性中枢神经系统淋巴瘤（PCNSL）、卡波济肉瘤（KS）及侵袭性宫颈癌。

与普通人群相比，AIDS 患者 NHL 发病率明显升高，病理分型以高度恶性的 Burkitt 淋巴瘤和中度恶性的弥漫性大 B 细胞淋巴瘤（DLBCL）为多。其主要症状除淋巴结肿大、发热、盗汗、体重下降之外，80% 的患者至少有一个结外病灶，胃肠道、肝脏、骨髓、中枢神经系统最易受累。

KS 主要发生在男男性接触人群，病变范围包括从无痛性皮损（典型的紫色结节）到累及淋巴结和内脏的侵袭性、播散性病变。如果及时发现，及早治疗，预后相对较好。

PCNSL 多见于 CD4 细胞少于 50 个 / μL 的晚期 AIDS 患者，EB 病毒感染与 PCNSL 有关，组织学以弥漫性大细胞性非霍奇金淋巴瘤为主。随着 ART 的应用，其发病率已明显下降。

HIV 感染者发生宫颈癌的风险比普通人高出 10%，且疾病进展迅速，预后差。人乳头瘤样病毒（HPV）是引起宫颈异常病变和发生原位癌的重要原因之一。

近年来，随着 ART 的广泛应用，HIV 感染相关肿瘤的发生率都有所下降，在 ART 基础上，开展的肿瘤个体化治疗及方案的不断优化，使得患者预后明显改善。但是我们在临床上仍看到，由于 HIV 感染者暴露于其他危险因素，如乙肝病毒、丙肝病毒、吸烟、频繁的高危性行为等，其肝癌、肺癌、消化系统、生殖系统等肿瘤的发生率有所增加。因此，HIV 感染者可能需要更密切地随访和体检。

一、艾滋病相关性肿瘤

【病例 64】腹部包块、腹胀——回盲部弥漫性大 B 细胞淋巴瘤

王某，女，66 岁，已婚，农民。入院日期：2013 年 12 月 2 日。

主诉： 发现腹部包块 1 个月。

现病史： 1 个月前腹部出现一包块，伴有腹胀，无腹泻，无腹痛，无发热。在当地医院就诊，一直诊断不明而转入我院进一步诊治。

既往史： 无肝炎、结核等病史。2009 年确诊为 AIDS，CD4：29 个 / μL，口服 D4T+3TC+EFV 方案 ART 治疗，依从性可。无输血、手术史。

婚姻史： 配偶为 AIDS 患者。

入院体格检查：T：36.6℃，神志清，精神可。双侧颈部及腋下、腹股沟可触及数枚肿大淋巴结，如黄豆大小，质韧，活动度可，无触痛。心肺检查无异常。腹部脐周左侧稍膨隆，可触及 5cm×5cm 的包块，质中等，边界清，轻度触痛。

入院诊断：AIDS 并肠道肿瘤？

治疗经过：入院后积极完善检查，血常规，WBC：$6.68×10^9$/L，N%：51.7%，RBC：$2.74×10^{12}$/L，HGB：101g/L，PLT：$243×10^9$/L。肝功能、肾功能、电解质各项均正常。ESR：43mm/1h，CRP：25mg/L。CD4：425 个 /μL。HIV 病毒载量：检测不到。T-SPOT：阴性。肿瘤标记物：AFP、CEA、CA15-3、CA19-9、CA50 各项均正常。

腹部彩超：右下腹可探及一 115mm×55mm 混合性包块，内回声杂乱，可见点条状血流。腹部大血管旁未触及明显肿大淋巴结。双侧颈部、腋窝、腹股沟处实性低回声结节（淋巴结改变）。盆腔积液。

患者有剖腹探查指征，转普外科手术探查，术中发现回盲部肠管实性占位，肿块约 8cm×9cm×9cm，肠系膜有肿大淋巴结，肿块突入盲肠腔内，遂行右半结肠根治术及腹腔粘连松解术。

病理结果：组织学形态结合免疫组化支持非霍奇金淋巴瘤，弥漫大 B 细胞性。肿瘤侵犯肠壁黏膜层及深肌层，部分突破浆膜层。肠系膜淋巴结可见肿瘤累及（图 2-2-1）。免疫组化结果：CD3（–），CD20（＋），CD10（＋），MUM-1（–），TIA-1（–），CD43（–），CD79a（＋），BCL-6（±），TdT（–），Gran-B（–），CD56（–），CD 15（–），CK（–），Cyclin（–），Ki-67（＋＞80%），CD30（–），CEA（–）。

患者在被告知淋巴瘤后，要求出院，拒绝治疗。出院后未联系到患者，无法进行随访。

最终诊断：获得性免疫缺陷综合征并弥漫性大 B 细胞淋巴瘤。

点评：该患者因腹部包块、腹胀而就诊。经剖腹探查，术中发现回盲部肠管实性占位，经病理检查及免疫组化最终诊断为弥漫性大 B 细胞淋巴

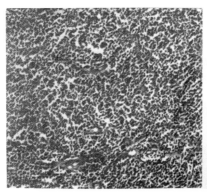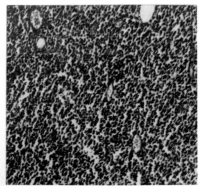

图 2-2-1 回盲部肿块组织病理

瘤。在诊治过程中还需与肠结核、胃肠道肿瘤进行鉴别诊断。

　　胃肠道是 NHL 最常见的结外病变部位，胃肠道淋巴瘤在胃部的发病率最高，约占半数以上，其次为小肠，结肠受累较少。其最常见的病理类型是弥漫大 B 细胞淋巴瘤，约占 60%。小肠淋巴瘤的临床特点是早期症状不典型，主要临床表现有腹痛、恶心、纳差、消瘦、发热等症状，因与炎性肠道疾病、胃肠道腺癌、溃疡病症状相似，临床上往往易漏诊。晚期可有腹部包块、肠梗阻、消化道穿孔等症状，但这时才诊断再治疗，预后较差。肠道淋巴瘤起源于黏膜下淋巴组织，可分为四型：肠壁环形增厚型、息肉肿块型、肠系膜型和混合型。而大多数 B 细胞淋巴瘤表现为外生型或环形生长肿块，系膜淋巴结增大有助于与其他胃肠道肿瘤进行鉴别。对于初发小肠淋巴瘤的患者，建议先行彻底的手术治疗后再行辅助放、化疗，可以延长患者的生存期。

　　因小肠淋巴瘤的临床症状及体征不典型性，所以在临床上诊断比较困难。常规胃镜和结肠镜只能检查到部分小肠。因此临床医生需要进一步提高对胃肠道淋巴瘤的认识和对小肠淋巴瘤的诊断水平。

【病例 65】全身多部位疼痛、双眼睑下垂——非霍奇金淋巴瘤、副肿瘤综合征

梁某，男，42 岁，已婚，农民。入院日期：2014 年 8 月 12 日，出院日期：2014 年 8 月 31 日。

主诉：全身多部位疼痛 3 个月，双眼睑下垂 10 余天。

现病史：3 个月前，患者无明显诱因出现牙周疼痛，无发热、胸痛、胸闷、心慌等，在诊所按"牙龈炎"给予"牛黄解毒片、甲硝唑片、罗红霉素"治疗 10 余天，效果欠佳。继而出现牙龈红肿疼痛，面部阵发性麻木胀痛，两颞部胀痛，双膝关节疼痛，无发热、胸闷、胸痛等症状。到中国医科大学附属第一医院神经内科就诊，按"三叉神经痛"给予"奥卡西平片、如意珍宝丸"口服，效果不明显。仍牙痛、两颞部胀痛。并出现双膝关节疼痛，为阵发性钝痛，局部无红肿，疼痛发作时无法行走，不发热，应用止痛药物效果欠佳。1 个月前，患者回到原籍河南省某县人民医院就诊，给予抗感染治疗（具体用药不详）10 余天，间断针灸及局部理疗，疼痛无明显缓解，并出现下肢肌肉疼痛。10 天前，患者无明显诱因出现双眼睑下垂，视物模糊，重影，并出现腹痛，伴有恶心，呕吐，无腹泻，便血等症状。到河南大学淮河医院神经内科就诊，查颅脑 MRI 平扫未见明显异常，脑动脉硬化 MRA 征象，双侧大脑前动脉 A1 段局限性狭窄，见双侧筛窦炎、双侧额窦炎。HIV 抗体初筛阳性，未行确证试验。腹部彩超提示：腹腔积液（少量）。给予抗感染治疗 10 天（具体用药不详），效果差，仍牙痛、头痛、双下肢痛、腹痛，伴纳差、乏力，无发热、恶心、呕吐、腹泻等。又到郑州大学第一附属医院神经内科就诊，给予"胞磷胆碱针、甲硫氨酸维 B₁ 针、甲钴胺针、鼠神经生长因子针、大株红景天针"治疗 4 天，上述症状无明显改善，再次查 HIV 抗体初筛阳性。今为进一步诊疗转诊我院。发病以来，神志清，精神差，饮食、睡眠差，大小便正常，体重近 10 余天下降 7.5kg。

既往史：20年前患者有不规范单采血浆史，因常年在外地打工，未回原籍参加HIV抗体普查。

体格检查：T：36.5℃，P：90次/分，R：20次/分，BP：125/92mmHg。神志清，精神差，营养中等。全身皮肤黏膜无黄染、皮疹及出血点。全身浅表淋巴结未触及肿大。球结膜充血，口腔黏膜及舌面可见大量白斑，伸舌左偏，咽腔稍充血。颈软，无抵抗，两肺呼吸音粗，未闻及干湿性啰音。心率：90次/分，律齐，各瓣膜听诊区未闻及杂音。腹平软，压痛明显，无反跳痛，肝脾肋下未触及，墨菲征阴性，移动性浊音阴性。脊柱、四肢无畸形，双下肢无水肿。四肢肌张力正常，双下肢肌力Ⅳ级，腹壁反射减弱，提睾反射存在，腱反射存在，巴氏征阴性。

入院诊断：①获得性免疫缺陷综合征并神经系统病变？口腔念珠菌病。②腹腔积液性质待查：腹膜炎？

治疗经过：入院后行腰椎穿刺术，测颅内压为140mmH$_2$O，脑脊液常规：无色清晰无凝块，潘氏试验阳性，细胞总数为0.01×10^9/L，墨汁染色未找到隐球菌。脑脊液ADA：1U/L，LDH：61IU/L，蛋白：1.5g/L，糖：2.99mmol/L，氯：109mmol/L。脑脊液涂片未发现抗酸杆菌；脑脊液结明三项均阴性；脑脊液TB-DNA小于检测下限。CD4：664个/μL。

血常规，WBC：13.06×10^9/L，N％：71.4％，L％：22.4％，RBC：4.24×10^{12}/L，HGB：133g/L，PLT：147×10^9/L；ESR：7mm/h，PCT：0.16ng/mL。尿常规：浊度（＋），酮体（＋＋），尿蛋白（±），余正常，尿微量蛋白：101.4mg/L。CRP：23.9mg/L。肝功能，TP：73g/L，ALB：46g/L，TBIL：16.5μmol/L，DBIL：4.6μmol/L，ALT：26U/L，AST：163U/L，ALP：80U/L，γ-GT：33U/L，CHE：8 202U/L；TG：5.33mmol/L。肾功能，BUN：6.9mmol/L，Cr：68μmol/L，UA：628μmol/L，β$_2$-球蛋白：4.38mg/L。血糖：4.82mmol/L。心肌酶，LDH：563U/L，CK：38U/L，CK-MB：3U/L。电解质，钾：3.41mmol/L，钠：133mmol/L，氯：93mmol/L，钙：2.38mmol/L；血磷：1.46 mmol/L；镁：0.86mmol/L。

血结明三项均阴性，TB-IGRA：2.2pg/mL。血 PCR-EBV-DNA 小于检测下限。肿瘤标记物：CA12-5：129.04U/mL，AFP、CEA、CA15-3、CA19-9、CA50 均在正常范围。咽拭子中检出白色假丝酵母菌。

胸部 CT：未见异常。腹部彩超：肝、胆、脾、胰未见异常。

眼科会诊意见：①双眼神经系统病变相关眼部病变；②双眼动眼神经、外展神经麻痹；③双眼视神经萎缩。

给予营养神经，改善循环，抗真菌及对症支持治疗。用药后患者牙痛、腿痛、腹痛持续加重，饮水呛咳，吞咽困难，眼睑下垂逐渐加重，并出现发热、咳嗽。行鞍区磁共振检查：未见异常 MR 征象。喉部 CT 平扫见右侧杓会厌壁及声带增厚内凸，壁欠光整，内可见小片样低密度区，右侧梨状隐窝相对变小，喉腔变窄，邻近骨质未见明显破坏，提示喉部感染？2014 年 8 月 19 日发现左侧腋下一肿块，大小约 4cm×3cm，质硬，活动度差，无触痛。给予穿刺活检，组织病理报告：非霍奇金淋巴瘤。但患者及其家属拒绝进一步治疗，于 2014 年 8 月 31 日自动出院。

最终诊断：①获得性免疫缺陷综合征；②非霍奇金淋巴瘤，副肿瘤综合征。

点评：该患者 HIV 感染时间较长，一直未抗病毒治疗。临床上出现一系列不典型症状，辗转多家医院均未得到正确的诊断，直到患者腋窝下出现肿块进行穿刺后才得以诊断。考虑前期一系列症状为副肿瘤综合征所致。副肿瘤综合征在临床上不常见，需要对此有所重视，这对恶性肿瘤的早期诊断具有重要的意义。副肿瘤综合征的发病机制中免疫因素是十分重要的因素之一。

副肿瘤综合征（paraneoplastic syndrome）是发生在某些恶性肿瘤患者体内，在未出现肿瘤转移的情况下即已产生能影响远隔自身器官功能障碍而引起的疾病。它并不是由肿瘤直接侵犯该组织或器官而产生的一组症状。副肿瘤综合征可影响到体内的许多组织和器官，造成相应的临床表现，如关节炎、皮疹、内分泌功能紊乱等。影响的远隔自身器官如在神经系统则称之为神经系统副肿瘤综合征，如肌病、神经肌肉接头病、神经根病变、周围神经病变、脊髓及大脑的病变等。中枢神经系统副肿瘤综合征的发生率比较低，较转移瘤少见。但由此综合征而出现的临床表现要较肿瘤本身更早，并更为严重。

淋巴瘤相关的副肿瘤综合征，主要是由脊髓前角细胞变性、缺失，局部炎症导致的。呈亚急性起病，进行性加重，下运动神经元瘫痪，肌力减弱，肌萎缩，腱反射消失及肌束震颤。脑脊液正常，MRI 正常。

【病例 66】间断腹痛、腹胀、腹部包块——儿童非霍奇金淋巴瘤

杨某，男，6 岁。入院日期：2013 年 10 月 9 日。

主诉：间断腹痛腹胀 1 年，发现腹部包块 2 个月。

现病史：1 年前，出现阵发性腹痛，腹胀，伴恶心、呕吐，非喷射性，在当地按"阑尾炎"治疗，症状时轻时重。2 个月前发现腹部包块，当地医院彩超检查发现腹部淋巴结肿大，内科保守治疗后腹痛仍间断发作，每月 1～2 次，伴有低热，体温最高 37.8℃，为进一步诊疗转诊我院。

既往史：2008 年因行"疝气"手术时发现并确诊为 HIV 感染。2010 年开始 AZT+3TC+NVP 方案治疗。服药依从性差。

个人史：顺产、母乳喂养。2008 年发现患儿 HIV 感染后，母亲筛查 HIV 抗体阳性。

入院体格检查：T:37℃，HP：116 次 / 分，R：22 次 / 分。神志清，精神可，全身未触及浅表肿大淋巴结。心肺检查无异常。腹平软，右下腹部可触及一约 3cm×2cm 不规则包块，质韧，按有压痛，活动度欠佳。右下腹部压痛明显，无明显反跳痛，肝脾肋下未触及。肠鸣音正常。

入院诊断：①获得性免疫缺陷综合征；②腹腔肿块原因待查。

治疗经过：入院后完善检查，血常规，WBC：$7.11×10^9$/L，N%：54.8%，HGB：84g/L，PLT：$301×10^9$/L。ESR：35mm/h，CRP：23mg/L。肝

功能：TBIL：10.7μmol/L，TP：71g/L，ALB：35g/L，ALT：19IU/L，AST：15IU/L，ALP：147IU/L，GGT：121IU/L。心肌酶，LDH：209U/L，CK：32U/L，CK-MB：5U/L。CD4：649个/μL，HIV病毒载量：23 000拷贝/mL，考虑抗病毒治疗失败。

胸部CT：双肺可见散在片絮样淡薄影及条索影，纵隔内未见明显肿大的淋巴结。腹部彩超：中上腹多发实性低回声，边界清，内回声欠均匀，部分融合成团，较大的为51mm×39mm，腹腔积液少量。淋巴结彩超：双颈部可及数个实性低回声区，边界清，皮髓质分界清。双腋窝可及数个实性低回声区，边界清，皮髓质分界清。腹部CT：右侧回盲部及升结肠管壁不均匀增厚，管腔狭窄，考虑占位，腹腔多发淋巴结肿大。

2013年10月13日由普外科行剖腹探查：术中可见回盲部肠管实性占位肿块，6cm×5cm×6cm肿块，小肠系膜根部实性肿块约7cm×7cm×8cm，与后腹壁粘连固定。遂行回盲部肠管切除加回肠造瘘术。

病理结果：组织学形态结合免疫组化支持非霍奇金淋巴瘤，弥漫大B细胞性，中心B细胞型。肿瘤侵犯肠壁黏膜层、黏膜下层及肌层。肠系膜淋巴结受累（图2-2-2）。免疫组化结果：CD3（－），CD20（＋），CEA（－），TdT（－），CD43（－），CD79a（＋），CK（－），Ki-67（＋＞80%），CD15（－），CD 30（－），CD 10（＋），MUM-1（＋），Bcl-6（－）。

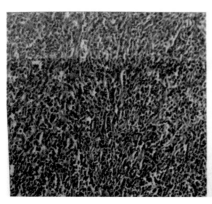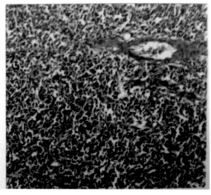

图2-2-2　回盲部肿块组织病理

　　患儿更换 ABC+3TC+LPV/r 二线方案治疗，给予环磷酰胺 + 长春新碱 + 表柔比星 + 依托泊苷 –D3+ 泼尼松方案化疗 5 个疗程后，患儿出现高热，口腔真菌感染，胸 CT 提示右上肺感染，右上肺团块影，行纤维支气管镜检查提示真菌性肺炎。予伏立康唑抗真菌治疗 3 周后，患儿体温正常，胸 CT 病灶明显减轻。

　　最终诊断：获得性免疫缺陷综合征并弥漫大 B 细胞淋巴瘤，真菌性肺炎。

　　随访：半年后患儿检查 CD4：400 个 /μL，HIV 病毒载量低于检测下限。

　　点评：小肠淋巴瘤是 HIV 儿童常见的消化道肿瘤，其临床表现不典型，有腹痛、腹胀、腹部包块、消化道出血、恶心、呕吐及腹泻、便秘等，因缺乏特异性，容易漏诊。临床上当遇到不明原因腹痛、消化道出血、梗阻和腹部包块时，需警惕小肠淋巴瘤的可能。

　　小肠淋巴瘤最常见的是弥漫大 B 细胞淋巴瘤。由于小肠特殊解剖部位，使得在此处的原发性淋巴瘤的临床诊断比较困难，虽然随着胶囊内镜、小肠镜及 PET–CT 的临床应用，使原发性小肠淋巴瘤的诊断有了重大进展。但许多患者是在术后病理检查最终确诊。所以，对于急症患者，应及时剖腹探查，不能过分强调术前确诊而延误手术时机。

　　该患儿有间断腹痛症状，内科对症治疗能缓解一时的痛苦，但因反复发作，影像学提示腹部有淋巴结肿大，加上患儿抗病毒治疗 3 年且抗病毒治疗失败，外科建议剖腹探查。

　　小肠淋巴瘤目前尚无标准的治疗方案。大多数采取手术切除，术后再辅助治疗的方案。它的预后与临床分期、组织学类型、免疫表型、并发症等多种因素有关。总的来说，B 细胞型疗效和总生存率明显优于 T 细胞型。

【病例 67】发热、咳嗽、胸闷、皮肤黏膜紫红色结节——卡波西肉瘤

张某，男，36 岁，自由职业。入院日期：2010 年 9 月 4 日。

主诉：发热、咳嗽 2 个月，胸闷 20 余天。

现病史：患者 2 个月前无明显诱因出现发热，体温波动于 37.5 ~ 37.8℃，咳嗽，咳少量黄痰，伴少量血丝。皮肤散在分布暗紫色斑片状皮疹，高出皮肤，表面脱屑，于河南省人民医院查 HIV 抗体初筛试验及梅毒阳性，进一步行 HIV 确证试验阳性，CD4：5 个 /μL，当地县艾滋病救治机构给予"AZT+3TC+NVP"抗病毒治疗。1 个半月前出现皮肤散在红色皮疹，瘙痒，考虑"NVP 过敏"，更换为"EFV"，服药依从性可，无漏服。20 天前当地医院给予青霉素治疗梅毒时，出现全身皮疹，面部水肿，结膜充血，立即转入当地县人民医院，仍发热，体温最高 39.6℃，伴寒战，咳嗽，咳黄痰，胸闷、乏力，活动后加重，先后给予阿莫西林克拉维酸钾、头孢吡肟、头孢地嗪、加替沙星、氨甲环酸、氨溴索、地塞米松等对症治疗，效果差，为求进一步治疗转诊我院，门诊以"AIDS 并肺部感染"收入我科。发病以来，神志清，精神差，饮食及睡眠差，大便 3 ~ 5 日 1 次，小便正常。近 2 个月体重下降 9kg。

既往史：12 年前行"肛瘘手术"。既往"青霉素"过敏，出现皮疹，面部水肿，结膜充血，"NVP""头孢地嗪"过敏出现皮肤散在皮疹，无过敏性休克。

个人史：出生并生长于原籍，高中文化。有男男同性性接触史。

家族史：父母体健，有 2 个哥哥均体健，家族中无遗传性疾病及其他传染病史记载。

体格检查：T：39.1℃，P：110 次 / 分，R：26 次 / 分，BP：105/60mmHg。发育正常，营养差，神志清，精神差，扶入病房。全身皮肤黏膜无黄染，浅表部位未触及肿大淋巴结。眼周、下颌、颈部及胸腹部散在多个紫红色斑块与结节，约 2cm×3cm，高出皮肤，表面有少量脱屑，无触痛，压之不

褐色（图 2-2-3、图 2-2-4）。口腔黏膜可见大量膜状白斑。口腔上腭可见紫红色结节（图 2-2-5）。双肺呼吸音粗，未闻及干湿性啰音。心脏听诊未发现异常。腹平软，肝脾肋下未触，肝区、肾区无叩击痛。双下肢无水肿。

辅助检查，CD4：20 个 /μL，CD8：220 个 /μL，CD4/CD8：0.09。

血常规：WBC：5.8×10^9/L，N%：80.8%，HGB：110g/L，PLT：102×10^9/L。肝功能，ALT：40U/L，AST：35U/L，TBIL：14.31mmol/L。ALB：30.35g/L，LDH：220U/L。ESR：23mm/1h。CRP：51mg/L。电解质、血糖、血脂、肾功能均正常。梅毒TPPA：阳性，RPR：1：4，HBV-M、抗HCV均为阴性。EB-IgM 阴性，EB-IgG 阴性，CMV-IgM 阴性，CMV-IgG 阴性。

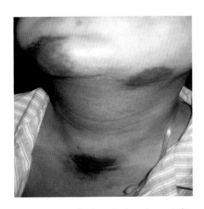

图 2-2-3　卡波西肉瘤下颌及颈部皮肤紫红色结节

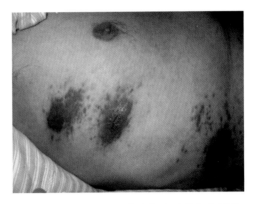

图 2-2-4　卡波西肉瘤胸部皮肤紫红色结节

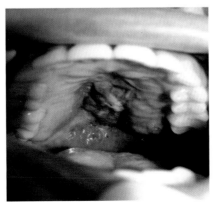

图 2-2-5　卡波西肉瘤口腔上腭紫红色结节

胸部 CT：双肺可见斑片状病变，考虑细菌性肺炎。腹部彩超：肝、胆、脾、胰未见异常。

入院诊断：①获得性免疫缺陷综合征合并肺部感染，口腔真菌感染，真菌性皮炎？②梅毒。

治疗经过：入院后按 AIDS 并发细菌性肺炎、口腔念珠菌感染给予三代头孢及氟康唑治疗，发热、咳嗽症状逐渐好转，口腔黏膜白斑消失，但口腔硬腭部可见紫红色结节，左眼部紫红色结节周围水肿明显。考虑合并卡波西肉瘤（Kaposi's sarcoma，KS）可能性较大。

取口腔上腭紫红色结节活检，2010 年 9 月 14 日北京口腔医院病理诊断符合卡波西肉瘤。

病理免疫组化检查：北京大学口腔医院病理检查报告（2010 年 9 月 25 日）：（上腭）符合卡波西肉瘤，免疫组化染色：Vim（+）、CD34（+）、F Ⅷ（－）、SMA（－）。

北京大学第三医院病理科会诊报告（2010 年 9 月 29 日）：皮肤组织表面角化亢进，真皮层内可见血管周围细胞增生浸润，并可见小血管增生病灶，管腔小，内皮薄。送检白片组织内鳞状上皮较厚，其下有梭形细胞增生，呈实性片状束状分布，部分由管腔样分布，细胞体积较大。部分区域

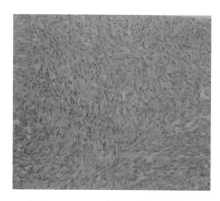

图 2-2-6　口腔上腭紫红色结节
组织病理

图 2-2-7　口腔上腭紫红色结节
组织病理免疫组化

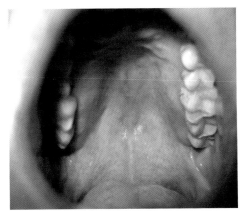
图 2-2-8　卡波西肉瘤放疗后口腔上腭

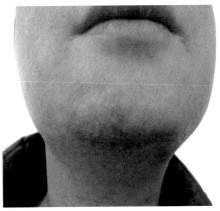
图 2-2-9　卡波西肉瘤放疗后下颌皮肤

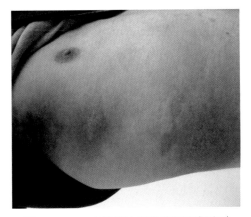
图 2-2-10　卡波西肉瘤放疗后胸部皮肤

血管增生明显，腔内充满红细胞。特殊检查：HHV8+，Ki-67+ < 10%。诊断：（口腔黏膜）Kaposi 肉瘤。（皮肤）小血管增生，但不足以诊断肿瘤。注：本例皮肤病变不典型，但送检白片病变典型（图 2-2-8 至图 2-2-10）。

放疗后，由于患者处于 AIDS 晚期，全身皮肤黏膜卡波西肉瘤分布广泛，胸部 CT 显示：曾考虑是否为肺部卡波西肉瘤。因患者 CD4 细胞极低，周围血象白细胞较低，身体条件较差，不能耐受化疗。请放疗科医生会诊后，根据病损部位给予常规放射治疗，治疗剂量，2GY/ 次 / 部位，5 次 / 周，给予 TD 40GY/ 每部位。同时调整抗病毒治疗方案：D4T+3TC+LPV/r。患者口腔、下颌、躯干等多部位肿瘤颜色变浅、结节渐消失。由于眼周病变距离晶体太近，为保护晶体，眼周围肿瘤未进行放射治疗。治疗期间患者曾出现下肢肿胀，彩超检查提示双下肢静脉内异常回声，给予活血化瘀治疗后，双下肢水肿明显减轻。继续坚持放疗与抗病毒治疗。

最后诊断：①获得性免疫缺陷综合征并卡波西肉瘤、口腔念珠菌感染；②梅毒。

随访：2012年6月随访患者，CD4：230个/μL，全身肿瘤斑块与结节均消失，患者在当地艾滋病定点机构随访，依从性好，抗病毒方案调整为TDF+3TC+ LPV/r。2017年随访患者，HIV病毒载量低于检测下限，CD4细胞维持在400~500个/μL。

点评：卡波西肉瘤（KS）是一种全身多发性恶性肿瘤，起源于血管内皮细胞，最常累及的部位是皮肤、淋巴系统和内脏。KS是第一个AIDS指征性癌症，最初发现于MSM。与人类疱疹病毒–8（HHV–8）相关，该病毒可经性途径或血液、唾液传播。在男男性接触者（MSM）中，性伴侣个数为感染HHV–8的最易感因素，KS与低水平的CD4细胞明显相关。

在有效的ART出现之前，HIV感染者的KS发病率高达20%。在HIV和HHV–8流行率高的地区，KS的发病人数明显增加。大多数KS患者具有不柔软、略带紫色、硬结的皮肤损伤。近30%KS患者有口腔黏膜损伤，最常见于硬腭，随着损伤增长，可能会影响进食或说话。内脏扩散也可发生，偶尔不伴随皮肤损伤。

目前ART是KS的首选治疗方案，ART的应用显著改善了KS患者的预后。同时可联合局部治疗如冷冻、局部使用维A酸和放疗。KS患者只有在出现临床症状（如疼痛）、肿瘤快速进展和（或）内脏的转移时才应选择干扰素、紫杉醇或蒽环类等药物化疗。国外临床观察发现，即使在免疫状态没有改善的情况下，蛋白酶抑制剂也可以使KS患者病情得到缓解，已证实茚地那韦和SQV有直接抗增殖作用。RTV也被证明有直接抗肿瘤作用。因此在选择抗病毒治疗方案时，可选择含有RTV的蛋白酶抑制剂，如洛匹

那韦 / 利托那韦（LPV/r）。

该患者是我院临床发现并经过病理确诊的首例 HIV 相关性 KS，通过与放疗科医生的密切合作，采取放疗联合抗病毒治疗，取得了较好的疗效。对临床可疑或初步诊断的 KS，应进行全面的检查，如全身皮肤黏膜的检查（包括口腔和生殖器黏膜）、浅表淋巴结的检查、X 线片的检查、腹部超声检查以及 CD4 和 HIV 病毒载量的检测，并在病变部位取组织做活检以明确诊断。

【病例 68】腹股沟淋巴结肿大、盆腔肿块——宫颈癌

彭某，女，51 岁，职员。入院日期：2017 年 9 月 21 日，出院日期：2017 年 10 月 17 日。

主诉： 右下肢疼痛，肿胀半个月。

现病史： 半个月前无明显诱因出现右下肢疼痛，伴轻微肿胀，无发热等症状。在当地医院检查发现右腹股沟区淋巴结肿大，盆腔肿块，行右下肢血管造影未见异常，同时检测 HIV 可疑，经 HIV 确证试验阳性，遂转入我院。门诊以"盆腔肿块，AIDS"收入外科病房。自发病以来，神志清，二便正常，夜眠可，精神欠佳，体重变化不明显。

既往史： 平素体健，无"高血压、糖尿病、肾炎"等病史。否认肝炎、结核、伤寒等传染病史。无外伤、手术史，无输血史，无药物、食物过敏史。预防接种随当地进行。

个人史： 生于原籍，在原籍长大，无外地长期居住史。无疫区居住史，无疫水、疫源接触史，无烟酒不良嗜好，否认性病、冶游史。

月经史： 20 $\frac{4-5}{28-30}$ 48，平时月经规律，经色、经量均正常，无痛经史。

婚育史： 22 岁结婚，配偶体健，育有 1 子，HIV 初筛均为阴性。

家族史： 父亲因脑血管疾病去世，母亲健在。1 姐体健，家族中无肿瘤病史，无传染病及遗传病史。

体格检查： T：36.5℃，P：82 次 / 分，R：18 次 / 分，BP：122/81mmHg。发育正常，营养中等，神志清，精神欠佳，平车推入病房，体格检查合作。全身皮肤黏膜无黄染，无皮疹及出血点。未见肝掌、蜘蛛痣。右侧腹股沟区可触及肿大融合成块状淋巴结，约 3.0cm×4.0cm×4.0cm，有触痛，活动度差，余浅表淋巴结未触及肿大。头颅无畸形，眼睑无水肿，结膜无充血，巩膜无明显黄染，双侧瞳孔等大等圆，对光反射灵敏。耳鼻无畸形，无异常分泌物。口腔黏膜未见白斑，伸舌居中，咽腔无充血，扁桃体无肿大。颈软，气管居中，甲状腺无肿大。胸廓对称无畸形，心肺听诊无异常。腹软，无压痛及反跳痛，肝脾肋下未触及，胆囊区无压痛，肝肾区无叩击痛，腹部移动性浊音阴性，肠鸣音正常。生理反射存在，病理反射未引出。

专科检查： 会阴部明显肿胀，右侧腹股沟区肿胀，可触及片状肿块，约 3.0cm×4.0cm×4.0cm，有触痛，活动度差。右下肢明显肿胀，呈象皮肿，右下肢皮肤温度较左下肢低，右足背动脉搏动正常，右下肢感觉正常。余肢体未见异常，活动自如。

入院诊断： ①获得性免疫缺陷综合征；②右侧盆腔肿块性质待查。

治疗经过： 入院后行右侧腹股沟肿大淋巴结活检术，病理结果提示：恶性肿瘤浸润，倾向鳞状细胞癌，来源考虑生殖系统。

妇产科医生行专科检查，发现阴道有中等量黄色黏稠分泌物，阴道壁上段质硬，宫颈肥大，下唇呈糜烂增生样，宫颈口处见突出一菜花样赘生物，约 2cm×1cm，触诊宫颈质硬，约 5cm×5cm，接触性出血阳性，活动差，后穹隆处已基本消失，宫体稍增大，活动度差，双附件区未触及明显包块，双侧骶、主韧带可触及增厚，达骨盆壁，遂行宫颈活检。

CD4：127 个 /μL，CD8：439 个 /μL，CD4/CD8：0.29。HIV 病毒载量：1 356 拷贝 /mL。血常规，WBC：3.8×10⁹/L，N%：80.8%，HGB：107g/L，PLT：123×10⁹/L。肝功能，ALT：38U/L，AST：30U/L，TBIL：17.31mmol/L，

ALB：33.42g/L，LDH：248U/L。ESR：80mm/1h。CRP、电解质、血糖、血脂、肾功能均正常。

HPV病毒检查：16型阳性。乙肝系列、丙肝抗体、梅毒特异性抗体均为阴性。肿瘤标志物：AFP和糖类抗原CA-125、CA19-9、CA15-3、CA-50、CA72-4均正常，其中CEA：6.19ng/mL，铁蛋白：152.49ng/mL，鳞状细胞癌抗原5.29 ng/mL，三项升高。

右侧腹股沟淋巴结免疫组化：AEI/AE3（+），CK7（-），CK5/6（+），CAM5.2（-），CA-125（-），WT-1（-），P53（5%+），Villin（-），CDX-2（-），ER（20%+），PR（-），P40（+），Ki-67（80%+）。右侧腹股沟淋巴结病理，结合免疫组化，符合鳞状细胞癌。宫颈活检病理：鳞状细胞癌。与腹股沟淋巴结病理相符，考虑宫颈癌腹股沟淋巴结转移。

更正患者诊断：①宫颈癌伴腹股沟淋巴结转移（T3bN1M0）；②获得性免疫缺陷综合征。于2017年10月1日开始接受"替诺福韦＋拉米夫定＋依非韦伦"抗病毒治疗。2017年10月10日开始全身化疗，方案为紫杉醇210mg d1＋顺铂30mg d1~4，连续三个周期化疗，又予盆腔局部放射治疗一次。后续接受全身化疗。

点评：这是一个多学科会诊多学科合作的成功病例。

侵袭性宫颈癌是艾滋病指征性肿瘤之一，人乳头瘤样病毒（HPV）是宫颈癌的主要危险因素，HIV和HPV都可以通过性途径感染，HIV感染者的HPV感染率更高。其中HPV-16型为常见类型，其导致的宫颈癌预后差，易复发。

宫颈癌是能够被早发现早治疗的疾病，针对HIV感染者，应加强宫颈HPV的筛查，在HIV诊断后应每年进行宫颈巴氏涂片检查，如果宫颈巴氏涂片不正常则应进行更频繁的检查。有研究认为即使是使用抗反转录病毒治疗的宫颈癌患者，HIV感染仍然显著降低宫颈癌患者的生存率。

二、艾滋病非相关性肿瘤

【病例 68】纳差、恶心、腹胀——肝癌

王某，女，61 岁，农民。入院日期：2018 年 3 月 19 日，出院日期：2018 年 4 月 9 日。

主诉： 发现 HIV 感染 5 年，纳差、恶心、腹胀 2 个月。

现病史： 5 年前发现 HIV 感染，CD4：290 个 /μL，未 ART 治疗。1 年前，CD4：700 个 /μL。2 个月前无明显诱因出现纳差，食欲减退，进食量减少，间断恶心，胃部不适，伴胃满，腹胀，无呕吐，腹痛，间断两侧胁肋部疼痛，无发热、咳嗽、胸闷等症状，在当地诊所口服药物对症处理。1 周前上述症状加重，至当地县医院就诊，怀疑"肝占位"，予对症治疗，效果欠佳，遂转入我院。自发病以来，神志清，精神欠佳，饮食减少，夜眠可，大小便正常，体重无明显变化。

既往史： 患有"高血压病"7 年，血压最高为 165/120mmHg，口服"利血平片"。患有"糖尿病"7 年，血糖最高 12mmol/L，口服中药降糖治疗。发现"丙肝肝硬化"5 年，1 年前服用印度产的"索非布韦 / 雷迪帕韦"治疗 4 个月，HCV 病毒 < 50 拷贝 /mL。20 年前在当地医院行"胆囊切除术"。4 年前在我院因"丙肝肝硬化，脾功能亢进"行"脾切除 + 断流术"。20 年前有不规范单采血浆史。

个人史： 出生并生长于原籍，小学文化。在家务农，家庭生活条件一般。无烟酒不良嗜好。无有毒、有害物质接触史。

月经史： 18 $\dfrac{5-6}{28-30}$ 46，平时月经规律，经色、量正常，无痛经史。

婚育史： 23 岁结婚，配偶体健，HIV 初筛抗体检测阴性。孕 2 产 2，顺产 1 子 1 女，均体健，HIV 初筛抗体检测均阴性。

家族史： 父母已亡，死因不详。1 兄 1 妹均体健，家族中无乙肝、丙肝

病史，无遗传性疾病及其他传染病史记载。

入院体格检查： T：36.5℃，P：92次/分，R：22次/分，BP：144/89mmHg。发育正常，营养中等，神志清，精神差，自行步入病房，自主体位，体格检查合作。全身皮肤黏膜无明显黄染，无皮疹及出血点。未见肝掌、蜘蛛痣。浅表淋巴结未触及肿大。头颅无畸形，双眼睑无水肿，结膜无苍白，巩膜无明显黄染，双侧瞳孔等大等圆，对光反射灵敏。耳鼻无畸形，无异常分泌物，口腔黏膜未见白斑，伸舌居中，咽腔无充血，扁桃体无肿大。颈软，气管居中，甲状腺无肿大。胸廓对称无畸形，心肺听诊无异常。腹软，无压痛及反跳痛，肝脾肋下未触及，胆囊区无压痛，肝肾区无叩击痛，腹部移动性浊音阴性，肠鸣音正常。脊柱、四肢无畸形，肢体肌力及肌张力正常，双下肢无水肿。生理反射存在，病理反射未引出。

入院诊断： ①获得性免疫缺陷综合征；②原发性肝癌？③丙肝肝硬化脾切除术后；④高血压病，2级，高危组；⑤2型糖尿病。

治疗经过： 患者入院后行各项检查：血常规，WBC：$7.97×10^9$/L，HGB：136g/L，PLT：$109×10^9$/L。肝功能，ALT：27U/L，AST：41U/L，TBIL：17.31mmol/L，ALB：34.05g/L，CHE：4 676U/L，GLU：10.34mmol/L。ESR：39mm/1h。凝血功能，PT：10.8秒，PTA：86.9%。CRP、电解质、心肌酶、淀粉酶均正常。肝纤四项，透明质酸：182.76ng/mL，层粘连蛋白：180.23ng/mL，Ⅲ型胶原：16ng/mL，Ⅳ型胶原：230.59ng/mL。HBV-M均为阴性。抗HCV：阳性。HCV-RNA：小于50IU/mL。AFP＞900ng/mL，糖类抗原CA19-9：126.9U/mL，糖类抗原CA-50：44.82U/mL，铁蛋白：263.57ng/mL。CEA：7.16ng/mL。CD4：578个/μL，CD8：1 077个/μL，CD4/CD8：0.54。HIV病毒载量：133拷贝/mL。

腹部彩超： 肝实质弥漫性回声改变，肝右叶异常回声，门静脉增宽，门脉内异常回声（栓子），腹水。

肝脏超声造影： ①肝右叶内较大的病灶超声造影模式"快进快出"，符合恶性病灶造影特征表现，肝癌可能。②门静脉管腔内部分病灶超声造影模式"快进"，符合瘤栓造影特征表现。③门静脉管腔内部分病灶超声造影模式"无强化"，符合血栓造影特征表现。

上腹部CT平扫+增强：肝脏密度不均匀，肝脏边缘凹凸不平，肝右叶局部外凸。肝脏周围可见少量液性低密度影。增强：肝实质强化程度不均匀，肝右叶可见较多杂乱分布的肝动脉影。门静脉期门静脉右支及主干内可见充盈缺损。肝右叶占位（胆管细胞癌？），门脉栓子形成。肝硬化，腹水。胆囊、脾脏未见显示。胃镜：食管静脉曲张（重度），门脉高压性胃病。

最终诊断：①获得性免疫缺陷综合征；②原发性肝癌伴肝内转移，门静脉癌栓形成；③丙肝肝硬化，门静脉高压胃病，脾切除术后；④高血压病，2级，高危组；⑤2型糖尿病。

治疗：经肝胆外科、肿瘤介入科会诊后，认为患者肝右叶占位广泛肝内转移，门静脉癌栓，无切除时机，建议患者行肝动脉造影术+化疗栓塞术。

点评：该病例特点为老年女性，HIV/HCV的共感染者，单采血浆史。发现HIV感染数年一直未ART治疗，但其HIV病毒处于低水平复制，CD4细胞处于较高水平。4年前已行"丙肝肝硬化脾切除术"，1年前服用仿制"吉二代"抗丙肝治疗，HCV病毒低于检测下限。该患者发病2个月，发现肝癌已是扩散，门静脉转移。

HIV可加速HCV肝硬化的进程，HIV/HCV共感染者发生肝癌的概率远远大于单纯HCV患者。现在随着丙肝小分子药物的可及，越来越多的HIV/HCV共感染者接受小分子药物治疗，但是由于经血感染的这部分HIV/HCV共感染者，他们的HCV进程许多已进入肝硬化或终末期肝病阶段，即使经过小分子药物抗丙肝治疗后取得十分满意的病毒学应答，但发生肝癌的风险依然存在。应加强对HIV/HCV共感染者肝癌的筛查，及早发现。

【病例69】颈部淋巴结肿大——霍奇金淋巴瘤

司某，男，34岁，打工者，离异。第一次入院日期：2017年3月16日，出院日期：2017年3月31日。

主诉： 发现HIV感染2年，颈部淋巴结肿大1年，发热2个月。

现病史： 反复颈部淋巴结肿大1年，无发热、疼痛，自行服用抗生素、中成药等药物后淋巴结缩小，但仍反复发作。入院前2个月出现发热，体温最高40.3℃，以午后及夜间为主，无畏寒。至某省级医院就诊，行右侧淋巴结穿刺活检，病理提示不除外结核，再次至当地医院抗感染等对症治疗，效果欠佳，淋巴结渐增大。7天前给予抗结核治疗（具体不详）。1天前因恶心停用抗结核药物。

既往史： 对"头孢唑林"过敏，表现为皮疹。2年前确诊为AIDS，CD4：120个/μL，HIV病毒载量未测，即启动ART，方案为：TDF+3TC+EFV，依从性可，无漏服、错服。

个人史： 近3年至江苏务工，有同性性行为。

入院体格检查： T：36.3℃，P：96次/分，R：23次/分，BP：129/92mmHg。神志清，精神差，右颈部、锁骨上窝可触及多枚花生米大小肿大淋巴结，部分融合成片，无触痛。口腔黏膜光滑，无白斑，心肺听诊无异常。腹部平软，无压痛及反跳痛，肝肋下未触及，脾肋缘下2cm可触及，质韧，无触痛。双下肢无水肿。

辅助检查（2017年2月14日某省级医院）：彩超：双侧颈部及锁骨上窝探及数个淋巴结样回声，皮髓质分界消失，右侧最大约20mm×16mm，左侧最大约11mm×7mm；胸骨上窝探及淋巴结样回声，皮髓质分界消失，最大约23mm×11mm。胸部CT：纵隔及右肺门、腋窝淋巴结增大。穿刺活检病理（右颈部淋巴结）：见坏死物及炎细胞，不除外结核，必要时活检确诊（图2-2-11）。

血常规，WBC：$3.11×10^9$/L，N：$2.27×10^9$/L，N%：73.00%，RBC：

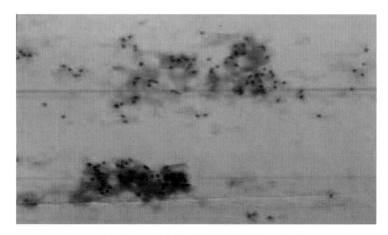

图 2-2-11　右颈部淋巴结针吸细胞病理

2.84×10^{12}/L，HGB：85g/L，PLT：61×10^9/L。PCT：6.14ng/mL。CRP：123.08mg/L。生化检查：肝肾功能正常，LDH：256 IU/L，AKP：35IU/L。

入院诊断：获得性免疫缺陷综合征，淋巴结结核，脓毒症，全血细胞减少。

诊疗经过：入院查 TB-IGRA：1.1pg/mL，结明试验均阴性。G 试验、GM 试验阴性。CD4：27 个 /μL，CD8：319 个 /μL，CD4/CD8：0.08。血 HIV 病毒载量：低于检测下限。入院后继续 3TC+TDF+EFV 方案抗 HIV 治疗，同时予 HRZE 方案抗结核，亚胺培南西司他丁钠 1.0，每 8 小时 1 次，抗感染治疗 10 天后，患者体温正常，炎性指标正常，考虑细菌感染控制，外院穿刺病理提示不除外结核，目前仍见淋巴结肿大，建议淋巴结切检，但患者拒绝并要求出院，出院后继续抗结核治疗。出院后 20 天再次发热，至当地县医院治疗效果差，5 月 16 日再次转诊我院。

第二次住院：入院日期：2017 年 5 月 16 日，出院日期：2017 年 6 月 19 日。

入院检查：血常规，WBC：2.23×10^9/L，N：1.54×10^9/L，RBC：2.68×10^{12}/L，HGB：83g/L，PLT：48×10^9/L。PCT：6.31ng/mL，CRP：80.96mg/L。G 试验、GM 试验均阴性。肝功能，TBIL：58.46μmol/L，DBIL：

45.03μmol/L，ALT：52U/L。LDH：336IU/L，AKP：430IU/L。凝血检查，PT：15.50秒，PTA：49.30%。CD4：26个/μL，CD8：154个/μL，CD4/CD8：0.17。HIV病毒载量：未检测到病毒。EB-IgG：阴性，EB-IgM：阴性，PCR-EB-DNA：6.10×10^3拷贝/mL。彩超，腹部：肝脏体积增大，肝实质回声弥漫性改变，肝内实性略高回声（血管瘤？），胆囊壁增厚呈双边（考虑胆囊壁水肿），脾大并脾静脉增宽，脾实质回声改变，腹腔内实性低回声（淋巴结？）。颈部：双侧颈部及胸骨上窝淋巴结样回声改变并部分肿大。

入院诊断： 获得性免疫缺陷综合征并淋巴结结核，肺部感染，脓毒症，肝损伤，马尔尼菲篮状菌病？非结核分枝杆菌病？淋巴瘤？

诊疗经过： 为明确病因于5月22日行骨髓穿刺术，患者拒绝行淋巴结切检，于5月23日行颈部淋巴结穿刺活检。同时继续HRZE方案抗结核治疗，亚胺培南西司他丁的1.0，每8小时1次，抗感染，护肝退黄、营养支持及对症治疗。接下来的1周内患者仍持续高热，腹痛，肝脾大，黄疸加重，复查PCT：22.95ng/mL，CRP：103.90mg/L，骨穿涂片及培养无细菌生长、无真菌生长，PCR-TB-RNA：阴性，分枝杆菌培养未回。肝功能，TBIL：60.30μmol/L，DBIL：55.92μmol/L，ALT：86U/L，AST：248U/L，ALP：413U/L，GGT：423U/L。凝血功能，PT：16.70秒，PTA 43.30%。LDH：359IU/L。

淋巴结穿刺涂片未发现抗酸杆菌，组织TB-DNA阴性，培养无细菌生长。淋巴结穿刺病理：①（颈部淋巴结）穿刺组织，镜下见纤维结缔组织伴炎性肉芽组织增生，另见肌肉及神经组织，未见淋巴结成分，请结合临床，必要时完整淋巴结切除送检。②特殊染色：抗酸、六胺银、PAS染色阴性。（患者仍拒绝淋巴结切检！）

根据以上化验结果调整治疗方案：①继续HRZE方案抗结核，加用克拉霉素联合乙胺丁醇抗非结核分枝杆菌（NTM）治疗；②不排除耐碳青霉烯细菌感染，停用亚胺培南西司他丁钠，更换为头孢哌酮钠舒巴坦钠（舒普深）3.0，每6小时1次，联合莫西沙星0.4，每日1次（5月24日—6月

25 日）；③考虑马尔尼菲篮状菌病（患者有南方居留史），给予两性霉素B脂质体 50mg，qd（5 月 22 日—6 月 5 日）；④护肝退黄、营养支持及对症治疗。

6 月 1 日胸部 CT：双下肺感染，双侧胸腔积液，纵隔多发肿大淋巴结（图 2-2-12）。行胸腔穿刺术，胸水检查未检出明确病原。6 月 8 日行气管镜检查：支气管灌洗液 PCR-CMV-DNA：1.20×10^3 拷贝 /mL，增加膦甲酸钠针 3.0，每 8 小时 1 次（6 月 8 日—6 月 25 日）。

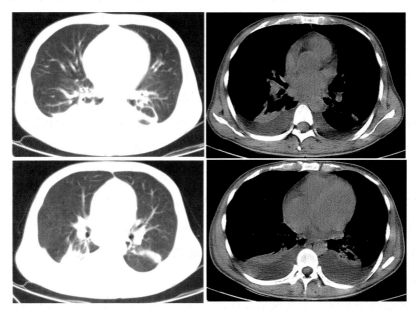

图 2-2-12　胸部 CT（6 月 1 日）

修正诊断：获得性免疫缺陷综合征并淋巴结结核，细菌性肺炎，脓毒症，巨细胞病毒性肺炎，全血细胞减少，肝损伤，马尔尼菲篮状菌病？

经治疗后患者体温正常，浅表淋巴结触诊减小，肝脾缩小，血常规三项基本恢复正常，炎症指标恢复正常，肝功能恢复正常，胸水吸收。患者出院后继续 HRZE 联合莫西沙星抗结核、3TC+TDF+EFV 方案抗病毒治疗。

第三次住院：入院日期：2017 年 8 月 7 日，出院日期：2017 年 9 月 12 日。

患者第二次出院 10 天后（7 月 7 日）因受凉再次出现发热，37℃以上，伴鼻塞、畏寒，逐渐体温升至 38℃以上，电话沟通后在当地县医院应用"两性霉素 B 针"治疗后体温降至正常（具体不详），期间停用 ART 治疗。入院 1 周前受凉后再次发热，37℃以上，伴鼻塞、畏寒，无寒战，无咽痛、咳嗽等，当地再次给予"两性霉素 B"治疗效果差（具体不详），体温逐渐升至 40℃，4 次热峰 / 日，于 8 月 7 日转诊我院。

入院检查： 血常规，WBC：1.55×10^9/L，N：1.10×10^9/L，RBC：2.34×10^{12}/L，HGB：72g/L，PLT：82×10^9/L，PCT：0.60ng/mL。CD4：33 个 /μL，CD8：214 个 /μL，CD4/CD8：0.15。LDH：246IU/L，AKP：460IU/L。

8 月 8 日胸部 CT：双肺感染、双侧胸腔积液、双侧腋窝、纵隔多发肿大淋巴结（图 2-2-13）。

治疗经过： 入院后继续予 TDF+3TC+EFV 方案 ART，HRZE 抗结核，舒普深 3.0，每 6 小时 1 次，联合莫西沙星 0.4，每日 1 次，抗感染治疗，效果

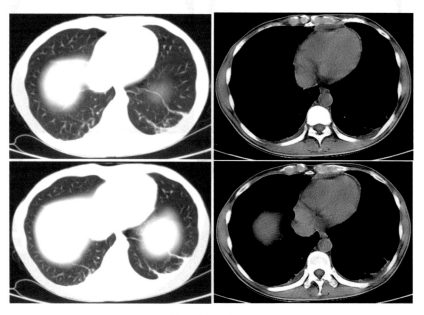

图 2-2-13　胸部 CT（8 月 8 日）

欠佳。再次与患者及其家属沟通，建议淋巴结切除活检，患者同意后，于8月14日停用抗感染、抗结核药物，予骨髓穿刺活检，颈部淋巴结切检，病理会诊。

初次骨髓病理报告：骨髓纤维化。骨髓病理第2次报告：结合淋巴结病变，符合结节硬化性霍奇金淋巴瘤累及骨髓，继发骨髓纤维化。

颈部淋巴结病理：经典型霍奇金淋巴瘤（结节硬化型）（图2-2-14）。

修正诊断：获得性免疫缺陷综合征并脓毒症，霍奇金淋巴瘤（结节硬化型）。

治疗及结局：患者于9月12日转回当地县医院化疗。应用CHOP方案"环磷酰胺、长春新碱、多柔比星、泼尼松片"，同时给予对症治疗。患者在当地医院定期进行化疗和随访。

点评：该患者的发病特点为间断发热，全身淋巴结肿大，肝脾大，感

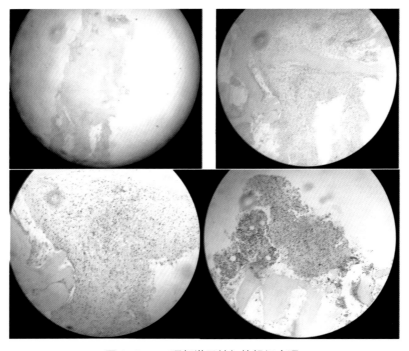

图2-2-14 颈部淋巴结切检组织病理

染指征明显，外院淋巴结穿刺病理提示不除外结核。因患者拒绝，未行淋巴结切检，先后按淋巴结结核、马尔尼菲篮状菌病、CMV 肺炎治疗，期间病情曾一度好转但易反复。最终经淋巴结切检，病理结果提示霍奇金淋巴瘤而确诊。

相比 HIV 阴性人群，霍奇金淋巴瘤（HD）发生率在 HIV 感染者中升高 5~10 倍，但 HD 不是艾滋病的指征性疾病。HD 与 EBV 感染的相关性明确，EBV 是发生 HIV-HD 重要的病原学因素。对于 HD 诊断，诊断性淋巴结切除更重要，单纯穿刺很少能对 HD 做出明确诊断。因此，有价值的、准确的一次淋巴结切除比多次穿刺更有意义。总体来讲，HIV 阴性的 HD 预后较好，ART 治疗之前，HIV-HD 预后较差。但是越来越多的报道提示：充分的 ART 治疗后可以改善 HIV-HD 预后，延长生存时间。

【病例 70】右眼睑肿物、发热——粒细胞肉瘤

冯某，男，16 岁，学生。第一次入院日期：2004 年 12 月 8 日，出院日期：2005 年 1 月 12 日。

主诉：右眼睑肿物 20 余天，加重半个月，发热 5 天。

现病史：20 天前右眼睑出现红色小丘疹，如"黄豆样"大小，疼痛，按"眼部麦粒肿"对症治疗。后右眼肿物迅速增大，伴右眼、右耳疼痛，发热，体温最高 39.5C，咳嗽、咳痰、咽痛，考虑眼部感染，当地给予消炎、对症治疗（具体用药不祥），病情无改善。查 HIV 抗体初筛、确证试验阳性，转来我院进一步诊断治疗。

既往史：1994 年患者 5 岁时因面部烧伤在当地医院多次输全血及血浆，后因 2 次植皮再次输血治疗。

家族史：父母体健，1 哥 1 姐均体健，HIV 抗体初筛检查阴性。家族中无其他遗传性疾病及其他传染病史。

入院体格检查：T: 37.5℃, P: 96 次/分, R: 24 次/分, BP: 109/57mmHg。

浅表淋巴结未扪及肿大。右下眼睑可见一核桃大小的肿物，覆盖眼球，表面有触压痛，瘤体未见分泌物（图2-2-15），右眼泪液分泌多，结膜充血，右眼视力下降，左眼视力正常。咽腔可见大量膜状白斑，口角干燥，面部、四肢可见大小不等的烧伤植皮瘢痕，双肺呼吸音粗，未闻及干湿性啰音，心脏、腹部检查未见异常。

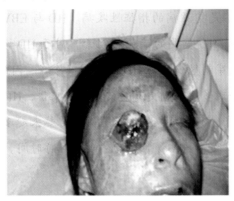

图2-2-15 右眼下睑粒细胞肉瘤

入院诊断：AIDS并眼部肿瘤，眼部感染；口腔真菌感染。

治疗经过：入院后完善检查，T细胞亚群，CD4：3个/μL，CD8：576个/μL，CD4/CD8：0.01。血常规，WBC：3.66×10^9/L，N%：42.7%，L%：28.8%，RBC：3.66×10^{12}/L，HGB：94.3g/L。肝功能、肾功能正常。胸片示：双肺纹理增加。右眼肿物活检，病理、免疫组化结果报告：右眼下睑粒细胞肉瘤。

更正诊断：AIDS并粒细胞肉瘤；口腔真菌感染。

明确诊断后给予抗真菌、对症支持治疗，体温下降。因患者免疫力低下，不能手术及化疗（当时医院亦不具备化疗条件），患者于2005年1月12日开始ART：D4T+3TC+EFV，共住院34天，病情好转出院。

第二次住院：入院日期：2005年3月4日，死亡日期：2005年3月25日。

以"高热1天"为主诉入院。入院时体温40℃，伴畏寒。右眼肿物增大，如柱形，覆盖整个眼球，表面干燥、基底部有渗出。颈部有一鸡蛋大小灰色肿物，表面干燥，周围环绕红色新鲜肉芽组织（图2-2-16）。血常规示，WBC：12.8×10^9/L，N%：3.6%，M%：31.8%，L%：61.9%，继续给予ART治疗，同时抗感染、对症支持治疗，病情无改善，持续高热，体温41～42℃，最后出现全身皮肤脱屑、水肿，肛周脓肿，严重消耗、全身衰竭，于2005年3月25日出现呼吸、心跳停止，合并多脏器功能衰竭死亡。

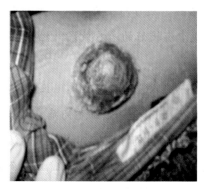

图2-2-16 粒细胞肉瘤累及皮肤

2005年3月全身CT示：①肺部炎性改变，右下胸膜增厚。胸部转移灶；肋骨破坏。②脑萎缩。③肝内转移。④脊柱骨质破坏（图2-2-17、图2-2-18）。

死亡诊断： AIDS并右眼粒细胞肉瘤全身多发转移并感染，脑萎缩，消耗综合征，多脏器功能衰竭。

点评： 粒细胞肉瘤是一种罕见的未成熟粒细胞组成的髓外肿瘤，它通

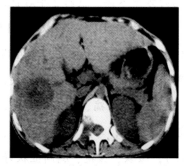

图2-2-17 粒细胞肉瘤累及肝脏

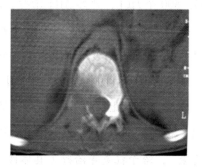

图2-2-18 粒细胞肉瘤累及腰椎

常参与白血病或其他骨髓增生性疾病的发生。粒细胞肉瘤可以没有明显的血液系统疾病，多发生在淋巴结、骨、骨膜和皮肤，发生于眼眶和睾丸者很少见，它可以是急性髓性白血病（AML）的早期髓外表现，若不及时治疗，几乎都会进展为急性髓系白血病，而早期接受化疗的患者可能避免发展为白血病。粒细胞肉瘤主要治疗手段以局部手术切除肿瘤为主，局部放疗和全身化疗为辅助治疗。放疗对仅有局部瘤块而无伴发其他急性髓细胞性白血病（AML）表现者有较好的治疗效果，化疗一般采用 AML 相似的化疗方案。

粒细胞肉瘤在 HIV 感染人群中的发生率比正常人高 100 倍，有 3%~10% 的 HIV 感染者发生。由于 HIV 合并粒细胞肉瘤在临床上少见，需要与淋巴瘤、卡波西肉瘤等相鉴别，明确诊断有赖于组织学活检、病理免疫组化结果。该患者由于发现 HIV 感染时处于艾滋病晚期，免疫力极度低下，几乎不能耐受手术、放化疗，丧失了治疗机会。

【病例 71】全身皮下结节——小细胞肺癌转移

陈某，男，48 岁，农民。入院日期：2012 年 10 月 31 日。

主诉： 发现 HIV 感染 8 年，全身皮下结节 2 个月。

现病史： 8 年前在当地普查时，发现 HIV 抗体初筛及确证试验阳性，CD4：800 个 /μL，开始 ART 治疗，具体治疗方案不详。服药 2 年后自行停药，期间复查 CD4 在 780 ~ 940 个 /μL。5 年前检查 HIV 病毒载量：1 900 拷贝 /mL。3 个月前复查 CD4：517 个 /μL，当地医院给予再次启动 ART 治疗，方案为 3TC+TDF+LVP/r。2 个月前无明显诱因出现头右侧颞部包块，无明显疼痛，伴咳嗽、咳少量白痰、胸闷，无发热、头痛、胸痛、心慌，无腹痛、腹泻、恶心、呕吐，至当地县医院住院治疗，考虑"皮脂腺瘤、肺部感染"，给予抗炎等治疗（具体诊疗不详），咳嗽、咳痰、胸闷症状好转，但头部皮下结节逐渐增大，颈部、腋窝、躯干部、腹股沟、双上肢逐渐出现类似皮下结节，有触痛，体温正常，当地医院按"淋巴结核"给予抗结核治疗1周（具体用药不详），无效，为求进一步诊治，转至我院。发病以来，饮食差，夜眠差，近2个月体重下降8kg。

既往史：30余年前因外伤行"脾脏修复术"，并输全血治疗；21年前有不规范单采血浆史；1年前因腿部外伤，行手术治疗，术中输血。无药物、食物过敏史。

个人史：从事种植蔬菜工作18年，常年应用鸡粪施肥。吸烟史30年，20~40支/日；饮酒史2年，500g/次，每周1～5次。

婚育史：23岁结婚，配偶体健，HIV抗体初筛试验阴性。育有1子1女，HIV抗体初筛试验阴性。

家族史：父亲因"胃癌"于12年前病故，母亲体健，1哥1弟均体健，HIV抗体初筛均阴性。

体格检查：T：36.2℃，P：76次/分，R：19次/分，BP：113/80mmHg。发育正常，营养不良，神志清，精神差，步入病房，体格检查合作。全身皮肤黏膜无明显黄染，头部、颈部、躯干部、双上肢可见多个大小不等皮下结节，直径为1～5cm，边缘光滑，质地韧，活动度欠佳，有触痛，其表面皮肤色正常，个别结节表面皮肤发红、疼痛。双侧颈部、腋窝、腹股沟可触及肿大淋巴结，有触痛，活动度欠佳。头颅无畸形，双眼睑无水肿，球结膜无充血，巩膜无明显黄染，双侧瞳孔等大等圆，对光反射灵敏。耳鼻无畸形，无异常分泌物，口唇、甲床无发绀，口腔黏膜未见白斑，伸舌居中，咽腔充血，扁桃体无肿大。颈软，气管居中，甲状腺无肿大。胸廓对称无畸形，心肺听诊无异常。腹平软，上腹部有压痛、无反跳痛，肝、脾肋下未触及，胆囊区无压痛，肝肾区无叩击痛，腹部移动性浊音阴性，肠鸣音正常。脊柱、四肢无畸形，肢体肌力及肌张力正常，双下肢无水肿。生理反射存在，病理反射未引出。

入院诊断：①获得性免疫缺陷综合征。②淋巴瘤？

治疗经过：根据入院体格检查发现全身多发皮下结节，有触痛，且全身多处（双侧颈部、腋窝、腹股沟）可触及肿大淋巴结，患者合并恶性肿瘤的可能性大，需要完善检查，明确原发部位及病变性质。

行胸部 CT 检查示：两肺叶内可见斑片样及结节样增高密度影，部分边缘模糊，与胸膜粘连，内密度欠均匀，左侧肺门处见团块影，边缘有毛刺，两肺叶内见囊性低密度影。纵隔窗示：两侧胸腔内可见实变影，与胸膜粘连，右侧胸膜间肥厚，纵隔内未见明显肿大淋巴结影，右侧腋下可见肿大淋巴结影。印象：左肺多发占位。头颅 CT 示：颅内多发结节影，右侧颞部皮下软组织影。

彩超示：肝实质回声稍密，腹腔内略低回声区（淋巴结）。双侧腹股沟多发实性低回声（肿大淋巴结），双侧颈部及双侧腋窝内多发实性回声（肿大淋巴结），右侧阴囊旁及右侧腋窝皮下实性低回声。

血常规及肝肾功能正常。淀粉酶：345U/L；脂肪酶：484U/L。ESR：33mm/h。ADA：19U/L；CRP：4.3mg/L。T 淋巴细胞亚群，CD3：1 338 个/μL，CD4：464 个/μL，CD8：857 个/μL，CD4%：35%，CD4/CD8：0.54。抗 HCV：阳性，HCV-RNA：6.48×10^6 拷贝/mL。血液肿瘤标志物，AFP：12.67ng/mL，CEA：0.19ng/mL，CA12-5：7.4U/mL，CA15-3：10.1U/mL，CA19-9：27.26U/mL，CA-50：33.31U/mL。

根据体检发现，患者全身多发皮下结节伴触痛，全身多处浅表淋巴结肿大。CT 提示左肺多发占位、颅内多发结节影，考虑合并恶性肿瘤的可能性大，遂安排活检病理检查。

气管镜检查：双侧各叶段支气管管口均可见少量脓性分泌物；左主支气管及左舌叶、左下叶各段支气管管口通畅，黏膜充血；左固有上叶支气管管口被鱼肉样新生物完全堵塞，表面充血明显，触之易出血。支气管灌洗液 HCMV-DNA：1.84×10^3 拷贝/mL，考虑巨细胞病毒性肺炎，给予更昔洛韦针抗病毒治疗。支气管灌洗液检查排除了肺部的结核、真菌与细菌感染。

两次气管刷片及灌洗液病理均提示未见肿瘤细胞，但左固有上叶支气管管口被鱼肉样新生物完全堵塞，表面充血明显，触之易出血，表明恶性肿瘤的可能性大。

在等待支气管镜检和组织病理结果的同时，于2013年11月6日转至外科，在局部麻醉+强化下行右侧上臂皮下肿物摘除术。

2013年11月8日病理检查示：皮下恶性肿瘤，倾向神经内分泌癌（图2-2-19）。

2013年11月13日左固有上叶支气管管口新生物病理结果回示：左肺神经内分泌瘤Ⅲ级（即小细胞癌）（图2-2-20），免疫组化：CK（+）、CK5/6（−）、P63（−）、CK7部分（+）、CK20（−）、Villin（−）、Syn（+）、CGA（+）、Ki-67（80%）。两处活组织病理结果一致，且支持小细胞肺癌的皮下、颅内等多发转移（图2-2-21）。

2013年11月14日给予卡铂针100mg+依托泊苷针100mg，每日1次，静脉滴注5天化疗。

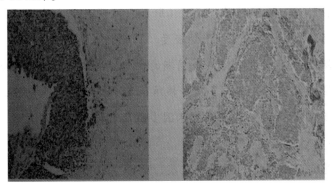

图 2-2-19 右上臂皮下肿物组织病理

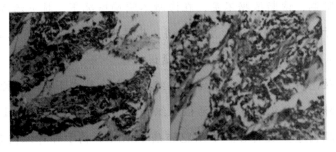

图 2-2-20 支气管新生物组织病理

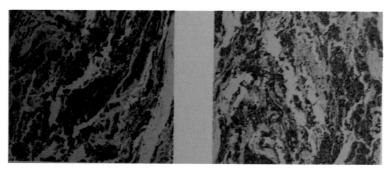

图 2-2-21　支气管新生物组织病理免疫组化

2013 年 11 月 16 日复查上腹部 CT 平扫＋增强：显示胰腺增大增粗，内可见多个类圆形低密度影，肝脏比例失调，肝实质多发低密度灶，双肾实质内见多个类圆形囊性低密度影，左侧肾上腺区可见软组织肿块影。

最后诊断：①获得性免疫缺陷综合征并巨细胞病毒性肺炎。②小细胞性肺癌并脑转移；皮下转移、腹腔（肝脏、双肾及肾上腺、胰腺）多脏器转移。③病毒性肝炎　丙型　慢性轻度。

患者转归：患者接受了 6 个周期的化疗，浅表肿大淋巴结明显缩小；脑转移病灶明显缩小；皮下多发转移结节缩小，后行手术切除，术后病理亦提示转移性癌结节，6 个月后患者因多脏器衰竭死亡。

点评：

（1）患者 2 个月前因咳嗽、咳痰、胸闷在当地曾按"肺部感染"抗炎治疗，因皮下结节、浅表淋巴结肿大，按"淋巴结核"治疗，基层医院受检查条件限制，诊断依据不足，在诊断不明确情况下，抗炎治疗、抗结核治疗都过于仓促。因此对于复杂病例，基层医院检测条件有限的情况下，应转上级医院进一步明确诊断，避免延误治疗。

（2）该患者最终支气管镜活检组织病理与上肢皮下肿物活检组织病理检查均为神经内分泌癌，两处活检组织病理结果一致，且支持小细胞肺癌的皮下、颅内等多发转移。小细胞肺癌（SCLC）属于肺神经内分泌肿瘤，在肺癌中所占的比例为 20%～25%，是肺癌的基本类型之一。发病年龄较小，多见于男性，多数患者有吸烟史。临床特点为：肿瘤细胞倍增时间短，进展快，常伴内分泌异常或类癌综合征；患者有发热、咳嗽，都是肺癌常见的症状，但诊断前的症状期短，出现头痛要警惕脑转移，强烈建议行颅脑 CT 检查。由于患者早期即发生血行转移且对放、化疗敏感，故小细胞肺癌的治疗应以全身化疗为主，联合放疗和手术为主要治疗手段。

【病例 72】阵发性咳嗽、胸闷——肺腺癌

杨某，男，45 岁，农民。入院日期：2013 年 1 月 7 日。

主诉：发现 HIV 感染 18 年，阵发性咳嗽伴胸闷 1 个月。

现病史：18 年前普查发现 HIV 抗体初筛阳性，进一步确证试验阳性，监测 CD4 细胞一直大于 500 个 / μL，未 ART 治疗。2 个月前查 CD4 细胞约 700 个 / μL。1 个月前开始出现阵发性咳嗽，咳少量白色黏痰，无痰中带血，无发热、盗汗，伴胸闷，活动后加重，气喘明显，无胸痛。在当地医院予"头孢他啶、左氧氟沙星、克林霉素、氟康唑"等药物抗感染治疗，症状无缓解，转入我院进一步诊治。近 1 个月发病以来，精神欠佳，饮食、睡眠可。大小便正常。体重较前下降约 5kg。

既往史：无高血压、糖尿病史。无乙肝、丙肝、结核病史。20 年前多次单采血浆。

体格检查：T: 36.2 ℃，P: 102 次 / 分，R: 22 次 / 分，BP: 120/80mmHg。神志清，精神差。全身皮肤黏膜无黄染，全身浅表淋巴结未触及肿大。口腔黏膜未见白斑，咽腔充血，扁桃体无肿大。颈软，气管居中，甲状腺无肿大。听诊双肺呼吸音清，未闻及干湿性啰音。听诊心率 102 次 / 分，律齐，心音有力，各瓣膜听诊区未闻及杂音。腹平软，无压痛及反跳痛，肝脾肋下未触及，墨菲征阴性，肝区无叩击痛。双下肢无水肿。神经系统检查无异常。

入院诊断：获得性免疫缺陷综合征并肺部感染。

治疗经过：动脉血气分析，pH：7.416，PCO_2：32.9mmHg，PO_2：70.6mmHg，HCO_3^-：20.7mmol/L，BE：−2.9mmol/L，SO_2%：94.1%。

血常规，WBC：$8.28×10^9$/L，N%：71.3%，L%：13.4%，RBC：$4.3×10^{12}$/L，HGB：131g/L，PLT：$223×10^9$/L。

肝功能，ALB：31g/L，AST：64U/L，ALP：371U/L，GGT：48U/L，CHE：1 962U/L。LDH：651IU/L。

HIV病毒载量：75拷贝/mL，CD4：723个/μL，CD4/CD8：1.01。

肿瘤标记物：仅CA12-5：73.43U/mL，轻度升高。

腹部彩超：①肝实质回声轻度改变；②脾稍厚；③左肾强回声（结石）；④腹腔多发实性低回声结节（肿大淋巴结？）。

胸部CT：两肺叶内散在见斑片状，结节状影。两肺门、纵隔多发肿大淋巴结影（图2-2-22、图2-2-23）。

连续三次痰涂片未发现抗酸杆菌，TSPOT-TB：580 SFCs/10^6PBMC，阳性。因TSPOT-TB阳性，考虑肺结核，遂予异烟肼+利福平+乙胺丁醇+吡嗪酰胺方案抗结核治疗1个月后，患者咳嗽、咳痰症状无明显缓解，建议患者行支气管镜检查。在纤维支气管镜下行活检左下叶内前基底段肺组织，发现支气管壁内异型细胞浸润，病理结果提示腺癌。患者又在外院做全身骨显像诊断结果：全身骨多部位可见代谢活性异常增高区，符合肿瘤骨转移影像改变。建议患者进行ART治疗后，可以行化疗，但患者家属拒

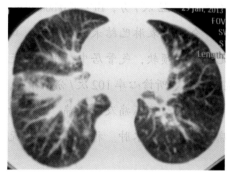
图2-2-22 胸部CT肺窗

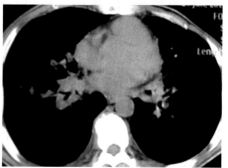
图2-2-23 胸部CT纵隔窗

绝进一步治疗，办理出院。

随访：患者出院1个月后死亡。

最终诊断：①获得性免疫缺陷综合征；②肺腺癌并骨转移。

点评：该患者被诊断HIV已长达18年，CD4细胞一直高达500个/μL，未进行ART治疗。此次入院后，检查HIV病毒载量（75拷贝/mL）仍处于低水平复制，CD4：723个/μL，根据胸部CT影像学表现和TSPOT阳性结果，诊断考虑合并肺结核，抗结核治疗1个月后，效果不明显，遂进行支气管镜检查，活检病理结果提示肺癌，骨扫描提示已经骨转移，患者未进行肺癌相关治疗，出院1个月后死亡。

国外报道：HIV阳性合并肺癌在TNM分期上属于第3~4期的患者占53%，多数患者诊断合并肺癌时已经处于中晚期，且基本都有骨骼、肝脏和脑转移，其中以胸膜转移多见。从诊断为肺癌到死亡的时间比HIV阴性肺癌患者的存活期要短。有研究报告HIV阳性的肺癌患者的平均生存期为4周至3个月不等，显著短于HIV阴性肺癌患者。

虽然本病例TSPOT-TB阳性，但无发热等结核中毒症状，抗结核治疗临床咳嗽、胸闷症状无改善，影像学病变无改善，因此继发性肺结核的诊断不能完全成立。这个病例提示我们，对HIV感染者，当肺部有异常的X线改变时，除应考虑机会性感染外，应注意与肺癌鉴别，必要时进行支气管肺泡灌洗、肺活检、胸部增强CT等检查。但临床中由于患者病情进展快、生存期短、肺功能差、恶病质等特点，极易造成HIV感染合并肺癌被漏诊。

【病例73】发热、口腔疼痛——舌癌

陈某，女，58岁，农民。第一次入院日期：2012年12月13日，出院日期：2013年2月5日。

主诉：发现HIV感染7年，发热、口腔疼痛10个月。

现病史： 7年前因双下肢无力至当地医院就诊，发现HIV初筛试验阳性，进一步行确证试验阳性，CD4：220个/μL，未ART治疗，6年前复查CD4：200个/μL，开始ART治疗，方案3TC+D4T+NVP，服药依从性好。10个月前无明显诱因出现口腔疼痛伴发热，右侧颈部淋巴结肿大疼痛，牵涉右侧头痛、耳痛，体温37.5℃左右，以下午发热为主，应用退热药后体温可下降，体温亦可自行降至正常，无盗汗、咳嗽、咳痰等，至当地诊所就诊，考虑"淋巴结炎"，给予"青霉素、清开灵"等抗炎治疗，效果差，后反复至当地县医院住院治疗2次，考虑"真菌性口炎、口腔溃疡"，均给予"青霉素、氟康唑"等治疗，效果不明显。曾在我院门诊行右侧颈部肿大淋巴结穿刺，检查结果提示炎性病变。2个月前复查CD4：640个/μL。今为进一步诊疗，转诊我院。

既往史： 无高血压病、糖尿病等慢性病史，否认肝炎、结核等传染病史。无手术史、外伤史。18年前有不规范单采血浆史，无药物及食物过敏史。

个人史： 出生并成长于原籍，文盲，家庭生活居住条件一般，无其他有毒、有害物质及放射性物质接触史，无烟酒不良嗜好。否认冶游史。

婚育史： 26岁结婚，配偶体健，HIV初筛试验阴性。孕4产3，育2女1子，HIV抗体初筛均阴性。

月经史： $20 \frac{7-10}{23-24} 2010$，平时月经规律，无痛经史。

家族史： 父亲20年前因"肺结核"病故，母亲因"食管癌"于10余年前病故。1哥1弟体健。2妹均患AIDS。无其他急慢性传染病史及遗传性疾病史记载。

体格检查： T：37℃，P：96次/分，R：24次/分，BP：124/75mmHg。发育正常，营养一般。神志清，精神差。自行步入病房。全身皮肤黏膜无黄染，未见肝掌及蜘蛛痣，双侧颈部可触及数枚肿大淋巴结，最大约2cm×2cm，右侧淋巴结肿大为著，触痛，活动度差。头颅无畸形，眼睑无水肿，结膜无充血，巩膜无黄染，双侧瞳孔等大等圆，对光反射灵敏，耳

鼻检查无异常。口唇无发绀，舌体胖大，右侧舌根部可见一约 2cm×1.5cm
大小溃疡，上附着白色分泌物，疼痛。伸舌居中，口腔黏膜未见白斑，咽
腔充血，双侧扁桃体无肿大。颈软，气管居中，双侧甲状腺未触及肿大。
心肺检查无异常，肝脾肋下未触及，腹部叩诊呈鼓音，移动性浊音阴性，
肠鸣音正常；双肾区无叩击痛。脊柱、四肢无畸形，关节无红肿，四肢肌
力、肌张力正常，双下肢无水肿。神经系统检查生理反射存在，病理反射
未引出。

入院诊断：获得性免疫缺陷综合征并口腔溃疡、淋巴结炎？

诊疗经过：入院后，患者右侧淋巴结肿大疼痛，牵涉右侧头痛、耳痛，
进食差。因入院前曾在我院门诊行右侧颈部肿大淋巴结穿刺，检查结果提
示炎性病变，考虑为口腔舌体右侧缘反复溃疡引起局部淋巴结反应性增生，
但不排除淋巴瘤，必要时还要进行病理活检。舌部溃疡在当地医院曾经用
抗生素抗炎、氟康唑抗真菌治疗，但效果差，溃疡部位加深，考虑口腔内
感染厌氧菌感染可能性大，治疗上给予甲硝唑注射液抗感染治疗。颈部淋
巴结肿大疼痛，给予中药止痛穴位贴敷，缓解疼痛症状。

同时为进一步了解病情，口腔溃疡附着物涂片检查：未发现抗酸杆菌，未
检出真菌孢子及菌丝。血尿常规、肝肾功能均正常。TG：5.74mmol/L，GHOL：
0.78mmol/L，高密度脂蛋白：1.97mmol/L，低密度脂蛋白：3.47mmol/L，脂
代谢异常，可能与抗病毒药物相关。ESR：42mmol/1h。肿瘤标记物：均在
正常范围之内。血 HCMV-DNA：小于检测下限。传染五项：HBV-M：HBsAg
阴性，HBsAb 阳性，HBeAg 阴性，HBeAb 阴性，HBcAb 阴性；抗 -HBc-IgM 阴
性；乙肝病毒前 S1 抗原阴性；抗 HCV：阳性；HCV-RNA：低于检测下限；
TP-Ab：阴性。

彩超示：①肝实质弥漫性回声轻度改变；②胆囊壁毛糙；③右肾内强
回声（结石）。胸部 CT 扫描未见活动性病变，甲状腺左侧可见点状高密度
影及类圆形低密度影。颈部彩超回示：①右侧颈部多发实性低回声；②双
侧腋窝、腹股沟实性低回声。甲状腺彩超：①双侧甲状腺内囊性实性占位

（不排除甲状腺癌）；②双侧甲状腺体积增大；③右侧甲状腺内强回声（钙化灶？）。甲功腺功能正常。

住院第四天，口腔溃疡附着物拭子培养报告：摩氏摩根菌感染。药敏结果：亚胺培南西司他丁钠、美罗培南、头孢吡肟、氨曲南、哌拉西林钠他唑巴坦钠、阿米卡星敏感。由于患者曾经院外反复应用抗生素抗感染治疗效果差，根据药敏结果，停用甲硝唑，给予亚胺培南西司他丁钠针抗感染治疗。经亚胺培南西司他丁钠4周联合阿米卡星针2周抗感染治疗，效差。请临床药师会诊，建议用美罗培南针联合磷霉素针抗感染、甲硝唑针抗厌氧菌、氟康唑针抗真菌治疗2周，患者口腔及耳部疼痛感明显减轻，偶感疼痛，口腔舌体溃疡附着物明显减少，溃疡面较前变浅。双侧颈部淋巴结较入院时明显缩小。经两次口腔溃疡附着物拭子培养均未再培养出摩氏摩根菌及其他细菌与真菌，体温正常，进食改善。降钙素原：0.039ng/mL，正常，停用抗生素。

复查甲状腺功能，TSH：1.04μIU/mL，FT$_3$：5.17pmol/L，TT3：1.06ng/mL，FT4：15.35pmol/l，TT：49.58μg/dL，正常。甲状腺ECT诊断意见：①甲状腺显影位置形态尚可，面积增大；②甲状腺摄锝－99m功能减退；③甲状腺双侧叶放射性分布不均匀，甲状腺左叶中极，右叶下极冷结节。考虑甲状腺囊肿，患者无不适，暂未予处理。住院期间出现肝功能异常，ALT：138.0U/L，AST：77U/L，ALP：76U/L，γ-GT：162U/L，转氨酶升高，予以护肝治疗后正常。

患者住院治疗54天，于2013年2月5日好转出院。

出院诊断：①获得性免疫缺陷综合征并口腔溃疡，口腔炎（摩氏摩根菌），淋巴结炎，真菌性口炎。②慢性胆囊炎。③病毒性肝炎 丙型 慢性轻度？ ④肾结石。⑤甲状腺囊肿。

第二次入院：患者于2013年2月21日因舌体部溃烂伴疼痛出血，入住本院外科，经口腔科会诊，并于溃疡处取活组织检查，病理回示：部分舌体高分化鳞状细胞癌（图2-2-24）。口腔普通菌培养：摩氏摩根菌，对

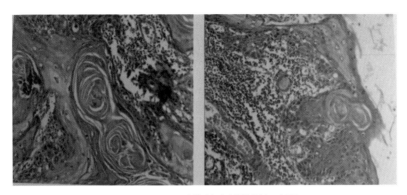

图 2-2-24 舌体溃疡活检组织病理

阿米卡星、美罗培南敏感，余耐药，考虑为定植菌可能。T 淋巴细胞亚群，CD3：1 471 个 /μL，CD4：692 个 /μL，CD8：729 个 /μL，CD4%：47%，CD4/CD8：0.95。HIV 病毒载量：55 拷贝 /mL，抗反转录病毒治疗有效。给予平阳霉素针化疗，营养支持及局部换药治疗，体温正常，颈部肿块缩小，口腔分泌物减少。住院第 12 天，体温 38.5℃，右颈部肿块增大，红肿明显，切开清除出大量干酪样坏死组织，病理可见大量角化物伴坏死，抗酸染色阴性，给予氟氯西林抗感染治疗，加强伤口换药，体温恢复正常，伤口周围皮肤无红肿，脓性分泌物减少，结束第一周期化疗。

第二周期化疗 2 天后，患者开始间断发热，最高体温 39.0℃，伴寒战，时有胸闷、咳嗽，肺底可闻及湿啰音。胸部 CT 示双肺广泛分布云絮样模糊影，胸腔内可见实变，双侧胸膜欠光滑，胸腔内未见积液，纵隔内未见明显肿大淋巴结影。给予头孢哌酮钠舒巴坦钠抗感染治疗。2013 年 4 月 13 日 T 淋巴细胞亚群，CD3：365 个 /μL，CD4：193 个 /μL，CD8：169 个 /μL，CD4%：53%，CD4/CD8：1.14。

2013 年 4 月 16 日头孢哌酮钠舒巴坦治疗 1 周，复查胸部 CT 示两肺叶可见斑片状密度增高影，边缘模糊，与胸膜粘连，两侧胸膜增厚，支气管通畅。粪常规检出少量真菌孢子，加用氟康唑抗真菌治疗。后患者仍发热，体温波动在 37.6℃左右，偶感胸闷，肺底啰音较前减少，住院共 57 天，于

2013 年 4 月 19 日自动出院。

患者转归： 出院后于 2013 年 5 月底在当地县医院死亡，死亡原因：感染与全身衰竭。

点评：

（1）该患者舌体溃疡最终经活组织病理确诊为高分化鳞状细胞癌。患者住院前 10 个月即感口腔疼痛，同侧淋巴结肿大、疼痛。在第一次住院期间尽管考虑到要进行活组织检查，但因此前颈部肿大淋巴结穿刺提示淋巴结炎，且入院后溃疡面拭子培养查到阳性细菌，经抗感染治疗，临床症状与体征均有好转，而未再进一步活组织检查，说明对舌癌的认识与诊断存在不足。

（2）舌癌早期可表现为溃疡、外生与浸润三种类型。有的病例第一症状仅为舌痛，有时可放射至颞部或耳部。外生型可来自乳头状瘤恶变。浸润型表面可无突起或溃疡。溃疡型及浸润型癌常伴有自发性疼痛和程度不同的舌运动受限。舌癌应与慢性溃疡鉴别，尤其对于艾滋病患者，由于免疫功能受损，口腔真菌及溃疡的发生率高，反复感染的概率大，因此对临床上去除刺激因素及积极局部处理后仍不见溃疡好转者，应及时行活检，或请口腔科医师会诊，以便早期确诊，早期处理。

（3）该患者舌癌病理分型为高分化鳞癌，属于低度恶性，但由于从出现症状（口腔疼痛）到明确诊断历经 1 年，化疗后免疫功能显著受到抑制（CD4 计数由 692 个 /μL 降至 193 个 /μL），导致严重的肺部感染，最后死于肺部感染。对于 HIV 感染者，进行全身化疗时应全面评估患者的全身状况，必要时可选择局部放射治疗。

【病例 74】右侧乳头内陷——乳腺浸润性导管癌

张某，女，54 岁，农民。入院日期：2012 年 3 月 12 日，出院日期：2012 年 3 月 30 日。

主诉：发现 HIV 感染 8 年，右侧乳头内陷 3 年。

现病史：8 年前普查发现 HIV 抗体初筛试验及确证试验阳性，CD4：200 个 /μL，无明显不适，当地给予"DDI+D4T+NVP"方案 ART 治疗，无错服、漏服，但未定时服用，期间多次复查 CD4 均在 400 个 /μL 左右。3 年前发现右侧乳头内陷，乳房内可触及肿块，无发热、寒战，局部无红肿、发热、疼痛等，至当地多家医院就诊，均因患"AIDS"拒绝穿刺活检进一步确诊，一直未治疗，3 年来乳房内肿块大小无明显变化。入院前抗病毒治疗方案为"D4T+3TC+ NVP"，为求系统诊治，转诊我院，门诊以"AIDS，乳腺癌待排"收住入院。起病后，患者神志清，精神可，饮食、夜眠可，大小便正常，体重较前无明显变化。

既往史：2002 年体检发现抗 HCV 阳性，无明显不适，至今未进一步诊治。无"冠心病、糖尿病、高血压"等慢性病史，无"结核"等其他传染病史及接触史。2 年前在我院妇科门诊行宫颈手术治疗，具体手术不详。无其他手术及外伤史。20 年前有多次不规范单采血浆史。预防接种史不详。有"阿莫西林"过敏史，出现全身皮疹，无食物过敏史。

个人史：出生于原籍，文盲，近 2 年至深圳探亲 3 次，无不良嗜好。

婚育史：23 岁结婚，夫妻关系和睦，丈夫患"高血压病、糖尿病"，HIV 抗体初筛试验阴性。育有 1 女 1 子，HIV 抗体初筛试验阴性。

月经史：$13\dfrac{4-5}{28-30}53$，无痛经史，经量、色暗红，孕 2 产 2。

家族史：母亲因"乳腺癌"于 3 年前病故，父亲于 3 年前去世（死因不详）。1 姐 2 兄 1 弟，大哥因"AIDS"于 10 年前病故。

体格检查：T：36.8℃，P：80 次 / 分，R：22 次 / 分，BP：137/85mmHg。发育正常，营养中等，神志清，精神可，自主体位，步入病房，查体合作。全身皮肤黏膜无黄染、出血点，无肝掌、蜘蛛痣。双侧乳房皮肤无红肿、淤斑、色素沉着等，右侧乳头内陷，乳房内可触及一肿块，约 4cm×5cm 大小，质韧，边缘不清，活动度差。双侧颈部及腋窝未触及明显肿大淋巴结。

头颅无畸形，双眼睑无水肿，球结膜无充血，巩膜无黄染，双侧瞳孔等大等圆，直径约 3mm，对光反射灵敏。耳鼻无畸形，无异常分泌物，口唇无发绀，口腔黏膜未见白斑，伸舌居中，咽充血，扁桃体无肿大。颈软无抵抗，气管居中，甲状腺无肿大，无血管杂音。胸廓无畸形，心肺检查未见异常。腹部膨隆，软，无压痛、反跳痛，肝脾肋下未触及，胆囊区无压痛，肝肾区无叩击痛，腹部移动性浊音阴性，肠鸣音 4 次 / 分。肛门及外生殖器未见异常。脊柱、四肢无畸形，四肢肌力肌张力正常，双下肢无水肿。生理反射存在，病理反射未引出。

入院诊断： ①获得性免疫缺陷综合征。②乳腺肿块性质待查。③病毒性肝炎　丙型　慢性轻度？

治疗经过： 入院后患者一般情况好，完善辅助检查。心电图检查正常。彩超示肝实质弥漫性回声改变，脾稍厚，胆囊壁毛糙；双侧乳腺回声改变，右乳实性占位（乳腺癌？）。胸部 CT 示支气管肺炎，右侧乳腺结节影。血、尿常规正常，肝肾功能正常，血糖：6.37mmol/L，TG：5.93mmol/L，GHOL：1.13mmol/L，抗 HCV 阳性，HCV-RNA：6.20×10^7 拷贝 /mL。CD4：891 个 /μL。HIV 病毒载量低于检测下限。

依据患者目前一线抗病毒治疗方案有效，合并 HCV 感染，建议抗病毒治疗方案调整为 3TC+TDF+EFV。暂不考虑抗 HCV 治疗，先明确乳腺占位性质，故请肿瘤外科会诊，查右乳内下象限内侧可探及一肿物，约 2.0cm×1.5cm，质硬，活动尚好，无压痛，右侧乳头内陷，浅表淋巴结未触及肿大。会诊意见：右乳腺肿物，乳腺癌可能性大，建议转肿瘤外科进一步检查明确诊断。患者于 2012 年 3 月 19 日行右乳腺肿物切除术。2012 年 3 月 23 日右乳腺肿块病理回示：浸润性导管癌。临床分期为 T1N0M0，建议行右乳癌改良根治术，患者及其家属拒绝进一步治疗，自动出院。

最终诊断： ①获得性免疫缺陷综合征并支气管肺炎；②右侧乳腺浸润性导管癌；③病毒性肝炎　丙型　慢性轻度；④高甘油三脂血症。

点评:

（1）该患者有乳腺癌家族史（其母亲死于乳腺癌），3年前即发现右侧乳头内陷，乳房内可触及肿块。2年前曾行"宫颈手术"，但具体诊断与治疗情况不明确。1年前绝经，曾至当地多家医院就诊，均因患"AIDS"被拒绝穿刺活检而未明确诊断。此次住院明确诊断后，患者及其家属却放弃进一步的治疗。从患者就诊过程看，由于种种主客观原因，有延误诊断和治疗的情况。

（2）患者抗病毒治疗8年，虽然期间药物有个别调整，但患者依从性较好，病毒载量检查结果显示一线抗病毒治疗方案仍然有效。也进一步说明HIV感染者随着治疗时间的延长、年龄的增长，即使在抗病毒治疗有效的情况下，非免疫抑制的相关慢性疾病以及肿瘤的发生率依然在升高。对于老年HIV感染者，尤其有肿瘤家族史的高危人群，肿瘤的筛查非常重要。对于女性HIV感染者50岁以后应每年进行乳腺X线检查，根据家族史等风险的评估，也可以从40岁开始。

【病例75】生殖器及肛周反复溃烂、发热——湿疹样癌

仝某，男，34岁，无业。入院日期：2012年9月12日，出院日期：2012年10月26日。

主诉: 外生殖器及肛周反复溃烂5个月，发热5天。

现病史: 5个月前无明显诱因出现生殖器溃烂，始约1cm×1cm大小，后溃烂面逐渐增多，蔓延至整个外生殖器，伴脓性分泌物渗出，伴排尿疼痛，无尿频、尿急、尿血等不适。曾到我院皮肤科就诊，查TPPA、RPR均阴性，皮肤性病门诊按"外生殖器溃疡、痔疮"给予消炎、对症治疗，效果差。5天前患者开始发热，体温38℃左右，肛周及生殖器溃疡加重，转入感染科治疗。

既往史: 19年前多次单采血浆。2004年于河南省疾病预防控制中心查

HIV 初筛及确证试验阳性；CD4：8 个 /μL。因发热、"肺结核""肺部感染" 多次住院治疗，2005 年 8 月开始 "AZT+3TC+EFV" 方案 ART，半年后因 "贫血" 将 "AZT" 换为 "D4T"，依从性差，CD4 曾升至 308 个 /μL，2 年后自行停药。6 个月前无明显诱因出现便血，大便表面及便后可见鲜血，无肛周疼痛、腹泻等不适，未检查治疗，上述症状时轻时重。无高血压病、糖尿病、冠心病等慢性病史。

个人史： 出生于原籍，小学学历，多年前曾在长沙、广州打工，近 10 年待业在家。家居生活环境一般，无疫区居住史，无疫水接触史，无工业毒物、粉尘、放射性物质接触史。吸烟 10 余年，约 20 支 / 天，偶有饮酒，量不多，有药瘾史 2 年，否认冶游史。

家族史： 父亲死于脑梗死。母亲体健，1 哥 2 姐均体健，均未行 HIV 抗体筛查。家族中无其他遗传性疾病及其他传染病史。

入院体格检查： T：37.8℃，P：96 次 / 分，R：24 次 / 次，BP：109/57mmHg。神志清，精神差，痛苦面容。全身皮肤黏膜无黄染，全身浅表淋巴结未扪及肿大。口唇无发绀，口腔黏膜未见白斑。颈软，气管居中，甲状腺无肿大。双肺呼吸音清，未闻及干湿性啰音，心脏、腹部检查未见异常。生殖器及肛周溃烂，溃烂面约 3cm×5cm，蔓延至整个外生殖器，表面可见黄色脓性分泌物渗出，阴茎冠状沟及包皮内侧溃疡，疼痛难忍（图 2-2-25、图 2-2-26）。生理反射存在，病理反射阴性。

辅助检查： 血常规，WBC：$2.05×10^9$/L，N%：55.10%，L%：20.5%，RBC：$2.81×10^{12}$/L，HGB：106g/L，PLT：$194×10^9$/L。T 细胞亚群，CD4：27 个 /μL，CD8：271 个 /μL，CD4/CD8：0.3。

肝功能，TBIL：5.4μmol/L，ALB：32g/L，ALT：40U/L，AST：45U/L，ALP：104U/L，GGT：54U/L，CHE：6 757U/L。

胸部 CT 示： 两肺感染。

入院诊断： ①获得性免疫缺陷综合征并外生殖器及肛周溃疡，皮肤感染，肺部感染。②白塞病？

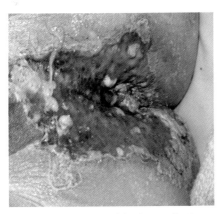

图 2-2-25　湿疹样癌肛周表现

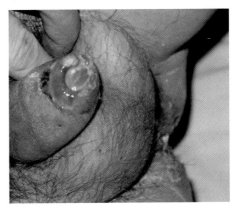

图 2-2-26　湿疹样癌外生殖器表现

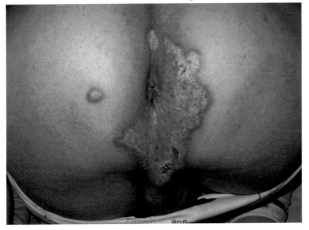

图 2-2-27　湿疹样癌治疗后肛周表现

治疗经过：入院后积极完善相关检查，多次行溃疡面分泌物培养，培养出多种细菌，根据药敏结果先后选用头孢他啶、左氧氟沙星针、亚胺培南西司他丁钠针抗感染治疗后，效果差。请皮肤科、肿瘤科、外科专家会诊，考虑诊断"白塞病"的可能，给予"氯霉素乳膏"及服用激素治疗。病情一度好转，以后反复外生殖器及肛周溃烂，再次请皮肤科会诊：取肛周溃疡皮肤活检。病理提示：化脓性伴鳞状上皮乳头状增生；湿疹样癌待定；建议行免疫组化检查。

免疫组化结果报告：CK7（-），CK5/6（+），P63（-），P53（-），

K1-67（＋大细胞）；组织形态符合派杰氏病。

肛周皮肤溃疡分泌物培养：大肠埃希菌；对复方新诺明、美罗培南、亚胺培南西司他丁钠、阿米卡星、哌拉西林钠他唑巴坦钠敏感。按药敏选用"哌拉西林钠他唑巴坦钠＋阿米卡星"抗感染，同时支持、对症治疗。局部复方黄柏洗液，高锰酸钾湿敷，光动力治疗，病情逐步改善，好转出院（图2-2-27）。

最后诊断：① AIDS 并生殖器及肛周湿疹样癌；②肛周皮肤感染。

出院医嘱：①局部复方黄柏洗液治疗，门诊光动力治疗；②病情稳定后继续 ART，方案调整为：3TC+TDF+LPV/r，强调治疗依从性；③严密观察，定期随访；④观察病情，待免疫力提高后可考虑择期手术治疗。

随访：3个月后患者在皮肤科行手术切除，1年后再次随访患者，CD4上升至200个/μL以上，2年后患者CD4上升至500个/μL。

点评：湿疹样癌又名派杰氏病（Paget's disease），在临床上表现为湿疹样皮损，病理上表皮内有大而淡染的异常细胞（Paget 细胞），其为一种特殊性癌。根据发病部位不同可分为乳房 Paget 病（Paget's disease of breast）及乳房外 Paget 病（extramammary Paget's disease）两型。前者发生于乳头及乳晕部；后者常见于顶泌汗腺分布区，如女性会阴、男性生殖器，肛门、耵聍腺及睑腺等。

由于本病多有瘙痒、丘疹、潮红、渗出、结痂及脱屑等类似湿疹的表现，故又称之为湿疹样癌，是一种少见的阴囊皮肤恶性肿瘤，临床很容易误诊为阴囊皮肤慢性湿疹或皮炎。由于本病在得到确诊前经历的时间较长，一般可达数月至数年之久，因此稍一疏忽，很容易造成误诊、漏诊。

本患者反复生殖器及肛周溃烂5个月，曾按外生殖器及肛周溃疡、皮肤感染、白塞病等治疗，病情未控制；经多次专家会诊，最终经病理检查确诊。因此，要早期诊断明确，首先要提高对本病的认识。阴囊 Paget 病好发于50岁以上的老年人，艾滋病患者由于免疫力低下，是本病的高危因素，加之混合感染的存在，使本病诊断更加困难。提醒凡阴囊、会阴等大汗腺丰富部位的皮肤出现了湿疹样改变，应该想到 Paget 病的可能。

本病病变初起为小片水疱状皮疹或鳞屑性红斑，边界清晰，搔抓后表面糜烂、渗液、结痂。痂片脱落后皮肤呈疣状增生，且逐渐向外浸润，形成糜烂与红斑交错相间的粗糙皮损，常因继发感染而有恶臭味。凡上述部位皮肤有湿疹样改变，经 1～2 个月按湿疹等治疗没有明显好转或很快复发者，尤其是合并慢性溃疡、疣状肿物者，应及时到有条件的医院进行皮肤病理检查，以便早期确诊。

本病具有发展缓慢、转移较晚的特征，但一经确诊，应早期在皮肤损害区进行大范围的皮肤切除，并做快速冰冻切片病理检查。如果病理报告显示病变已累及真皮层，应果断地实施包括同侧阴囊、睾丸、精索在内的扩大切除术，以求达到根治。即便发现腹股沟淋巴结有转移征象者，也要进行髂腹股沟淋巴结清扫，以提高临床治愈率。

【病例 76】会阴部赘生物——阴囊鳞癌

李某，男，47 岁，农民。第一次入院日期：2014 年 4 月 15 日。

主诉：发现 HIV 感染 8 年，会阴部赘生物 5 个月。

现病史：8 年前体检时发现 HIV 初筛阳性，遂行确证试验阳性，CD4 未查。7 年前因头晕不适开始 ART，方案为 3TC+D4T+NVP。2 年前因抗病毒治疗失败，当地医院更换方案为：TDF+3TC+LPV/r，依从性可，无错服、漏服。5 个月前无诱因出现会阴部赘生物，无尿痛、尿频等症状，未治疗。赘生物逐渐增大至核桃大小，在当地医院就诊准备行手术治疗，期间血常规检查发现白细胞减少、血小板减少（具体不详），为求明确诊断及系统治疗，转诊我院。

既往史：无高血压病、糖尿病等慢性病史；20 年前患"肺结核"已治愈，无肝炎病史。20 年前曾不规范单采血浆 10 余次。无外伤史。无药物及食物过敏史。

个人史：生长于原籍，小学文化，在家务农。无烟酒等不良嗜好，否认冶游史。

婚育史：21岁结婚，配偶HIV抗体初筛阴性。育1女1子均体健，HIV抗体初筛试验均阴性。

家族史：父亲去世10年（死因不详），母亲因"脑出血"去世3年。3个哥哥和3个姐姐均体健，HIV抗体初筛未查。

体格检查：T：37.0℃，P：75次/分，R：20次/分，BP：135/86mmHg。发育正常，营养中等，神志清，精神可，自行步入病房，体格检查合作。全身皮肤无黄染、皮疹及出血点。浅表部位未触及肿大淋巴结。头颅无畸形，睑结膜无苍白，巩膜无黄染，双侧瞳孔等大等圆，耳鼻无异常。口腔黏膜未见白斑，伸舌居中，咽腔无充血，扁桃体无肿大。颈软，气管居中，甲状腺无肿大，无血管杂音。心肺检查无异常，肝肋下、剑突下未触及，脾肋下4cm可触及，质硬、缘钝，无触痛。腹部叩诊移动性浊音阴性。阴囊根部见一大小约4cm×4cm的赘生物，呈菜花样，局部皮肤粗糙，无红肿，压痛不明显。脊柱无畸形，关节无红肿，四肢肌力及肌张力正常，双下肢无水肿。神经系统检查：生理反射存在，病理反射未引出。

入院诊断：①获得性免疫缺陷综合征。②尖锐湿疣？

治疗经过：根据患者既往有多次不规范单采血浆史，曾有血白细胞、血小板减少，体检发现脾大，不排除合并HCV感染导致的肝硬化。体检阴囊根部赘生物呈菜花样，除考虑尖锐湿疣，也不排除二期梅毒的扁平湿疣表现。

入院查血常规，WBC：2.45×10^9/L，N％：60%，L％：29.8％，N：1.47×10^9/L，L：0.73×10^9/L，RBC：4.14×10^{12}/L，HGB：114g/L，PLT：43×10^9/L。凝血功能正常。肝功能，TP：77g/L，ALB：38g/L，TBIL：21.6μmol/L，DBIL：5.9μmol/L，ALP：124U/L，γ-GT：36U/L，CHE：5 459U/L。肾功能、心肌酶、血糖均正常。

T淋巴细胞亚群，CD3：386个/μL，CD4：183个/μL，CD8：162个

/μL，CD4/CD8：1.13。HBV-M：HBsAg 阴性，HBsAb 阴性，HBeAg 阴性，HBeAb 阴性，HBcAb 阴性，抗 HBc-IgM 阴性；乙肝病毒前 S1 抗原阴性。抗 HCV：阳性，HCV-RNA：4.01×10^4IU/mL，TP-Ab：阴性，排除梅毒感染。

　　腹部彩超：肝脏轮廓清，形态大小尚可，包膜光滑，于肝右叶前叶可探及一实性略高回声，边界清，内回声分布不均，大小 14mm×15mm，余实质回声密集，增粗，分布不均匀，呈网格样改变。肝内血管走行紊乱，门静脉主干内径21mm，门脉主干内可探及一 42mm×22mm 实性的略低回声，形状不规则，此处门脉内血流充盈缺损。脾厚74mm，肋下68mm，实质回声均匀，脾静脉内径约17mm。提示：肝弥漫性回声改变，肝内略高回声，胆囊壁炎性增厚，脾大，门脉内低回声（血栓？）。结合 HCV 抗体阳性，HCV-RNA 阳性，血常规、白细胞与血小板减少，丙肝肝硬化，脾功能亢进可以明确诊断。T 细胞亚群 CD3、CD4、CD8 计数均偏低，但 CD4/CD8 比值尚好，考虑因外周血白细胞减少所致，继续原抗病毒治疗方案。肝内高回声与门脉内低回声需进一步与肝癌及门脉癌栓鉴别。

　　胸部 CT：右肺上叶后段、右肺下叶背段、左肺上叶舌段及左下叶内、后基底段可见散在片絮样淡薄影及结节影，边缘模糊，内密度欠均匀。PCT < 0.05ng/mL，ESR：13mm/h，CRP：2.4mg/L，结合临床无呼吸道感染症状，不支持感染诊断，未给予抗感染治疗，需进一步观察。

　　请皮肤科会诊，专科检查：阴囊根部一儿拳大小疣状赘生物，表面粗糙，呈菜花状，红色，表面湿润。入院第 6 天，皮肤科在椎管内麻醉下行"巨大尖锐湿疣根治术（电灼术＋电切术）"。术前半小时开始给予抗生素预防感染，术后手术部位给予黄柏液外洗、湿敷，局部换药。术后抗生素预防感染应用 2 天，第三日因发热，最高体温38.3℃，手术部位少量渗出；抗生素应用 5 天，体温正常。复查血常规，WBC：2.85×10^9/L，N%：65.5%，L%：26.3%，N：1.87×10^9/L，L：0.75×10^9/L，RBC：4.0×10^{12}/L，HGB：109g/L，PLT：51×10^9/L；PCT < 0.05ng/mL，ESR：45mm/h，CRP：7.5mg/L，停用抗生素。

术后 1 周，手术部位无渗出，局部无红肿，病理结果回示阴囊鳞状细胞癌（图 2-2-28、图 2-2-29），转至肿瘤科进一步治疗。同时告知肿瘤科医师需进一步追踪检查肺部结节影与肝脏异常发现。

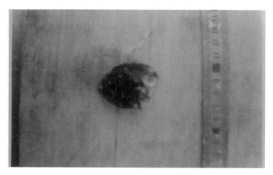

图 2-2-28　阴囊根部赘生物切除大体标本

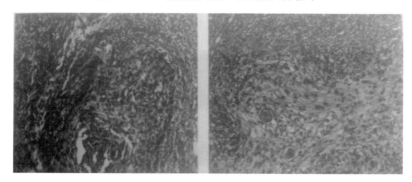

图 2-2-29　阴囊根部赘生物组织病理

患者转至肿瘤科后因经济问题未化疗，2 天后自动出院。

出院诊断： ①获得性免疫缺陷综合征；②阴囊鳞状细胞癌；③丙肝肝硬化，脾功能亢进；④原发性肝癌待排除。

第二次入院： 2014 年 10 月 12 日，因"会阴部肿块伴疼痛 1 个月"为主诉再次入院。入院体格检查双侧腹股沟淋巴结肿大、触痛，考虑阴囊鳞状细胞癌转移，转至肿瘤科，肿大淋巴结穿刺病理：鳞状细胞癌转移／浸润（图 2-2-30）。给予化疗 1 个周期后，右侧肿大淋巴结消失，左侧肿大淋巴结明显缩小。复查肺部结节影较前无变化。肝脏超声检查结果仍考虑肝硬化结节形成。

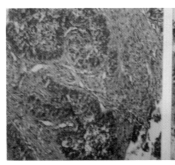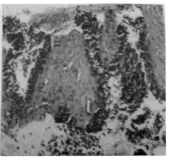

图 2-2-30　腹股沟淋巴结组织病理

点评： 阴囊鳞状细胞癌是阴囊最常见的恶性肿瘤。在初期阴囊皮肤出现无痛性丘疹隆起，逐渐增大变硬，中央可形成溃疡。临床需要与二期梅毒的扁平湿疣鉴别，扁平湿疣为发生于生殖器部位的丘疹或斑块，表面扁平而潮湿，也可呈颗粒状或菜花状，暗视野检查可查到梅毒螺旋体，梅毒血清学反应阳性。此外与生殖器尖锐湿疣鉴别，本病例入院初步诊断为尖锐湿疣，经局部组织活检病理检查确诊。阴囊鳞状细胞癌的治疗以手术为主，一般应保留阴囊内容物。术后及时化疗，可减缓肿瘤进展。

第三节　艾滋病合并其他疾病

一、艾滋病合并乙型肝炎

【病例77】发热、腋下肿块——淋巴结核，病毒性肝炎　乙型　慢性中度

杨某，女，19岁。第一次入院日期：2012年3月13日。

主诉： 发热、腋下肿块1个月。

现病史： 1个月前患者出现发热，体温最高39.0℃，伴畏寒，发热无明显规律。左腋下出现一肿块，高热时肿块疼痛明显。在当地防疫站检测出HIV 抗体初筛阳性，在当地医院就诊时予"头孢类抗生素"治疗半个月，体温不能控制，肿块疼痛明显，转入我院感染科。

既往史：出生 5 个月时输血 1 次。患者母亲有慢性乙肝病史。

体格检查：左腋下可触及一肿块，3cm×4cm，触痛明显。皮温正常，质韧、边缘清、活动度可，余无阳性体征。

初步诊断：获得性免疫缺陷综合征？淋巴结结核？

治疗经过：入院后完善相关检查 CD4：121 个 /μL，HIV-RNA：1 500 拷贝 /mL。HBV-M：HBsAg（+），HBeAg（+），余阴性。HBV-DNA：5.86×10^8 拷贝 /mL。抗 HCV（+），HCV-RNA 低于检测下限。腋下肿块进行活检病理提示：淋巴结核。胸 CT：无明显异常。

更正诊断：① AIDS 合并淋巴结结核；②病毒性肝炎　乙型　慢性中度。给予异烟肼＋利福平＋乙胺丁醇＋吡嗪酰胺四联方案抗结核治疗。抗结核治疗半个月后，患者体温逐渐下降，于 2012 年 4 月 7 日开始 TDF+3TC+EFV 治疗。服药依从性好。

病情进展与随访：2012 年 5 月 9 日患者因"发热、胸闷"第二次入院。入院后查 CD4：454 个 /μL。胸片提示大量胸水。胸水检查结果支持结核性胸膜炎。诊断：AIDS 合并结核性胸膜炎，免疫重建炎性综合征，淋巴结结核。加用醋酸泼尼松片 20mg，每日 3 次，同时继续 HREZ 抗结核治疗，继续原方案 ART 治疗，定期抽胸水及对症治疗。3 周后，患者好转出院。激素逐渐减停。2012 年 6 月 8 日随访，CD4：118 个 /μL。

第三次入院：2012 年 7 月 25 日患者因"肝功能异常"第三次入院。

入院检查：CD4：109 个 /μL。HIV-RNA：49 拷贝 /mL。HBV-M：HBsAg（+），HBeAg（+），余阴性。HBV-DNA：2.81×10^4 拷贝 /mL。抗 HCV（+），HCV-RNA 小于最低检测线。

2012 年 8 月 28 日随访，CD4：144 个 /μL。

2013 年 1 月 7 日随访：CD4：213 个 /μL。HIV-RNA 低于检测下限。

HBV-M：HBsAg（+），HBeAg（+），余阴性。抗 HCV（+），HCV-RNA 低于检测下限。

2013 年 5 月 15 日随访，CD4：284 个 /μL。HIV-RNA 低于检测下限。HBV-M：HBsAg（+），HBeAg（+），余阴性。HBV-DNA：1.41×10^3 拷贝 /mL。抗 HCV（+），HCV-RNA 低于检测下限。腋下肿块明显缩小，抗结核治疗 14 个月，停用抗结核药物。

2013 年 12 月 9 日随访，CD4：545 个 /μL。HIV-RNA 低于检测下限。HBV-M：HBsAg（+），HBeAg（+），余阴性。HBV-DNA：5.05×10^3IU/mL。抗 HCV（+），HCV-RNA 低于检测下限。

点评：

（1）患者是 AIDS 合并慢性乙肝，在婴儿时输血感染 HIV。其母亲为慢性乙肝患者，目前口服恩替卡韦治疗，乙肝病毒低于检测下限。患者慢性乙肝可能由母婴感染或输血感染所致。

（2）患者淋巴结结核诊断明确，由于合并慢性乙肝，因此抗结核治疗过程中要密切监测肝功能。患者因输血感染 HIV，多次检测抗 HCV 阳性，虽然 HCV-RNA 阴性，仍不能完全排除慢性丙肝感染，需要定期监测 HCV-RNA。

（3）患者接受 3TC+TDF+EFV 治疗 1 年半，取得了良好的 HIV 病毒学和免疫学疗效，乙肝病毒 DNA 虽然下降，但仍有 10^3IU/mL，乙肝治疗只取得了部分病毒学应答。在临床工作中，我们也发现 HIV/HBV 混合感染者抗病毒治疗，HIV 和 HBV 的病毒治疗效果不一致的现象，常常是 HIV 取得了良好的抗病毒应答，但 HBV-DNA 迟迟不能转阴。我国《慢性乙型肝炎防治指南》建议：无论治疗前 HBeAg 阳性或阴性患者，于治疗 1 年时仍可检测到 HBV-DNA，或 HBV-DNA 下降＜2 log 者，应改用其他抗病毒药治疗。但对于 HIV 合并 HBV 患者来说，现在仍无具体的统计数据显示 HIV 患者 HBV 病毒学应答的规律，这个领域研究较少。因此，对于 HIV/HBV 患者在定期复查 HIV-RNA 同时，也要定期复查 HBV-DNA。

【病例 78】发热、视物模糊、进食后胸骨后不适——淋巴结结核，霉菌性食管炎，CMV 视网膜炎，病毒性肝炎 乙型 慢加急性肝衰竭

杜某，男，45 岁，农民。入院日期：2013 年 12 月 13 日。

主诉：间断发热 6 个月，再发 10 余天。

现病史：6 个月前患者无明显诱因出现发热，体温最高达 38.5℃，伴咳嗽、咳痰，无胸闷、心悸，无腹痛、腹泻，无头晕、头痛，间断在个体诊所及当地医院治疗（具体用药不详），体温曾降至正常，易反复。10 余天前上述症状再发，伴视物模糊、纳差，进食后胸骨后不适感明显，在当地医院查 HIV 抗体初筛阳性，转诊我院。

既往史：无冠心病、糖尿病、高血压等慢性病史，"乙肝"病史 20 余年，未治疗，肝功能及乙肝病毒载量情况不详。无食物、药物过敏史。

个人史：出生于原籍，农民，文盲，少量吸烟及饮酒史，无药物嗜好，无工业毒物、粉尘、放射性物质接触史，有异性性接触史。

婚育史：24 岁结婚，配偶体健，HIV 抗体初筛阳性。1 女 1 子体健，尚未进行 HIV 抗体筛查。

家族史：父母均健在，2 弟 2 妹均体健。

体格检查：T：36.7℃，P：88 次 / 分，R：22 次 / 分，BP：122/81mmHg。双侧下肢散见淤斑，可见肝掌，未见蜘蛛痣。浅表淋巴结未触及肿大。口唇无苍白，口腔黏膜可见大量白斑，咽腔无充血，扁桃体无肿大。双肺听诊呼吸音粗，未闻及干湿性啰音。心律齐，各瓣膜听诊区未闻及杂音。腹软，脐下压痛无反跳痛。肝脾肋下未及，墨菲征阴性，肝区叩痛阴性，腹部移动性浊音阴性，肠鸣音正常，双下肢无水肿。生理反射存在，病理反射未引出。

入院诊断：获得性免疫缺陷综合征并真菌性口炎，CMV 视网膜炎？霉菌性食管炎。

入院后检查：彩超探查：双侧颈部、腋窝、腹股沟淋巴结可见并部分

肿大。腹部彩超示：肝实质弥漫性回声改变，腹腔淋巴结肿大。胸部 CT 示两肺慢性炎症。

血常规，WBC：$4.18×10^9$/L，N%：71%，L%：11.5%，RBC：$3.56×10^{12}$/L，HGB：110g/L，PLT：$50×10^9$/L。肝功能：TBIL：$10.3\mu mol/L$，T：54.4g/L，ALB：28.9g/L，ALT：68U/L，AST：48U/L，ALP：51U/L，GGT：42U/L，CHE：3 271U/L，白蛋白偏低，转氨酶轻度升高。凝血功能检查正常。ESR：52mm/h。血 PCT：0.138ng/mL。

T 淋巴细胞亚群示：CD4：19 个 /μL，CD8：321 个 /μL，CD4%：5%，CD4/CD8：0.06。乙肝系列示：HBsAg 阳性，HBeAb 阳性，HBcAb 阳性，余阴性。血 HBV-DNA：$5.52×10^9$ 拷贝 /mL。

抗 HCV：阴性。HCV-RNA 低于检测下限。梅毒螺旋体抗体：阴性。

血 HCMV-DNA 低于检测下限。胃镜提示：真菌性食管炎。

更正诊断：①获得性免疫缺陷综合征并真菌性口炎，真菌性食管炎，血小板减少症，细菌性肺炎，淋巴结炎？淋巴结结核？②病毒性肝炎 乙型 慢性轻度。

治疗经过：应用哌拉西林他唑巴坦钠针抗感染；氟康唑针抗真菌；给复方磺胺甲噁唑片预防量口服；肝功能示转氨酶轻度升高，加用复方甘草酸单铵 S 针保肝降酶及对症支持治疗。

2013 年 12 月 18 日回报：血 TB-IGRA：52.8pg/mL，不排除结核感染。行眼底造影检查提示巨细胞病毒性视网膜炎 ou。血曲霉菌抗原阴性，血真菌（1–3）–β–D 葡聚糖检测阴性。诊断考虑合并淋巴结结核、巨细胞病毒性视网膜炎 ou，加用 HRZE 抗结核，膦甲酸钠氯化钠注射液抗 CMV 治疗。

2013 年 12 月 21 日，体温恢复正常。

2013 年 12 月 25 日，抗结核及抗 CMV 治疗 1 周后，患者进食量较前下降，伴恶心、呕吐、口苦、乏力。复查血常规，WBC：$2.65×10^9$/L，N%：61.5 %，L%：21.5%，RBC：$3.66×10^{12}$/L，HGB：104g/L，PLT：$55×10^9$/L，白细胞及中性粒细胞数较前下降，血小板仍偏低。肝功能，TBIL：$53\mu mol/L$，

T：61g/L，ALB：29g/L，ALT：99U/L，AST：88U/L，ALP：71U/L，GGT：48U/L，CHE：3 358U/L，胆红素较前升高，白蛋白偏低。凝血功能正常。血PCT、CRP、ESR正常，抗感染治疗有效。复查血肝功能示胆红素较前升高，考虑抗结核药物引起的药物性肝炎，因吡嗪酰胺片、利福平致肝损伤的不良反应最明显，暂停用，为保证抗结核治疗效果，加用阿米卡星针、左氧氟沙星针抗结核治疗；口腔白斑消退，氟康唑针已用13天，因肝损伤加重，暂停用；复方磺胺甲噁唑片减为1片，日1次应用。加用熊去氧胆酸胶囊、还原型谷胱甘肽针加强保肝退黄作用。

2014年1月1日，应用抗结核药物，膦甲酸钠氯化钠注射液抗CMV治疗2周，虽加强护肝治疗，患者消化道反应仍明显。复查血常规，WBC：1.76×10^9/L，N%：59.6%，L%22.7%，RBC：3.98×10^{12}/L，HGB：118g/L，PLT：5×10^9/L，白细胞数及中性粒细胞数较前下降，血小板明显低下。肝功能：TBIL：130.4μmol/L，T：65g/L，ALB：30g/L，ALT：173U/L，AST：303U/L，ALP：64U/L，GGT：81U/L，CHE：2 915U/L，胆红素及转氨酶均较前升高，白蛋白偏低。凝血功能检查正常。因考虑肝功能及血常规较前恶化，暂停抗结核及抗CMV治疗，加用丁二磺酸腺苷蛋氨酸针加强保肝、降酶、退黄治疗，并加强营养支持治疗；申请补充血小板，并短期复查血常规、血肝肾功能，密切观察病情变化。

2014年1月5日，患者几乎无进食，间断恶心、呕吐，乏力明显加重。血常规，WBC：3.38×10^9/L，N%：69.2%，L%：16.32%，RBC：4.09×10^{12}/L，HGB：121g/L，PLT：6×10^9/L，白细胞数及中性粒细胞数较前升高，血小板仍显著低下。肝功能，TBIL：336.8μmol/L，T：69g/L，ALB：31g/L，ALT：490U/L，AST：1 448U/L，ALP：115U/L，GGT：106U/L，CHE：2 856U/L，胆红素及转氨酶均较前明显升高，白蛋白偏低。凝血功能检查，PT：25.8秒，INR：2.46，APTT：71.2秒，TT：19.8秒，FIB：170mg/dL，PTA：26%，凝血酶原时间明显延长，肝功能继续恶化。诊断：病毒性肝炎 乙型 药物

性肝炎 慢加急性肝衰竭。急申请新鲜血浆补充凝血因子，加用恩替卡韦片抗乙肝病毒，余保肝治疗同前。并与血液净化室联系人工肝事宜，考虑血小板极低，凝血酶原时间明显延长，人工肝治疗风险大，暂缓人工肝治疗。

2014年1月8日肝功能，TBIL：300μmol/L，T：69g/L，ALB：31g/L，ALT：30U/L，AST：148U/L，ALP：165U/L，GGT：136U/L，CHE：2 836U/L。凝血功能检查，PT：20秒，INR：2.14，APTT：64秒，TT：16秒，FIB：136mg/dL，PTA：30%。

2014年2月8日，1个月来继续输注新鲜血浆补充凝血因子，恩替卡韦片抗乙肝病毒及保肝退黄、营养支持、对症治疗。复查肝功能，TBIL：200μmol/L，T：69g/L，ALB：30g/L，ALT：20U/L，AST：58U/L，ALP：75U/L，GGT：56U/L，CHE：1 654U/L。凝血功能检查，PT：19秒，INR：2.05，APTT：62秒，TT：14秒，FIB：124mg/dL，PTA：30%。患者仍间断发热，消化道反应改善不明显，乏力稍减轻。因经济原因，回当地医院继续治疗。

出院诊断：①获得性免疫缺陷综合征并真菌性口炎，特发性血小板减少症，真菌性食管炎，细菌性肺炎，淋巴结结核，巨细胞病毒性视网膜炎ou；②病毒性肝炎 乙型 药物性肝炎 慢加急性肝衰竭。

患者转归：出院1个月后患者来院复诊，仍间断发热，进食量较前增加，乏力减轻。复查肝功能继续好转，TBIL：150μmol/L，T：59g/L，ALB：28g/L，ALT：31U/L，AST：57U/L，ALP：76U/L，GGT：67U/L，CHE：1 356U/L。凝血功能检查，PT：18秒，INR：1.84，APTT：50秒，TT：10秒，FIB：130mg/dL，PTA：40%。嘱其继续恩替卡韦片抗乙肝病毒，保肝退黄、营养支持、对症治疗。

点评：

（1）患者以"发热"为首发症状，查CD4：19个/μL，重度免疫缺陷，进一步查血PCT、CRP、ESR血TB-IGRA、血曲霉菌抗原及血真菌（1-

3）-β-D葡聚糖检测，因伴视物模糊，并请眼科会诊，结合相关检查结果，多发淋巴结结核，巨细胞病毒性视网膜炎 ou 可明确诊断，给予抗结核及抗CMV治疗后3天体温恢复正常，治疗效果好。但抗结核及抗CMV治疗1周后消化道反应明显，复查肝损伤加重，调整抗结核治疗，并加强保肝治疗，短期复查血常规、凝血功能，肝损伤持续加重，因严重肝损伤暂停抗结核及抗CMV治疗，并加用恩替卡韦片抗乙肝病毒，输注新鲜血浆补充凝血因子，症状减轻不明显，检查结果无明显好转，且间断出现发热，因经济原因，放弃治疗。综观治疗全程，患者有慢性乙肝病史（乙肝病毒载量高，肝功能轻度异常），且重度免疫缺陷，合并多种机会性感染，加用抗结核药物后，肝损伤持续加重，虽采取补救措施，但效果差。

（2）对于此类患者如果在抗结核治疗前，先应用抗HBV药物恩替卡韦片1~2周，快速降低乙肝病毒，或许可以降低肝损伤的发生概率，而提高疗效。对于有慢性肝病病史的患者，在开始抗结核治疗后，应严密监测肝功能及凝血功能变化（3～5天），以便及时发现异常，及时处理，防止病情进一步加重。

（3）该患者入院时查血小板减少，考虑HIV感染导致的特发性血小板减少症，患者有乙肝病史20年，但没有找到乙肝病毒感染导致肝硬化脾功能亢进所致的血小板减少的证据。给予抗结核治疗后很快出现肝损伤，随着肝功能损害进一步加重，血小板显著下降。患者因肝功能异常，迟迟不能应用结核药物、抗HIV药物。

【病例79】咳嗽，腹胀、尿少——AIDS，乙肝肝硬化

郭某，男，31岁，农民。入院日期：2017年12月31日，出院日期：2018年2月8日。

主诉： 发现乙肝标志物阳性8年，咳嗽1个月，腹胀2天。

现病史： 8年前，发现乙肝标志物阳性（具体不详），在当地医院诊断

为"慢性乙肝",未正规治疗。1个月前受凉后出现咳嗽、咽痛、咳少量白痰，在当地诊所多次治疗后效果欠佳（具体不详）。8天前，查HIV初筛试验阳性，CD4未查，尚未启动ART治疗。2天前，因"咽痛、咳嗽"后出现腹胀，伴尿量减少，进食后腹胀加重，无发热、腹痛、恶心、呕吐等。为进一步系统诊疗来我院门诊，检查彩超提示"肝硬化、腹水"，肝功能异常，门诊以"艾滋病，乙肝肝硬化、失代偿期并腹水"为诊断收入我科，发病以来，神志清，精神欠佳，饮食差，睡眠差，小便量少如淡茶叶水样，大便正常，近期体重无明显变化。

个人史：有冶游史。

体格检查：T: 36.3℃，P: 96次/分，R: 20次/分，BP: 135/83mmHg，体重：95kg。神志清，精神欠佳，体格检查合作。全身皮肤黏膜黄染，前胸部可见散在丘疹，无瘙痒、破溃，未见出血点，未见肝掌及蜘蛛痣。全身浅表淋巴结未触及肿大。头颅无畸形，毛发分布均匀，眼睑无水肿，结膜无充血，巩膜轻度黄染，双侧瞳孔等大等圆，直径约2.5mm，对光反射灵敏。耳鼻未见异常，口唇无发绀，口腔黏膜未见白斑，伸舌居中，咽腔充血，扁桃体无肿大。颈软，无抵抗，气管居中，甲状腺未触及。胸廓对称无畸形，局部无隆起及凹陷，双肺叩诊呈清音，两肺呼吸音粗，双下肺呼吸音减弱，未闻及干湿性啰音及胸膜摩擦音。心前区无隆起，心脏相对浊音界无扩大，心率为96次/分，律齐，心音有力，各瓣膜听诊区未闻及杂音。腹部膨隆，无压痛及反跳痛，肝脾肋下触诊不满意，肝-颈静脉回流征阴性，墨菲征阴性，肝相对浊音界位于右锁骨中线第5肋间，移动性浊音阳性，肝区无叩击痛，双肾区无压痛、叩击痛，肠鸣音正常。脊柱四肢无畸形，双下肢轻度水肿，四肢肌力及肌张力正常，生理反射存在，病理反射未引出。

辅助检查：彩超示肝脏呈肝硬化样回声改变，胆囊壁增厚呈双边，脾大，腹腔积液（肝周68mm、脾周36mm、髂窝85mm）。血常规，WBC：

10.51×10^9/L，N：4.76×10^9/L，L：4.19×10^9/L，RBC：4.54×10^{12}/L，HGB：143g/L，PLT：133×10^9/L。生化，CRP：21.61mg/L；肝功能，ALB：27.35g/L，TBIL：76.88μmol/L，DBIL：51.39μmol/L，ALT：130U/L，AST：174U/L，CHE：1 911U/L，ALP：167U/L，GGT：107U/L，前白蛋白61mg/L，总胆汁酸113.μmol/L。总胆固醇2.72mmol/L，LDH：491U/L；肾功能正常。

初步诊断：①HIV感染；②乙肝肝硬化 失代偿期，活动性并腹水、低蛋白血症；③细菌性肺炎？

诊疗经过：患者入院后腹胀、乏力持续加重，仍有咳嗽。胸部CT示：双肺体积缩小，双下肺可见斑片及条索影，边缘模糊，影像诊断：双肺感染，双侧胸腔积液，腹水。凝血功能，PT：16.00秒，PTA：46.70%，INR：1.41，APTT：57.30秒，FIB：113.8mg/dL，TT：20.20秒，D-二聚体：1 974.00ng/mL。CD4：116个/μL，HIV病毒载量为106 641拷贝/mL。乙肝系列：HBsAg阳性，HBeAg阳性，HBcAb阳性；丙肝抗体：阴性；甲肝抗体、戊肝抗体均阴性。HBV-DNA：2.03×10^6 IU/mL。血CMV-DNA：1.04×10^3拷贝/mL，PCT：0.74ng/mL。

患者有冶游史，HIV抗体初筛及确证试验，CD4为116个/μL，HIV病毒载量为106 641拷贝/mL，获得性免疫缺陷综合征诊断明确。鉴于患者肝功能失代偿，暂缓复方磺胺甲噁唑片预防用药。患者有咳嗽、胸部CT见斑片条索影，白细胞及CRP、PCT升高考虑细菌性肺炎，给予头孢哌酮钠舒巴坦钠抗感染治疗。患者双侧胸水，不除外结核性胸膜炎或大量腹水导致的胸腔积液。患者8年前发现乙肝标志物阳性，本次入院查HBV-DNA阳性，彩超示肝脏呈肝硬化样回声改变，脾大；且出现大量腹水，白蛋白下降。故乙肝肝硬化（失代偿期、腹水、低蛋白血症）诊断明确。患者乙肝病毒复制活跃，考虑肝功能异常与乙肝病毒复制有关。给予恩替卡韦分散片5mg，qd，Po，抗乙肝治疗。予复方甘草酸苷、还原型谷胱甘肽护肝治疗，螺内酯、呋塞米利尿治疗。患者血巨细胞病毒载量阳性，巨细胞病毒感染诊断明确。由于该患者目前无发热等症状，暂不考虑抗巨细胞病毒治疗。2018 年 1 月 2 日行胸腔穿刺，抽出黄色、浑浊胸水约 300mL；2018 年 1 月 3 日行腹腔穿刺，抽出黄色、混浊腹水约 500mL。胸水常规：黄色，微浑，无凝块，李凡他试验阴性，细胞总数 0.30×10^9/L，细胞分类单核 0.60，细胞分类多核 0.40。胸水生化：ADA：3.20U/L，TP：7.30g/L，ALB：4.70g/L，LDH：67U/L。胸水：涂片未发现抗酸杆菌；TB-DNA 定量：小于检测下限；TB-RNA 阴性；涂片未检出真菌孢子及菌丝，革兰氏染色未检出细菌；CMV-DNA 小于检测下限；结核分枝杆菌快速检测（PCR）未检出结核分枝杆菌。腹水常规：黄色，微混，无凝块，李凡他试验阴性，细胞总数 0.10×10^9/L，细胞分类单核 0.89，细胞分类多核 0.11。腹水生化：ADA：0.70U/L，TP：4.30g/L，ALB：2.60g/L，LDH：38U/L。腹水：涂片未发现抗酸杆菌；TB-RNA 阴性；TB-DNA 定量小于检测下限；结核分枝杆菌快速检测（PCR）未检出结核分枝杆菌。患者胸腹水细胞总数升高，细胞分类以单核细胞为主，抗酸杆菌涂片阴性，分枝杆菌分子生物学检测均阴性，结核诊断依据不充分。给予胸腔置管，引流胸水。间断放腹水减少腹腔积液。腹水培养提示：非发酵棒状杆菌。根据腹水培养结果停用头孢哌酮钠舒巴坦钠，改用万古霉素抗感染治疗 10 天。复查血常规，WBC：5.34×10^9/L，N%：44.20%，L%：44.40%，RBC：4.06×10^{12}/L，HGB：129g/L，PLT：134×10^9/L。CRP：5.52mg/L。胸、腹水逐渐消退。护肝治疗 10 天后复查肝功能，ALB：27.16g/L，TBIL：69.26μmol/L，DBIL：48.23μmol/L，ALT：44U/L，AST：80U/L，CHE：1 440U/L，ALP：164U/L，γ-GT：77U/L，前白蛋白 37mg/L（偏低），TBA：124.0μmol/L；肝功能几乎无改善。查 EBV-DNA 为 9.76×10^4 拷贝/mL。患者肝功能持续不改善，不排除 EB 病毒感染导致的肝功能异常，给予更昔洛韦抗病毒治疗 1 周。复查肝功能，TBIL：70.03μmol/L，DBIL：46.21μmol/L，AST：76U/L，CHE：1 618U/L，ALP：196U/L，GGT：87U/L，前白蛋白 50mg/L，TBA：138.3μmol/L；凝血功能，PT：13.60 秒，PTA：62.40%，APTT：61.50 秒，

FIB：92.2mg/dL，TT：19.50秒，D-二聚体为2 301.60ng/mL。经抗感染，抗EBV治疗，患者胆红素无明显下降，PT缩短，PTA升高，凝血功能有所恢复。继续原方案护肝及万古霉素抗感染治疗。患者应用万古霉素3周后，PCT、CRP、白细胞及中性粒细胞计数均恢复正常。凝血功能恢复正常。但肝功能仍未完全正常。肝功能，ALB：29.77g/L，TBIL：61.92μmol/L，DBIL：45.39μmol/L，ALT：44U/L，AST：65U/L，CHE：1 799U/L，ALP：1 97U/L，γ-GT：56U/L，前白蛋白54mg/L，TBA 271.4μmol/L。患者住院期间做胃镜提示：胃底静脉曲张（轻度）。患者临床症状基本消失，要求回当地治疗。出院前复查胸部CT提示肺部斑片及条索影明显吸收（图2-3-1）。建议患者回当地医院继续护肝治疗，ART方案：TDF+3TC+DTG。

最终诊断： ①获得性免疫缺陷综合征，细菌性肺炎。②乙肝肝硬化、失代偿期、腹水、腹腔感染（非发酵棒状杆菌），食管胃底静脉曲张（轻度）；胸腔积液。

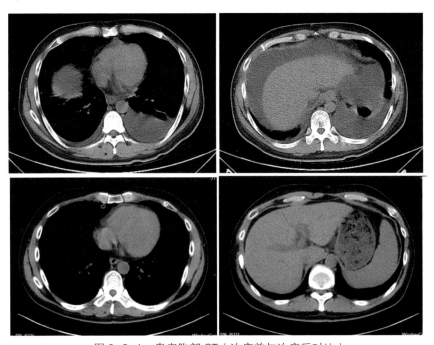

图2-3-1 患者胸部CT（治疗前与治疗后对比）

点评：本例患者HIV感染合并乙肝肝硬化，并出现腹水、腹腔感染等失代偿期表现。由于合并HIV感染，导致患者免疫功能缺陷，合并了不典型细菌的感染，我们根据经验应用头孢哌酮钠舒巴坦钠效果不佳。经过腹水的培养我们找到了导致腹膜炎的细菌：非发酵棒状杆菌，应用针对该细菌的药物后，腹腔感染才得以控制。感染控制后凝血功能逐步恢复正常。但由于患者存在肝硬化，导致胆红素、转氨酶持续偏高。对于合并乙型肝炎、肝功能受损严重的患者，我们可以先抗乙肝治疗，待肝功能稳定后选择对肝功能影响小的ART方案。

二、艾滋病合并丙型肝炎

病例80：反应迟钝2个月——慢性丙型肝炎、甲状腺功能减退

闻某，女，43岁。入院日期：2017年6月10日。

主诉：发现HIV、HCV感染15年，反应迟钝2个月。

现病史：15年前，患者产前发现HIV、HCV感染，当时查CD4不详。10年前开始D4T+3TC+NVP方案抗HIV治疗，服药1周后全身出现大量皮疹，更换方案为D4T+3TC+EFV。2年半前，因脂肪代谢异常将D4T改为AZT。2年前因HIV-RNA为130 000拷贝/mL更换为：TDF+3TC+LPV/r。10个月前查HCV-RNA为10^5IU/mL，开始"聚乙二醇干扰素α-2b+利巴韦林"抗HCV治疗。3个月前，患者无明显诱因出现双眼肿胀，视物模糊，无重影及飞蚊症，未治疗。2个月前，患者出现反应迟钝，言语不清，听力下降，双下肢肿胀，肢体无力，偶有头晕，无头痛、胸闷、心慌、恶心、呕吐、腹痛、腹泻等症状，1个月前查HCV-RNA（高精）为：$9.85×10^2$IU/mL，头颅MRI平扫未见明显异常，继续"聚乙二醇干扰素+利巴韦林"应用。20天前觉反应迟钝加重，乏力明显，门诊查血常规HGB为88g/L，给予"生血宁、叶酸片"纠正贫血，症状无明显改善，4天前门诊查甲状腺功能减退，停用聚乙二醇干扰素+利巴韦林。1天前查甲状腺彩超示双侧甲状腺体积偏

小，给予"优甲乐 50μg，qd"服用，并收入院。

既往史： 无高血压病、糖尿病、心脏病、肾病等慢性病史。无结核、肝炎、伤寒等其他传染病史及接触史。1995 年有多次不规范单采血浆。

婚育史： 配偶体健，HIV 抗体筛查阴性。长子为 AIDS 患者，已行 ART；次子体健，HIV 抗体初筛阴性。

家族史： 父亲因脑梗死已逝 10 余年，母体健，1 弟体健，HIV 抗体初筛均未查。家族中无其他急慢性传染病史及遗传性疾病史记载。

入院体检： T：36.5℃，P：81 次 / 分，R：20 次 / 分，BP：109/69mmHg。发育正常，营养中等，神志清，精神差，回答问题迟钝。全身皮肤黏膜无黄染，双眼睑水肿，结膜稍苍白，颈软，甲状腺未触及肿大。肺部听诊无异常。心率为 81 次 / 分，律齐，各瓣膜听诊区未闻及杂音。腹部检查未见异常，双下肢无水肿。生理反射存在，病理反射阴性。

辅助检查： 高精 HCV-RNA：9.85×10^2 IU/mL。血常规，WBC：2.43×10^9/L，N%：60.14%，L%：35.44%，RBC：2.26×10^{12}/L，HGB：83g/L，PLT：212×10^9/L。甲状腺功能，TSH：56.53μIU/mL，FT_3：3.19pmol/L，TT_3：0.73ng/mL，FT_4：7.7pmol/L，TT_4：3.25μg/dL。血脂，TG：4.68mmol/L，CHOL：5.25mmol/L。T 淋巴细胞亚群，CD3：1 034 个 /μL，CD4：456 个 /μL，CD8：548 个 /μL，CD4%：44%，CD4/CD8：0.83。

甲状腺彩超： 右叶大小 11mm×11mm，左叶大小约 11mm×8mm，峡部厚约 1mm，轮廓完整，表面光滑，内部回声光点不均匀。提示双侧甲状腺体积偏小。

初步诊断： ①获得性免疫缺陷综合征；②病毒性肝炎　丙型　慢性轻度；③甲状腺功能减退；④中度贫血；⑤白细胞减少症；⑥高脂血症。

诊疗经过： 入院后完善相关检查，继续 ART，继续口服左甲状腺素片（优甲乐）50μg/d 纠正甲状腺功能减退，给予血塞通针、三磷酸腺苷辅酶胰岛素针静脉滴注改善循环，胸闷、心慌，给予硝酸甘油针静脉滴注后头痛，改用单硝酸异山梨酯分散片口服改善心脏循环，高脂血症给予非诺贝特胶囊降脂，优甲乐治疗 10 天，精神好转，反应迟钝及听力下降等临床症状减轻。复查甲状腺功能：TSH：58.98μIU/mL，FT$_3$：2.64pmol/L，TT$_3$：0.53ng/mL，FT$_4$：4.84pmol/L，TT$_4$：4.11μg/dL，游离 T$_3$/T$_4$ 水平下降，促甲状腺素（TSH）水平仍高，克力芝与左甲状腺素片同用，两个药物血药浓度均降低，左甲状腺素片调整至 75μg/d。左甲状腺素片治疗至 20 天时，复查甲状腺功能，TSH：55.7μIU/mL，FT$_3$：3.05pmol/L，TT$_3$：0.9ng/mL，FT$_4$：5.78pmol/L，TT$_4$：4.45μg/dL。患者诉四肢肌肉疼痛，为避免调脂药物非诺贝特在甲状腺功能减退时引起横纹肌溶解，停用非诺贝特。

点评：

（1）患者抗 HCV 治疗已近 10 个月，HCV-RNA 仍可检测到，提示抗 HCV 治疗失败，且出现干扰素 + 利巴韦林治疗导致外周血白细胞减少、中度贫血的不良反应。更严重的是诱发甲状腺功能减退出现的一系列临床表现：双眼肿胀，视物模糊、反应迟钝、言语不清、听力下降、双下肢肿胀，肢体无力、头晕等。甲状腺功能中 FT$_3$、FT$_4$ 下降，TSH 升高，甲状腺彩超示双侧甲状腺体积偏小，提示甲状腺功能减退，应立即停用干扰素 + 利巴韦林及时给予左甲状腺素片（优甲乐 50μg/d）治疗。

（2）丙型肝炎患者较容易出现甲状腺功能异常及甲状腺自身抗体（TAb）异常。IFN 治疗过程中可能出现 IFN 诱发的甲状腺炎。患者在采用聚乙二醇干扰素 α-2b+ 利巴韦林抗 HCV 治疗期间，未严格随访，仅关注 HCV-RNA 是否达到治疗效果，未定期复查甲状腺功能，结果导致出现较严重的甲状腺功能减退症状，如果不及时发现、正确处理，将导致严重的后果。

（3）建议患者继续使用优甲乐治疗一段时间，1 个月后复查，根据甲状腺功能的结果调整优甲乐的剂量（逐渐减少优甲乐的剂量，不要突然停药），保持甲状腺功能正常就可以了。避免吃海鲜。甲状腺功能减退症服用优甲乐常规都要服用 2 年，期间每半年复查一次甲状腺功能。不建议停药，主要是维持正常甲状腺功能，停药有可能反复。

（4）对于艾滋病患者，由于合并症多、治疗药物复杂，在治疗过程中应注意抗病毒药物与其他药物之间的相互作用，原有合并症用药对新并发疾病的影响。如该患者抗病毒治疗方案中，克力芝与左甲状腺素片具有明显的相互作用，二者同用时，两个药物的血药浓度均降低，为保证治疗效果，应调整药物剂量。

（5）该患者合并高脂血症，以甘油三酯增高为主，与 HIV 感染及选用的抗病毒治疗药物引起的脂肪代谢异常相关。贝特类降脂药主要降低血中的甘油三脂血症，临床效果较好。由于甲状腺激素对血清脂质代谢，特别是胆固醇的代谢有重要的影响。甲状腺素可以使血清中胆固醇和 LDL 胆固醇含量下降，而使 HDL 胆固醇含量升高。但当患者合并甲状腺功能减退时，则胆固醇的分解代谢明显减慢，从而导致血清中总胆固醇和 LDL 胆固醇水平明显升高，其中主要为 LDL 胆固醇水平升高。由于 LDL 胆固醇水平升高，甲状腺功能减退的患者容易患冠心病，因此，甲状腺功能减退患者，在补充甲状腺激素治疗的同时，也应进行降 LDL 胆固醇的降脂治疗。他汀类降脂药物如普伐他汀、辛伐他汀有很强的降低 LDL 胆固醇的作用。如该患者，在选用降脂药物时，应特别关注药物间的相互作用，不提倡他汀类降脂药与贝特类降脂药联合使用，克立芝与辛伐他汀有较强的相互作用，避免同时使用。

（6）甲状腺疾病近年有增多趋势，目前甲状腺疾病的发病率较高，约为 20%，包括结节性甲状腺肿、甲状腺炎、甲状腺功能亢进、甲状腺功能减退、甲状腺瘤和甲状腺癌等。男女发病的比率约为 1∶5，由于受月经、怀孕、哺乳等多方面因素的影响，女性内分泌等系统的稳定性差一些，因此发病率更高。该患者为中年女性，即使未应用干扰素治疗丙型肝炎，也应当关注甲状腺疾病问题。

三、艾滋病合并梅毒

梅毒与 HIV 感染人群感染途径相似，共同感染日渐增多，两者相互影响，梅毒能显著提高 HIV 感染的风险，而 HIV 可以改变梅毒的自然病程，使得梅毒的临床损害更加严重和加速梅毒性疾病的进展。HIV 合并梅毒感染者，无论处在疾病的哪个阶段，都应该进行神经系统或眼部的评价，如眼底筛查与脑脊液检查，并给予及时规范的驱梅治疗，梅毒合并 HIV 感染的神经梅毒患者（包括神经系统耳、眼疾病），应该采用水剂青霉素 G 静脉注射，每天 1 800 万 ~2 400 万 U，每隔 4 小时分别注射 300 万 ~400 万 U，持续 10~14 天。

当 HIV 感染者出现视力下降、视物模糊、飞蚊症等临床表现时，应注意 CMV 视网膜炎、弓形虫视网膜脉络膜炎、梅毒性视神经脉络膜炎的鉴别。通常结合患者当前的免疫功能状况、相关病原体的检测结果，能够做出正确的诊断。CMV 视网膜炎与弓形虫视网膜脉络膜炎发作时，通常 CD4 细胞低于 100 个 /μL，甚至低于 50 个 /μL，而梅毒性视神经脉络膜炎与 CD4 细胞无明显相关性，而与血液中梅毒螺旋体特异抗体有一定关联。

强调 HIV 患者对梅毒进行预防的重要性，对性行为活跃的 HIV 感染者来说，梅毒的常规血清学检查推荐至少 1 年 1 次，而对那些有多个性伴侣、无保护性行为、非法吸毒或者其性伴侣有以上行为的患者，都应该进行更加频繁的检查（每 3~6 个月 1 次）。同时推荐性接触时使用安全套。

【病例 81】右眼视物模糊——梅毒性视神经视网膜脉络膜血管炎

闫某，男，17 岁，学生。入院日期：2014 年 5 月 10 日。

主诉：右眼视物模糊 6 周，发现 HIV 感染 1 天。

现病史：6 周前患者无明显诱因出现右眼视物模糊，有飞蚊症，未行进一步检查及治疗。后症状逐渐加重，遂就诊于郑州市第二人民医院，行眼底造影检查，提示：视神经视网膜脉络膜血管炎（图 2-3-2）。1 天前查 HIV 抗体初筛阳性，转诊我院。

既往史：无冠心病、糖尿病、高血压等慢性病史，无肝炎、结核、伤

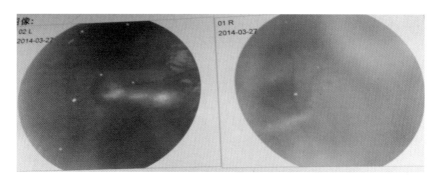

图 2-3-2　梅毒性视神经视网膜脉络膜血管炎眼底造影

寒等传染病史。无食物、药物过敏史。

个人史： 出生于原籍，为在校学生，无吸烟及饮酒史，无药物嗜好，无工业毒物、粉尘、放射性物质接触史，有同性性接触史。

家族史： 父母均健在，独生子。

体格检查： T：36.7℃，P：80 次 / 分，R：20 次 / 分，BP：120/80mmHg。双侧瞳孔等大等圆，直径约 3.0mm，对光反射灵敏。听诊双肺呼吸音清，未闻及干湿啰音。腹平软，无压痛，无反跳痛，肝脾肋下未触及。墨菲征阴性，肝区无叩痛，移动性浊音阴性。双下肢无水肿。生殖器检查正常。

辅助检查： 眼底造影提示视神经视网膜脉络膜血管炎 ou。

初步诊断： 获得性免疫缺陷综合征并巨细胞病毒性视网膜炎？

治疗经过： 入院后给予更昔洛韦针诊断性抗病毒治疗，胞二磷胆碱针营养神经及对症治疗，并积极完善检查。血梅毒四项检查：TP-GICA 阳性，TPPA 阳性，RPR 阳性，DD 1 : 128。T 淋巴细胞亚群示 CD4：386 个 / μL，CD4%：16%，CD8：1 942 个 / μL，CD4/CD8：0.2。血 HCMV-DNA 低于检测下限。

因血梅毒四项示滴度明显升高，进一步查脑脊液梅毒四项中 TP-GICA 阳性，TPPA 阳性，RPR 阴性，DD 阴性。结合眼底造影检查结果，考虑眼底病变与梅毒感染有关，停更昔洛韦针，给青霉素针 400 万 U，每 4 小时 /

次，静脉滴注。加用醋酸泼尼松片 40mg，每日 1 次。口服 3 天后停用。

青霉素针治疗 3 天后眼部症状减轻，1 周后视物模糊明显好转，泼尼松片逐渐减量（每周减 5mg）；青霉素针应用 2 周后停用，继续卞星青霉素针 240 万 U 每周 1 次，两侧臀部各 120 万 U，肌内注射，连续 3 周驱梅治疗；好转出院后开始 3TC+TDF+EFV 方案 ART 治疗。

出院诊断： ① HIV 感染；②二期梅毒并视神经视网膜脉络膜血管炎。

患者转归： 1 个月后随访，患者无明显不适，用药无明显不良反应。

点评： 该患者 17 岁，以眼部病变就诊，进而发现 HIV 感染。首先考虑 HIV 感染常见的 CMV 视网膜炎，因其 CD4：386 个 /μL，再进一步检查血液梅毒 RPR、TPPA 均阳性，脑脊液梅毒 TPPA 阳性，TP-GICA 阳性，诊断为二期梅毒并视神经视网膜脉络膜血管炎，排除了 CMV 视网膜炎，及时停用了更昔洛韦。

河南省近年来 HIV 感染途径较以前发生了很大改变，性传播特别是同性性接触明显增加，合并梅毒感染的比例增加，因此对就诊的性活跃人群，应该重视 HIV 及梅毒的筛查，做到早发现、早诊断、早治疗。

【病例 82】右眼视物模糊——梅毒性视神经视网膜脉络膜炎

郭某，男，30 岁，职员。入院日期：2014 年 9 月 20 日。

主诉： 发现 HIV 感染 4 年，右眼视物模糊 14 天。

现病史： 4 年前婚检时发现 HIV 抗体初筛及确证试验阳性，CD4：68 个 /μL，启动 ART，方案：AZT+3TC+EFV。服药 2 个月余经常出现嗜睡、不易醒，当地定点医疗机构给予更换方案：AZT+3TC+LVP/r，依从性可，无错服、漏服。14 天前无诱因出现右眼视物模糊，视力下降，就诊于某综合医院眼科，眼底造影：FFA 可见双眼早期动静脉充盈时间大致正常，视盘边界模糊，后极部广泛毛细血管扩张，荧光渗漏，视网膜血管荧光着染，晚期视盘荧光着染，广泛荧光渗漏。右眼视盘边界模糊，晚期视盘荧光着染，周围未见明显荧光渗漏（图 2-3-3、图 2-3-4、图 2-3-5、图 2-3-6）。提示：视盘血管炎？双眼。因住院后筛查 HIV 抗体阳性转我院。

既往史："乙肝"病史 20 年，曾应用中西药物治疗 1 年余。既往有异性冶游史。

辅助检查：HBV-DNA：$< 1.0 \times 10^3$ 拷贝 /mL；梅毒螺旋体特异抗体 1：80 阳性。快速血浆反应素试验阳性：1：32。

体格检查：除右眼视物模糊、视力下降外，体检无异常发现。

初步诊断：①获得性免疫缺陷综合征；②梅毒性视神经视网膜脉络膜炎；③病毒性肝炎　乙型　慢性轻度。

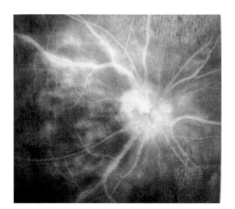

图 2-3-3　梅毒性视神经视网膜脉络膜血管炎眼底造影（A）

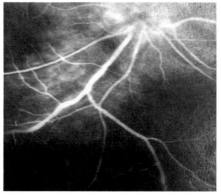

图 2-3-4　梅毒性视神经视网膜脉络膜血管炎眼底造影（B）

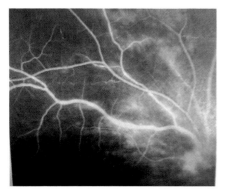

图 2-3-5　梅毒性视神经视网膜脉络膜血管炎眼底造影（C）

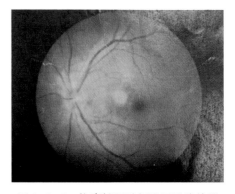

图 2-3-6　梅毒性视神经视网膜脉络膜血管炎眼底造影（D）

治疗经过：入院后完善相关检查：T淋巴细胞亚群：CD3：832个/μL，CD4：224个/μL，CD8：608个/μL，CD4/CD8：0.37%，血、尿 HCMV-DNA 小于检测下限，排除 CMV 感染和 CMV 视网膜炎。脑脊液结果回示基本正常，排除神经梅毒。HBsAg 阳性，HBsAb 阴性，HBeAg 阴性，HBeAb 阳性，HBcAb 阳性，抗 HBc-IgM 阴性；乙肝病毒前 S1 抗原阴性，支持慢性乙型病毒性肝炎诊断。抗 HCV：阴性；HCV-RNA 低于检测下限，排除 HCV 感染。继续抗病毒治疗方案，因合并 HBV 感染，方案调整为 TDF+3TC+克力芝。给予青霉素 400 万 U，每 4 小时 1 次，驱梅治疗，疗程 15 天。甲泼尼龙琥珀酸钠针 500mg 冲击治疗 3 天后，改为醋酸泼尼松片 1mg/（kg·d），口服治疗。1 周后激素逐渐减量（每周减 5mg）。患者右眼视物模糊略减轻，复查眼底情况：右眼玻璃体混浊（++），眼底视盘边界模糊，水肿较前减轻，静脉充盈迂曲，后极部视网膜轻度水肿，黄斑颞侧可见出血斑，中心反光可见；左眼前节（−），中间质清，眼底视盘界欠清，较前好转。

点评：由于 HIV 感染者中合并梅毒感染比例在增加，梅毒眼病的发生在临床上比较常见，多见于第二期和第三期梅毒，可以表现有葡萄膜炎（视网膜炎、视网膜血管炎、脉络膜视网膜炎）和视神经炎。本例患者梅毒眼病的确诊，依赖于实验室血清学检查结果，主要以 TPPA、RPR 阳性为准。因此，要重视 HIV 合并眼病患者的全身检查。对于 HIV 感染者合并梅毒性视网膜炎脉络膜炎，以抗病毒、抗梅毒治疗为主，根据患者免疫状况或合并症的情况，决定是否全身使用糖皮质激素或局部使用类固醇皮质激素眼药水缓解症状。

【病例 83】皮下结节——梅毒

丁某，女，48 岁，已婚，汉族，农民。入院日期：2014 年 8 月 25 日，出院日期：2014 年 9 月 25 日。

主诉：发现 HIV 感染 10 年，发热伴全身包块 1 个半月。

现病史： 10 年前，患者体检时发现 HIV 抗体初筛试验阳性，进一步行确证试验阳性，CD4：200 个 /μL 左右，未治疗。6 年前复查 CD4：18 个 /μL，未治疗。5 年前复查 CD4：28 个 /μL，当地给予"D4T+3TC+NVP"抗病毒治疗，服药依从性尚可，无错服、漏服。服药半年后出现面部及双下肢水肿，3 年后水肿自行消退。1 个半月前，患者受凉后出现发热，体温39.4℃，伴畏寒，热型无规律，无咳嗽、咳痰、恶心、呕吐等症状，头痛明显，鼻痛，全身散在包块，大小不等，最大约 3cm×3cm，质硬，发热时包块疼痛明显，热退后疼痛缓解，在某县中医院住院治疗，按"上呼吸道感染"给予对症治疗 1 周（具体药物不详），效差。后转至上蔡县人民医院，诊断为"AIDS 并皮下结节"，给予"左氧氟沙星、克林霉素、清开灵、氟康唑"等治疗 2 周，头痛缓解，皮下结节较前缩小，但仍发热，体温 37~38℃，为求进一步治疗转诊我院。发病以来，神志清，精神尚可，饮食及睡眠欠佳，大小便正常，近半个月体重下降 5kg。

既往史： 21 年前有不规范单采血浆史，半个月前，发现"慢性丙型病毒性肝炎"，未治疗。

婚育史： 13 年前配偶因"AIDS"去世。

体格检查： T：36.7 ℃，P：98 次 / 分，R：23 次 / 分，BP：102/75mmHg。发育正常，营养中等，神志清，精神欠佳，自主体位，自行步入病房，体格检查合作。全身皮肤黏膜无黄染，右侧鼻部可见结痂，无肝掌、蜘蛛痣。全身浅表部位未触及肿大淋巴结，可触及散在皮下结节，质硬，约 2cm×2cm，无触痛，活动度差，局部皮肤无红肿热痛。头颅无畸形，双眼睑无水肿，球结膜无充血，巩膜无黄染，双侧瞳孔等大等圆，直径约3.0mm，对光反射灵敏。耳鼻无畸形，外耳道及鼻腔无异常分泌物。口唇无发绀，口腔黏膜未见白斑，伸舌居中，咽腔无充血，扁桃体无肿大。颈软，无抵抗，气管居中，甲状腺无肿大，无血管杂音。胸廓对称无畸形，触觉语颤正常，双肺叩诊清音，听诊双肺呼吸音粗，未闻及干湿性啰音。心率为 98 次 / 分，律齐，各瓣膜听诊区未闻及杂音。腹平软，无压痛及反跳痛，肝肋下及剑突下未触及，脾脏肋下未触及，墨菲征阴性，肝上界位于右侧锁骨中线第 5 肋间，肝区无叩击痛，双肾区无叩击痛，腹部移动性浊音阴性，肠鸣音活跃。肛门及外生殖器未查。脊柱、四肢无畸形，四肢肌力及肌张力正常，双下肢无水肿。生理反射存在，病理反射未引出。

入院诊断：获得性免疫缺陷综合征并皮下结节性质待查：结核？肿瘤？

诊疗经过：患者入院后仍发热，体温 37.5~40℃，偶有头痛，鼻塞，鼻部疼痛。经查腹部彩超：肝实质弥漫性回声改变，胆囊壁毛糙并增厚，胆囊内强回声（结石？）。心电图：ST–T 改变。胸部 CT：两肺叶多发云絮状密度增高影，边界模糊，印象：两肺炎症。鼻窦 CT：副鼻窦炎。血常规，WBC：8.41×10^9/L，N%：84.21%，L%：11.72%，RBC：2.45×10^{12}/L，HGB：93g/L，PLT：166×10^9/L。PPD：阴性。T 淋巴细胞亚群，CD3：244/μL，CD4：10 个 /μL，CD8：234/μL，CD4%：4%，CD4/CD8：0.04。ADA：21U/L，CRP：19.5mg/L；肝功能，白蛋白 29g/L，白蛋白与球蛋白比例 0.83，CHE：4 763U/L，球蛋白 35g/L，GGT：57IU/L，余项正常；血脂：正常；肾功能，BUN：9.7mmol/L，β_2– 微球蛋白：3.93mg/L，血 Cr：38μmol/L，余项正常；血糖、电解质、脂肪酶、淀粉酶均正常。尿常规正常，粪常规正常。血梅毒抗体阳性；乙肝五项：HBsAg 阴性，HBsAb 阳性，HBeAg 阴性，HBeAb 阴性，HBcAb 阳性；抗 HCV 阳性，HCV– RNA 9.14×10^5IU/mL。ESR：50mm/h。患者抗病毒治疗 6 年，CD4：10 个 /μL，HIV 病毒载量：61 495 拷贝 /mL，提示抗病毒治疗失败。给予更换方案为 TDF+3TC+LPV/r。患者发热、CRP 升高、中性粒细胞升高，两肺炎症，考虑细菌性肺炎，给予头孢他啶 3.0，12 小时 1 次，静脉滴注抗感染。血梅毒系列：梅毒螺旋体颗粒凝集试验（TPPA）（+），梅毒特异性抗体测定（+），梅毒螺旋体特异性抗体 IgM 测定（–），快速血浆反应素定性试验（RPR）（–）。进一步行腰椎穿刺检查，脑脊液 TPPA（–），梅毒特异性抗体测定（–），梅毒螺旋体特异性抗体 IgM 测定（+），RPR（–）。脑脊液常规及生化检查均正常。考虑患者皮下结节为三期梅毒的表现。给予青霉素针 400 万 U 静脉滴注，每 4 小时 1 次，治疗 14 天；苄星青霉素针 120 万 U，两侧臀部肌内注射，每周 1 次，共 3 周。患者驱梅治疗后体温逐渐下降，皮下结节逐渐缩小。3 周后复查胸部 CT：两肺叶可见散在小斑片状高密度影，边缘模糊，提示两肺炎症，病灶较前吸收。驱梅治疗疗程结束后患者出院。

出院诊断：①获得性免疫缺陷综合征并细菌性肺炎；②三期梅毒；③病毒性肝炎　丙型　慢性轻度。

点评：梅毒感染 2 年以上复发者称为晚期或三期梅毒。晚期梅毒的损害不仅限于皮肤、黏膜，可侵犯任何内脏器官或组织，传染性虽小，螺旋体不易找到，但破坏性大，病程长，可危及生命，血清反应不稳定、阴性率可达 30%。结节性梅毒疹，位于皮内或皮下的成群结节或片块。结节如黄豆至葡萄或更大，数个至数十个，以面部和四肢多见；分布不对称，排列成环形或多环形，或均匀分布。梅毒的表现多种多样，可模拟各科多种疾病，对于不典型症状及体征患者诊断有一定的难度。由于感染梅毒的高危行为同时也是感染 HIV 的高危行为，因此两种病往往合并感染。所以在临床工作中遇到皮肤结节、不典型皮疹的患者要筛查梅毒，及时诊断、治疗。

该患者出现低热、皮下结节，查血梅毒抗体阳性，TPPA 阳性，RPR 阴性，驱梅治疗后体温正常，皮下结节减小，考虑三期梅毒。如果能够取结节活检，病理检查更有利于确定诊断。

四、艾滋病合并肾脏疾病

【病例 84】恶心、胸闷、双眼睑及双下肢水肿——肾病综合征、系膜增生性 IgA 肾病

任某，男，58 岁，公务员，四川人。入院日期：2010 年 8 月 4 日。

主诉：因间断发热、咳嗽 3 个月，双下肢水肿 2 个月。

现病史：3 个月前无明显诱因出现咳嗽、咳痰，痰色白容易咳出，流涕、发热，体温最高 39.7℃，以午后及夜间体温升高明显，无胸闷、胸痛等症，至当地县人民医院诊断为"肺炎"，给予"头孢"等抗感染治疗14天，发热、咳嗽好转，最高体温为37.5℃，出现双眼睑水肿，转至绵阳市某医院，考虑"肾病综合征"，未治疗。2个月前双下肢水肿、恶心、呕吐，转至华西医院住院治疗，考虑"肾病综合征、慢性浅表性胃炎"，给予"护肾及对症治疗"，查HIV抗体初筛试验阳性，进一步至四川省疾病控制中心行确证试验阳性，CD4：20个/μL左右。1个月前出现心慌、胸闷，双下肢水肿、恶心、呕吐加重，诊断为"①AIDS，②肾病综合征并肾功能不全、多浆膜腔积液、右心衰竭"，给予左氧氟沙星、百令胶囊、头孢曲松等对症治疗，效差，为求透析治疗转诊我院。门诊以"①AIDS；②肾病综合征并肾功能不全，右心衰竭"为诊断收入我科。发病以来，神志清，精神差，饮食及睡眠差，大便干，每日1次，尿量正常。近2个月体重增长5kg。

体格检查： T：37.6℃，P：100次/分，R：20次/分，BP：150/86mmHg。发育正常，营养一般。神志清，精神差，轮椅推入病房，自主体位。双眼睑水肿，睑结膜苍白，巩膜无黄染。口唇无发绀，口腔黏膜可见少量白斑，咽腔无充血，双侧扁桃体无肿大。颈软，气管居中，双侧甲状腺未触及肿大。胸廓对称，双侧触觉语颤一致，双肺叩诊呈清音，听诊双下肺呼吸音低，未闻及干湿性啰音。心前区无隆起，心浊音界无扩大，心率为100次/分，律齐，各瓣膜听诊区未闻及杂音。腹软，中上腹有压痛无反跳痛，肝脏肋下及剑突下未触及，肝上界位于右侧锁骨中线第5肋间，肝区无叩击痛，脾肋下未触及，腹部叩诊呈鼓音，移动性浊音阴性，肠鸣音正常。双下肢重度指陷性水肿。

既往史： 肾结石病史10余年。无高血压病、糖尿病、心脏病等慢性病史，无肝炎、结核等其他传染病史及传染病患者密切接触史。无手术外伤史，无输血、献血史，无药物及食物过敏史。

个人史： 生于原籍，中专毕业，从事公安工作，无长期外地居留史。无毒物及有害物质接触史。无烟酒等不良嗜好。不否认冶游史。

婚育史： 配偶HIV抗体阴性。

辅助检查：血常规，WBC：6.01×10^9/L，N%：66.54%，RBC：2.19×10^{12}/L，HGB：58g/L，PLT：143×10^9/L。尿常规：比重1.020，pH7.5，隐血（+++），蛋白（+++），镜检：红细胞（+++）/HP，未见白细胞管型。血液生化检查，BUN：13.2mmol/L，Cr：432μmol/L，白蛋白24g/L，总胆固醇：2.75mmol/L，甘油三酯：0.64mmol/L，高密度脂蛋白：0.66mmol/L，低密度脂蛋白：2.09mmol/L，钾：3.33mmol/L，钙：1.94mmol/L，心肌酶正常，肝功能正常。

乙肝两对半均阴性，HCV抗体阴性，梅毒抗体阳性。T细胞亚群，CD4：272个/μL，CD4%：20%，CD3：1 349个/μL，CD8：1 046个/μL，CD4/CD8：0.26。HIV病毒载量20 000拷贝/mL。

心脏彩超：左房增大，左心室壁增厚；肺动脉高压（轻度）；二尖瓣、三尖瓣、肺动脉瓣少量反流；心包积液（中等量）；左室舒张功能降低；腹部超声：左肾大小为154mm×62mm×59mm，右肾大小为145mm×59mm×60mm，双肾轮廓清，形态饱满，双肾实质回声欠均匀，略增强，厚均为21mm，肺部感染双肾集合系统未见分离，CDFI示双肾血流灌注良。胸部CT：双侧胸腔积液，心包积液。

初步诊断：①获得性免疫缺陷综合征并肺部感染，真菌性口炎，尿路感染；②肾病综合征，肾功能不全，肾性贫血；③梅毒；④肾结石。

治疗经过：患者发热，胸部CT提示肺部感染、胸腔积液，给予头孢他啶抗感染。胸闷不能平卧考虑急性左心衰竭，给予毛花苷C泵入，并给予血液透析治疗以减少水钠负荷，限制水钠摄入。患者胸闷、双下肢水肿、胸腔积液较前好转，贝那普利联合替米沙坦、螺内酯、托拉塞米降压治疗，患者HIV病毒载量20 000拷贝/mL，根据Cr清除率给予"D4T+3TC+EFV"抗病毒治疗。抗病毒治疗1个月后，24小时尿蛋白定量6.8g，给予甲基泼尼松龙片治疗肾病综合征，百令胶囊护肾及纠正贫血对症治疗。抗病毒治疗2个月后复查CD4：481个/μL，CD4%：48%，HIV病毒载量220拷贝/mL，抗病毒治疗3个月后24小时尿蛋白定量3.6g。抗病毒治疗半年后24小时尿蛋白定量1.5g，CD4：1 137个/μL，CD4%：55%，HIV病毒载量小于检测下限。

　　患者随访：出院后患者在本院领取抗病毒药回当地继续治疗。抗病毒治疗 1 年后随访 Cr 为 128μmol/L，尿蛋白（＋）。2013 年 4 月服用 D4T 出现面部及四肢皮下脂肪明显萎缩，因患者存在肾功能不良及肾性贫血，未选用 TDF 及 AZT 替代 D4T，抗病毒治疗方案更换为 ABC+3TC+EFV，并根据 Cr 清除率计算 3TC 剂量，ABC 及 EFV 不需调整剂量。2014 年 9 月 CD4：612 个 /μL，CD8：646 个 /μL。肾小球滤过率：44mL/min，Cr：217μmol/L，尿潜血：（+++），尿蛋白：（+++）。2014 年 11 月 22 日在绵阳某院肾脏穿刺病理提示：系膜增生性 IgA 肾病，间断在当地医院住院治疗。2017 年 2 月当地医院复查 Cr 为 751μmol/L，进入尿毒症期，开始腹膜透析，调整抗病毒治疗方案为：ABC 0.3 q12h+EFV 0.6 qd+3TC 25mg qd。

　　随访至 2018 年 5 月，CD4：478 个 /μL，HIV-RNA 低于检测下限，肾功能：Cr：850μmol/L，HGB：76g/L。电解质正常，肝功能正常。尿常规：pH：7.5，尿糖（+++），尿蛋白（+++），尿隐血（+++），每日尿量为 300~500mL，一般情况尚可，在当地医院坚持腹膜透析。

　　点评：HIV 相关肾病的治疗，首先应当治疗潜在的感染因素，包括丙肝、乙肝和 HIV，考虑合并 HIV 相关肾病时，无论 CD4 多少均应 ART 治疗；积极控制血压，目标值＜130/80mmHg 或存在蛋白尿时＜120/80mmHg，ACEI 和 AT-Ⅱ受体拮抗剂及利尿剂可用于血压的控制；低蛋白饮食：0.6～0.8g/（kg·d）。

　　此例患者临床表现为水肿、蛋白尿、高血压、胸腔积液，诊断为肾病综合征，病因并未十分明确。给予抗病毒治疗及激素冲击治疗后，患者症状缓解，Cr 持续正常，停用激素后，尿蛋白（＋），Cr 正常。给予 ART 治疗后延缓了肾病的进展，但经过 4 年的治疗，肾功能不全一度好转后再次加重，肾穿刺活组织病理检测提示系膜增生性 IgA 肾病，提示 HIV 感染后持续免疫激活可能引起其他免疫相关肾脏疾病，最终预后仍较差。

【病例85】发热、血尿、腰痛——IgA 肾病，Ⅳ级

宋某，女，56岁，农民。第一次入院日期：2012年2月1日。

主诉：腰痛3年，发热半年余，血尿1个月。

现病史：3年前患者劳累后出现右侧腰痛，眼睑及面部稍水肿，于当地医院治疗后好转（具体不详），后反复出现腰痛，且渐为双侧。半年前患者无明显诱因出现发热，体温最高达40.0℃，于当地医院输液后体温渐下降，后为低热，体温37.5℃左右，多为下午发热，乏力明显，活动后有闷气、心慌等不适，休息后可有所缓解，偶有咳嗽，少量黄、白色痰液，于当地医院就诊时发现HIV感染，并行确证试验阳性，CD4：340个/μL，开始ART，方案为"3TC+D4T+NVP"，按时服药，无错服、漏服，服药后有恶心情况，监测CD4：290~400个/μL。1个月前患者发现小便发红，无尿频、尿急、尿痛等症状。半个月前至当地医院查尿常规示隐血（+++），蛋白（+++），未予治疗。2天前至当地医院复查仍提示尿常规及肾功能异常，予川芎、黄芪等药物治疗，患者出现全身水肿情况，为进一步诊治，转诊我院。

既往史：无冠心病、糖尿病、高血压等慢性病史，无肝炎、结核等其他传染病史及接触史。10年前因"肠息肉"于某县人民医院住院行手术治疗，术中有输血史。无食物、药物过敏史。

个人史：出生于原籍，农民，文盲。无吸烟、饮酒史，无药物嗜好。无工业毒物、粉尘、放射性物质接触史，否认冶游史。

婚育史：24岁结婚，丈夫体健，为HIV感染者，未ART。3女2子，HIV抗体初筛未查。

月经史：14 $\frac{5-6}{30}$ 50，无痛经史。

家族史：父亲7年前去世，母亲健在，2弟2妹均体健。

体格检查：T：36.7℃，P：88次/分，R：22次/分，BP：122/81mmHg。发育正常，营养中等，神志清，精神差，自主体位，步入病房，体格检查

合作。全身皮肤黏膜无黄染、出血点，无肝掌、蜘蛛痣。浅表淋巴结未触及肿大。头颅无畸形，双眼睑无水肿，球结膜无充血，巩膜无黄染，双侧瞳孔等大等圆，对光反射灵敏。耳鼻无畸形，口腔黏膜未见白斑，伸舌居中，咽充血，扁桃体无肿大。颈软无抵抗，气管居中，甲状腺无肿大，无血管杂音。心肺检查未见异常。腹平软，右侧腹部可见一约 6cm 长纵形手术疤痕，肝脾肋下未触及，胆囊区无压痛，双肾区无叩击痛。脊柱、四肢无畸形，四肢肌力、肌张力正常，双下肢无水肿。生理反射存在，病理反射未引出。

辅助检查：2011 年 12 月 27 日外院检查，WBC：6.59×10^9/L，N%：76.01%，L%：18.42%，RBC：2.8×10^{12}/L，HGB：92g/L，PLT：337×10^9/L。肝功能：ALT：21U/L，AST：32U/L，ALB：33.9g/L。肾功能，BUN：8.0mmol/L，CREA：141μmol/L，UA：273μmol/L。尿常规：隐血（+++），尿蛋白（+++），白细胞（+）。

彩超：双肾、膀胱、输尿管未见异常。

入院诊断：①获得性免疫缺陷综合征并发热原因待查：肺结核？血尿原因待查。②肾小球肾炎？③泌尿系结核？④泌尿系肿瘤？

治疗经过：患者 3 年前出现腰痛，眼睑及面部水肿，推测可能已经出现肾脏的损伤。半年前有发热病史，高热经治疗后为午后低热，入院后仍发热，体温最高 38.0℃，且未予退热药物可自行下降，出现肉眼血尿，泌尿系结核需排除。入院后的尿沉渣涂片、尿培养未见抗酸杆菌，T-SPOT.TB 阴性及 TB-DNA 阴性，均不支持泌尿系结核的诊断。彩超检查排除了泌尿系统肿瘤导致的血尿。入院体格检查患者全身未见水肿，监测血压正常，查血脂正常，不支持肾病综合征的诊断。尿三杯试验示三段尿红细胞数量均在 5 000 个 /μL 以上，全段血尿、蛋白尿，肾小球肾炎的诊断可能性大。

入院后胸部 CT：两肺叶可见少量淡薄斑片状密度增高影，边缘模糊。WBC：4.13×10^9/L，N%：72.91%，L%：20.3%，RBC：2.27×10^{12}/L，HGB：89g/L，PLT：202×10^9/L，血 PCT：0.04ng/mL（正常），CRP：3.5mg/

L（正常），痰培养及血培养示正常菌群生长，患者虽发热、咽痛，但因无感染的实验室证据，且考虑患者肾功能不良，仅给予清热解毒治疗5天后患者体温正常，肉眼血尿略有减轻。

T淋巴细胞亚群，CD4：248个/μL，CD4%：27%。HIV病毒载量（2012年2月29日）：48拷贝/mL。乙肝六项、TP-Ab均阴性，抗HCV阳性，血HCV-RNA：1.23×10^7拷贝/mL。继续给抗反转录病毒治疗，由于合并HCV感染，ART方案由3TC+D4T+NVP调整为3TC+D4T+EFV。

多次复查肝功能：胆红素及转氨酶均正常，总蛋白波动在67~75g/L，白蛋白波动在25~30g/L。肾功能，BUN：波动在11.2~13.7mmol/L，CREA：波动在178~222μmol/L，UA：波动在305~322μmol/L。复查尿常规：隐血（++）~（+++），尿蛋白（++）~（+++），24小时尿蛋白定量5.92g/24h尿，明显升高。血红蛋白波动在75~80g/L。

2012年2月18日请肾内科医师会诊，在彩超引导下行肾穿刺活检术，取右肾下极为穿刺点，穿出肾组织后，分送光镜、免疫荧光及电镜检查。穿刺后肉眼血尿加重，考虑与肾脏穿刺有关，应用蛇毒血凝酶治疗。肾活检病理结果：PASM见肾小球硬化、肾小管灶状萎缩，免疫荧光见IgA沉积。PAS染色见小细胞纤维性新月体形成及系膜细胞和基质增生。肾活检病理诊断：符合局灶增生硬化型IgA肾病，相当于Lee分级：Ⅳ级（图2-3-7、图2-3-8、图2-3-9、图2-3-10）。因IgA肾病，请肾内科会诊意见为患者肾脏功能受损较重，1/4肾小球硬化失去功能，可诊断为局灶增生硬化型IgA肾病，预后差，进一步可能进展为终末期肾病。肾内科给予糖皮质激素治疗。

2012年2月29日复查HIV病毒载量：48拷贝/mL，提示抗病毒治疗有效，继续抗病毒治疗。虽合并慢性丙型肝炎，但目前不宜应用干扰素、利巴韦林抗病毒治疗，可能加重骨髓抑制、肾脏损伤等。

2012年3月7日复查肾功能，BUN：6.9mmol/L，CREA：121μmol/L，UA：306μmol/L。肝功能，ALT：22U/L，AST：23U/L，TBIL：9.4μmol/L，ALB：33g/L。血常规，WBC：3.20×10^9/L（降低），N%：52.5%，L%：

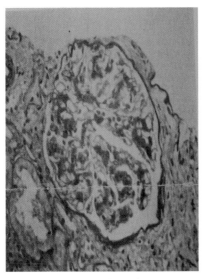

图 2-3-7 肾活检组织病理 PASM
染色见肾小球硬化

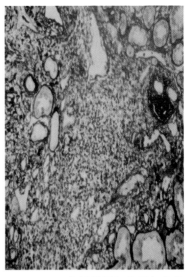

图 2-3-8 肾活检组织病理免疫荧
光见 IgA 沉积

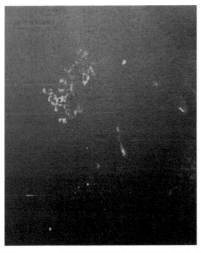

图 2-3-9 肾活检组织病理 PAS 染色见
小细胞纤维性新月体形成

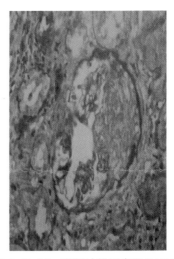

图 2-3-10 肾活检组织病理 PAS 染色
见系膜细胞和基质增生

38.4%，RBC：2.09×10^{12}/L，HGB：82g/L，PLT：214×10^9/L。常规：隐血（+++），尿蛋白（++），24 小时尿蛋白定量为 0.26g/24h。

出院诊断：①获得性免疫缺陷综合征；②IgA 肾病，Ⅳ级，肾性贫血；

③病毒性肝炎　丙型　慢性轻度。

　　随访：2013 年 10 月 1 日复查肾功能，尿素氮：4.3mmol/L，Cr：77 μmol/L，尿酸：228 μmol/L，β_2-微球蛋白：4.67mg/L。

点评：

（1）IgA 肾病是以临床上反复发作性血尿为特点，可伴有不同程度的蛋白尿、肾小球系膜增生基质、肾组织以 IgA 为主的免疫球蛋白沉积为特征的肾小球疾病。

（2）肾脏病是 HIV 感染者常见的合并症，美国约 11% 的 HIV 感染者合并慢性肾脏病，最具特征的是 HIV 相关肾病（HIV-associated nephropathy，HIVAN），表现为塌陷型局灶节段性肾小球硬化，但也可合并其他类型的肾炎如 IgA 肾病等。IgA 肾病可以由 HIV 感染、呼吸道感染所致。HIV 合并 IgA 肾病国内报道不多，可能与对 HIV 感染者合并肾病进行肾活检较少有关。北京协和医院曾报道近 10 年收治了 8 例 HIV 感染合并肾脏损害并行肾脏活检的患者，其中 4 例是 IgA 肾病。

（3）HIV 感染可以合并多种病理类型的肾脏损害，肾脏活检有助于明确诊断并指导治疗。由于各种肾病诊断与治疗不尽相同，感染科医师需要和专业的肾病科医师合作，为患者提供规范的诊疗。

（4）HIV 相关肾病与 CD4 细胞以及病毒载量相关性不强，因此 WHO 及我国艾滋病抗病毒治疗指南中均明确指出，对于 HIV 相关肾病，无论 CD4 细胞多少，均推荐抗反转录病毒治疗，但应避免选择肾损的药物，如 TDF 等。

【病例 86】低蛋白血症、尿蛋白阳性——Ⅱ期膜性肾病伴部分肾小球硬化

李某，男性，48 岁，农民。入院日期：2013 年 2 月 26 日。

主诉：发现 HIV 感染 9 年，低蛋白血症 6 个月。

现病史：9年前普查发现 HIV 抗体初筛及确认试验阳性。一直未 ART 治疗，CD4 细胞：400 个 /mL，未发生机会性感染。8 个月前开始 ART，方案 AZT+3TC+EFV。6 个月前抗病毒治疗随访时发现低蛋白血症，在当地医院间断应用人血白蛋白，效果差。1 个月前，在当地住院治疗期间，发现尿蛋白阳性、肝功能异常，予保肝、人血白蛋白治疗，效果仍差，转上级医院进一步检查治疗。

既往史：无高血压、糖尿病史。9年前发现 HCV 感染，未抗 HCV 治疗。1993—1994 年有多次不规范单采血浆史。

个人史：吸烟史20余年，20 支 / 天。无饮酒及吸毒史。

家族史：无特殊记载。

体格检查：T：36.5 ℃，P：86 次 / 分，R：20 次 / 分，BP：137/89 mmHg，体重 56kg，身高 173cm。神志清，精神状态一般，皮肤、黏膜未见异常，浅表淋巴结无肿大。心肺听诊正常，肝脾肋下未触及，下肢无水肿，神经系统检查正常。

初步诊断：①获得性免疫缺陷综合征。②肾病综合征？ HIV 相关肾病？③病毒性肝炎　丙型　慢性轻度。④乳腺增生？

治疗经过：入院后完善相关检查，血常规，RBC：2.67×10^{12}/L，HGB：101g/L。白细胞及分类正常，血小板正常。尿常规，蛋白（ ++ ～ +++ ），隐血（ ± ～ + ），余正常。尿蛋白定量 9.72g/24h 尿。肾功能与电解质，BUN：5.2mmol/L，Cr：59mmol/L，UA：287mmol/L，Ccr：112mL/min，钙：2.12mmol/L，钾：4.44mmol/L，钠：142mmol/L，氯：108mmol/L，p：1.53 mmol/L，镁：1.04mmol/L。肝功能，TP：49g/L，A：18g/L，G：18g/L，A/G：0.58，ALP：113IU/L。血脂，TC：6.62，TG：3.36，Apo–A1：1.06g/L，Apo–B：1.29g/L。凝血功能：正常。其他检查，LDH：129IU/L，CRP：正常，C3：1.17g/L，C4：0.28g/L。HCV–RNA：1.53×10^{6} 拷贝 /mL。腹部彩超：肝实质弥漫性回声改变、胆囊壁毛糙、双肾正常。

根据上述检查结果，患者疾病特点为以尿蛋白为主，低蛋白血症，高脂血症，血压正常，肾功能与肾形态大小尚正常，表现为肾病综合征，患者发现 HIV 感染后长期未进行抗病毒治疗，而在抗病毒治疗 2 个月后即发现低蛋白血症，表明经尿丢失蛋白已发生一段时间，同时合并 HCV 感染，患者肾病是否与 HIV 或 HCV 相关，需要进一步明确。

患者最低 CD4 细胞为 400 个 /μL，CD4%：35%（ART 治疗前），最近一次 CD4 细胞：1 370 个 /μL，CD4%：57%（入院前 3 个月，院外检查）。最高 HIV 病毒载量：不详，入院后 HIV 病毒载量 < 50 拷贝 / mL（抗病毒治疗 9 个月时），提示抗病毒治疗有效。

在继续给予抗病毒治疗 AZT+3TC+EFV 的同时，请肾内科会诊。给予肾脏穿刺，肾组织活检病理诊断：符合Ⅱ期肾病伴部分肾小球硬化；电镜显示：符合Ⅱ期膜性肾病（2013 年 3 月 2 日）；肾组织病理免疫荧光检测（2013 年 3 月 2 日）：IgG3（＋），IgM2（＋），IgA（－），C3（＋），C1q（－）。根据病理结果，肾内科会诊治疗建议：①醋酸泼尼松片：60mg/d；②爱若华 / 来氟米特片：20mg/d；③贝那普利治疗。

上述治疗 2 周后复查：一般情况同前，BP：（110~130）/（70~85）mmHg，尿常规：蛋白（++ ~ +++），隐血（± ~ +），尿蛋白：6.08g/24h，血生化，TG：5.94mmol/L，TC：9.02mmol/L，TP：46g/L，A：18g/L，G：28g/L，A/G：0.64。肾功能，BUN：6.6mmol/L，Cr：53mmol/L，UA：261mmol/L，Ccr：124mL/min。

复查结果显示患者尿蛋白无减轻，仍呈低蛋白血症、高脂血症。由于治疗效果欠佳，经与英国伯明翰 HARTLAND HOSPITAL 感染科进行远程视频病例讨论，认为患者肾病综合征诊断成立，调整治疗方案，给予血管紧张素转换酶抑制剂（ACEI）控制蛋白尿。继续贝那普利 1.0/d 治疗后，患者蛋白尿逐渐控制、血浆白蛋白逐步恢复正常。

患者转归：给予贝那普利 1.0/d，治疗 6 周后，患者复查尿蛋白定量 2.1/24h，血白蛋白 31g/L，CD4：1 050 个 /μL。

点评：

（1）该患者感染 HIV 近 20 年，CD4 细胞最低为 400 个 /μL，且 CD4% 为 35%，基本在正常范围，未发生过机会性感染。据国外统计发现，5%~10% 的 HIV 感染者为慢性进展者。

（2）患者肾脏穿刺后，肾组织活检病理诊断为 II 期膜性肾病伴部分肾小球硬化。电镜显示：II 期膜性肾病。表明肾病综合征的原因为膜增生性肾小球肾炎，HCV 甚至 HBV 均可与膜增生性肾小球肾炎相关。

（3）国外资料显示，HIV 感染者中约有 1/3 的肾病继发于 HIV 感染，与 HIV 进展（CD4 细胞、HIV 病毒载量）与否无关联，但认为对于此类患者尽早 ART 很重要。

（4）对于 II 期膜性肾病 / 肾小球硬化引起的肾病综合征，治疗首选血管紧张素转换酶抑制剂（ACEI）控制蛋白尿，而不考虑免疫抑制 / 类固醇。ACEI 应从低剂量开始，2~3 周内提高到最大剂量，监测肾功能与血压。蛋白尿不会完全消除，需要小剂量 ACEI 维持。

（5）对于该患者合并的丙型肝炎的抗病毒治疗时机，由于河南患者 HCV 以 1b 型为主，干扰素 + 利巴韦林治疗效果差，且存在对肾脏影响，暂不予以治疗。目前患者丙型肝炎较稳定，需要监测肝纤维化进展。

（6）抗病毒治疗方案 AZT+3TC+EFV 有效，继续该方案，避免选用 TDF。

五、艾滋病合并心脏病

【病例 87】乏力，心悸——AIDS，高血压心脏病

陈某，女，52 岁，已婚，农民。入院日期：2011 年 10 月。

主诉：发现 HIV 感染 7 年，乏力 1 年余，心悸 3 天。

现病史：7 年前因"发热"在当地医院查 HIV 抗体初筛及确证试验阳性，抗 HCV 阳性，CD4 值不详，给予 DDI+D4T+NVP 方案 ART。5 年前因"末梢神经炎"将方案调整为 3TC+AZT+NVP。3 个月前因抗病毒治疗失败将方案调整为 3TC+AZT+LPV/r。1 年前无明显诱因出现全身乏力，活动后加重，伴见纳差，进食量减少 1/3，间断对症治疗，效差。3 天前间断出现心悸，伴见左侧胸腹部不适感，间断头晕不适，无咳嗽、咳痰、胸闷、胸痛等。为进一步治疗求诊我院。

既往史：17 年前因"宫外孕手术"输血 1 次。高血压病 5 年，间断服用"寿比山"治疗，未定期监测血压。2 型糖尿病 3 年，空腹血糖波动在 10mmol/L 左右，间断服用"消渴丸"治疗。

体格检查：T：36.5℃，P：85 次 / 分，R：14 次 / 分，BP：139/87mmHg，神志清，精神差，浅表淋巴结未触及肿大。双肺听诊呼吸音清，未闻及干湿性啰音。心率为 85 次 / 分，律齐，各瓣膜听诊区未闻及病理性杂音。腹平软，无压痛，无反跳痛。肝脾肋下未触及，墨菲征阴性。双下肢无水肿。

辅助检查：T 淋巴细胞亚群示，CD4：225 个 / μL。血脂，CHO：8.74mmol/L，TG：6.80mmol/L，LDL：6.36mmol/L。监测三餐血糖，空腹分别为：5.5mmol/L、13.4mmol/L、7.9mmol/L，餐后 2 小时血糖分别为 14.6mmol/L、10.5mmol/L、14.9mmol/L。血常规、肝肾功能、凝血功能均正常。心电图：大致正常，ST-T 改变。胸部 CT 正常。

入院诊断：①获得性免疫缺陷综合征。②高血压病：2 级，高危组。③2 型糖尿病。④冠状动脉粥样硬化性心脏病？⑤病毒性肝炎 丙型 慢性轻度。⑥高脂血症。

治疗经过：入院后给予硝苯地平缓释片降压，格列齐特片降糖，复方丹参滴注液改善循环及对症支持治疗。患者症状无明显缓解。后于外院行冠脉 CTA 检查示：①左冠状动脉近中段混合性斑块形成，中段管腔中度狭窄；②左冠状动脉第 1 对角支起始处局部斑块形成、管腔重度狭窄。请心内科会诊，建议非诺贝特胶囊联合辛伐他汀降血脂，稳定斑块，阿司匹林抗凝，减少血小板聚集治疗，并进一步行心脏介入治疗。因辛伐他汀与克力芝有相互作用，改为氟伐他汀。

出院诊断：①获得性免疫缺陷综合征；②高血压病：2级，高危组；③2型糖尿病；④冠状动脉粥样硬化性心脏病；⑤病毒性肝炎　丙型　慢性轻度。⑥高脂血症。

随访情况：半年后随访，患者乏力、心悸，左侧胸腹部不适及头晕症状明显减轻，继续ART，降压、降糖、降脂及抗凝药物应用。

点评：本病例提示我们，在HIV患者治疗过程中，需要重视HIV相关心血管病的诊治。该患者有高血压及糖尿病的基础病，血压及血糖没有得到很好的控制，检查结果提示血脂明显升高，再加上抗病毒药物的应用，四项高危因素最终导致了冠状动脉管腔的重度狭窄，相关症状的出现，经过心脏介入治疗后，症状得到了缓解。所以对于HIV患者，尤其是有高危因素的患者，如高血压、糖尿病病史，肥胖人群，有烟酒嗜好人群，在抗病毒治疗过程中，应定期监测血脂、心电图的变化，有症状患者要进一步行动态心电图、负荷超声心电图、冠脉造影等。明确诊断后要积极控制血压、血糖、血脂。

治疗高脂血症，首先要戒烟和食用健康食物，低脂饮食，对于混合型高脂血症，两种降脂药物同时使用有潜在肝损伤，并发肌炎。两种药物要分开服用，他汀类药物剂量不要过大，定期监测肝肾功能、肌酸激酶。还应联合应用他汀类及贝特类药物。另外，要注意他汀类药物与抗病毒药物的相互作用，普伐他汀和氟伐他汀是受专家推荐的降脂药物。其他药物，如小剂量阿司匹林肠溶片、氯吡格雷、β-受体阻滞剂等可降低冠心病患者的病死率及再梗死率，根据患者情况，均可考虑应用。对于冠状动脉严重狭窄（＞75%）可行心脏介入治疗，包括导管介入治疗和冠脉搭桥术。

六、艾滋病并发血液系统疾病

（一）血栓性血小板减少性紫癜

【病例88】巩膜黄染、意识模糊——血栓性血小板减少性紫癜

杨某，女，18岁，学生。入院日期：2015年。

代主诉：巩膜黄染15天、间断意识模糊4天。

现病史：15天前患者无诱因出现巩膜黄染，当地医院给予口服清肝利胆药物，治疗后减轻。4天前出现意识模糊，言语不清，伴头痛，无恶心、呕吐，当地县医院查血小板：5×10^9/L，转院途中出现发热，体温38.5℃，短暂全身抽搐，无口吐白沫，呈浅昏迷状。平躺约2min后抽搐缓解，仍意识模糊。在外院ICU住院4天，意识间断模糊。血常规示，白细胞计数：4.6×10^9/L，红细胞计数：1.77×10^{12}/L，Hb：59g/L，血小板计数：11×10^9/L。尿常规示，隐血（+++），尿蛋白（++），尿胆原（++），尿胆红素阴性。肝生物化学检查示，TBil：90.5μmol/L，间接胆红素（IBIL）：82.5μmol/L，乳酸脱氢酶（LDH）：1 265 U/L。抗心磷脂抗体阴性，$β_2$-糖蛋白1抗体阴性。抗中性粒细胞胞浆抗体（ANCA）筛查均阴性。补体C3、C4以及ESR均正常。抗血小板抗体阴性。考虑"Evans综合征？血栓性血小板减少性紫癜？"，给予抗感染、保肝、止血、输血，以及甲泼尼龙琥珀酸钠（用量不详）治疗，病情无改善。复查血常规血小板为7×10^9/L，住院期间因2次HIV抗体初筛阳性，转至我院。

既往史：出生后曾因"新生儿硬肿症"输注血浆。

个人史：无病毒性肝炎、结核等传染病史。无吸毒史及其他注射史，无冶游史。

体格检查：体温37.0℃，脉搏90次/分，呼吸19次/分，血压107/79mmHg。意识模糊，担架抬入病房，体格检查欠合作，全身皮肤、黏膜及巩膜重度黄染，前胸部及腹部可见散在出血点，压之无褪色。双侧瞳孔等大等圆，直径约 3.5mm，对光反射灵敏。颈软，无抵抗，心肺听诊无异常，腹部检查未见异常，神经系统检查病理反射阴性。血常规检查示，白细胞计数：5.67×10^9/L，中性粒细胞分类：0.912，红细胞计数：3.39×10^{12}/L，HB：102g/L，血小板计数：4×10^9/L。肾功能检查示，BUN：5.7mmol/L，血Cr：43μmol/L，尿酸：154μmol/L，β_2-微球蛋白：2.04mg/L。LDH：1 098 U/L。CD3 细胞：350/μL，CD4 细胞：73/μL，CD4 细胞比例为 21%，CD8 细胞：270/μL，CD4/CD8 为 0.27。降钙素原：0.24μg/L，CRP：47.9mg/L。ESR：51mm/1 h。凝血功能正常。HBsAg、抗 HAV、抗 HEV、抗 HCV 均阴性。HCV-RNA 为 4.38×10^4IU/mL。网织红细胞比例为 0.080。尿微量白蛋白为 226.3mg/L。血液培养阴性。心电图正常。胸部 CT 检查示，双肺感染、两侧胸膜炎。腹部彩色多普勒超声检查未见明显异常。颅脑 CT 检查示：脑萎缩，两侧基底节区、侧脑室额角旁、脑顶叶多发低密度影。颅脑 MRI 平扫＋磁共振血管造影（MRA）检查示：双侧额顶枕叶异常信号，双侧蝶窦及筛窦炎，脑部 MRA 未见明显异常。酸化血清溶血试验（Ham's 试验）阴性，糖水试验阴性。抗人球蛋白试验（Coombs 试验）阴性。

入院诊断：①艾滋病并肺部感染；②血栓性血小板减少性紫癜；③病毒性肝炎 丙型 慢性中度。

治疗经过：入院后予头孢哌酮钠／舒巴坦钠 2.0，每 8 小时 1 次，静脉滴注，抗感染治疗。泼尼松龙：60mg/d，静脉注射 6 天。后改为醋酸泼尼松片：40mg/d，患者症状好转，血常规和生物化学指标正常后每 5～7 天减量 5mg。静注人免疫球蛋白 25g/d，静脉滴注 2 天。入院第 3 天明确诊断后即给予双重血浆置换，共 3 次，隔日 1 次，血浆量分别为 800mL、600mL、600mL，期间使用白蛋白 10g。第一次血浆置换后第 2 天血小板即恢复至正常水平（126×10^9/L）。三次血浆置换后，皮肤淤点渐消退，精神恢复良好，神经症状未发作，胆红素及乳酸脱氢酶下降至正常。入院后第 11 天

HIV 抗体确证检测报告阳性，未行 HIV-RNA 载量检测。启动 ART，方案为 TDF+3TC+EFV。患者住院 15 天后出院，出院时复查血常规示，白细胞计数：5.96×10^9/L，中性粒细胞分类：0.73×10^9/L，红细胞计数：3.48×10^{12}/L，HB：109g/L，血小板 126×10^9/L。胸部 CT 未见异常。出院 4 个月后随访患者，醋酸泼尼松片已停药 2 个月，一般情况良好，血常规、肝功能正常。

点评：血栓性血小板减少性紫癜（thrombotic thrombocytopenic purpura，TTP）分为遗传性和获得性两种，遗传性与血管性血友病因子裂解蛋白酶（ADAMTS13）基因突变导致酶活性缺乏或降低有关。获得性 TTP 可根据诱发因素是否明确分为原发性和继发性。继发性 TTP 病因包括 HIV 病毒感染、骨髓干细胞移植、妊娠、药物相关性（如氯吡格雷、抵克立得）、风湿免疫性疾病等。本病为一种罕见病，文献综合报道 TTP 年发病率为（1~4）：100 万，女性好发，为男性的 2～3 倍，以中青年好发。

TTP 主要表现为血小板减少、微血管病性溶血性贫血、神经系统受损、发热、肾功能损害等五联征，或仅表现为前三项。TTP 诊断要具备 TTP 五联征或三联征，典型的血细胞计数变化，如贫血、血小板显著降低，尤其是外周血涂片中红细胞碎片增高和血生物化学改变，间断胆红素增高，LDH 明显升高，凝血功能基本正常。部分患者的 ADAMTS13 活性降低。同时要排除溶血尿毒综合征（HUS）、Evans 综合征、弥漫性血管内凝血（DIC）、阵发性睡眠性血红蛋白尿（PNH）等疾病。

本例为新发现艾滋病患者，CD4 细胞为 73 个 /μL，未行 HIV-RNA 载量检测，未进行抗反转录病毒治疗（ART）。国外报道 HIV 感染者 CD4 细胞严重破坏时易发生 TTP。患者以黄疸和神经系统症状起病，有重度贫血、血小板明显减少，网织红细胞计数升高，间接胆红素增高。LDH 增高及 Coombs 试验阴性。患者没有明显的肾损伤和发热的症状，神经精神症状较轻。患者虽然 CD4 淋巴细胞较低，未合并严重的机会性感染。

TTP 发病急，病情凶险，病死率高，而 AIDS 合并 TTP 的预后更差。

与 HIV 阴性患者一样，救治的关键是早期诊断、早期治疗。治疗包括血浆置换、新鲜或冰冻血浆输注、药物治疗。输注血小板治疗本病应十分谨慎，仅出现危及生命的严重出血时才考虑。药物治疗包括免疫抑制剂、免疫球蛋白等。其中早期血浆置换对 TTP 有确定效果，可使患者病死率降低至 10% ~ 20%。由于目前血浆来源紧张，因此双重血浆置换（DFPP）是一种有效的解决途径。DFPP 是利用血浆成分分离器（二级膜）对患者的血浆做进一步选择性的清除，每次治疗仅需要数百毫升血浆或其他置换液即可完成单重血浆置换需要数千毫升置换液才能达到的治疗目的。本例患者诊断一经明确即行 DFPP，治疗后病情明显好转，在临床血源日趋紧张的情况下，DFPP 大大减少了血浆用量，简化了医务人员的操作，减少了职业暴露的风险，节约了患者的费用。

总结本例患者的诊治经验：①患者成功治疗得益于早期诊断、早期治疗，及早应用 DFPP 治疗，治疗后症状及各种实验室指标恢复良好；②患者未有严重的机会性感染，为治疗创造了机会，减少治疗的烦琐；③症状控制后要及时行 ART 治疗。

（注：该病例报告发表于《中华传染病杂志》，2017 年第 35 卷第 2 期，第 114 页。）

（二）艾滋病合并噬血细胞综合征

【病例 89】发热、乏力、贫血——噬血细胞综合征

范某，女，26 岁，离异，务工人员。入院日期：2015 年 11 月 28 日，出院日期：2016 年 1 月 19 日。

主诉： 发现 HIV 感染 4 个月，间断发热、乏力 3 个月。

现病史： 4 个月前（2015 年 7 月）行 HIV 确证试验阳性，CD4：361 个 /μL，HIV 病毒载量：75 000 拷贝 /mL，ART 方案为：TDF+3TC+EFV。3 个月

前（2015 年 8 月），患者出现发热，峰值温度 38.7℃，纳差、乏力，伴头晕、重体力活动后心慌，自行服用退热药后体温可降至正常，停药后易反复，乏力逐渐加重，轻微活动则胸闷、心慌。1 个月前（2015 年 10 月 4日），患者发热至 39.7℃，伴干咳，乏力，稍活动则觉胸闷、心慌，饮食量减少 2/3，无咳痰、胸痛、恶心、呕吐、腹痛、腹泻等。在北京某医院查CD4：47 个 /μL，HIV 病毒载量为 81 拷贝 /mL，因备孕更换抗病毒治疗方案为：TDF+3TC+NVP；并行骨髓穿刺，骨髓涂片提示骨髓内有核细胞增生减低，可见吞噬现象，未见髓小粒，考虑噬血细胞综合征伴红系细胞造血停滞，不除外合并淋巴瘤，给予输液治疗 4 天（具体用药不详），症状无好转。转诊至当地市传染病医院查血常规，WBC：2.12×10^9/L，N：0.85×10^9/L，RBC：0.99×10^{12}/L，HGB：32g/L，PLT：208×10^9/L； 肝 功 能，TBIL：61.5μmol/L，DBIL：47.1μmol/L，ALT：431U/L，AST：359U/L，ALP：185U/L，γ-GT：276U/L，CHE：5 697U/L；心肌酶，LDH：1 070U/L，CK：193U/L，CK-MB：30U/L。按"AIDS 并 PCP 重度贫血"给予"复方新诺明"抗 PCP，以及护肝降酶退黄、输血等对症支持治疗 26 天，未再胸闷，余症状无缓解，出院回家休养，1 天前再次发热，给予退热治疗，效果欠佳转诊我院。患者近半年体重下降 20kg。

既往史：体健，否认肝炎、结核等传染病史。否认手术、外伤史，近 1个月在当地医院输血治疗（具体用品及量不详），无药物食物过敏史。

个人史：生长于原籍河南，近 2 年在北京工作，无烟酒嗜好。

月经婚育史：13 $\frac{6-7}{28-30}$ 2015.9.20，既往经量、经色正常，近 2 个月未有月经来潮，26 岁结婚，已离异，原配偶体健，未育。

家族史：否认家族遗传病史。

体格检查：T：36.9℃，P：110 次 / 分，R：26 次 / 分，BP：100/68mmHg。神志清，精神差。消瘦明显，贫血貌，全身皮肤黏膜、巩膜黄染，全身皮肤无出血点及淤斑，颈部、腋窝可触及黄豆大小淋巴结，质软，无触痛，活动度好。口腔黏膜无白斑，听诊两肺呼吸音粗，未闻及干湿性啰音，心率 110 次 / 分，各瓣膜听诊区未闻及杂音，腹软，无压痛，肝脏肋下、剑突下未触及，脾脏肋下约 6cm 可触及，边缘钝，轻触痛，双下肢无水肿，病理征未引出。

辅助检查：血常规，WBC：2.03×10^9/L，N：1.4×10^9/L，RBC：1.18×10^{12}/L，HGB：37g/L，PLT：175×10^9/L，未见异常淋巴细胞；PCT：0.26ng/mL，CRP：55.82mg/L，铁蛋白＞ 2 000ng/mL；生化，TBIL：61.5μmol/L，ALT：431U/L，AST：359U/L，LDH：1 551U/L，TG：3.57mmol/L，β_2- 微球尿白：4.11mg/L，Na^+：131mmol/L；免疫五项，免疫球蛋白 A：0.52g/L，免疫球蛋白 G：64.98g/L，补体 C3：0.75g/L，补体 C4：0.5g/L；自身免疫抗体系列：抗 nRNP、抗 SSA 抗体阳性。EBV 病毒抗原抗体及 DNA 均阴性。副流感病毒阳性。尿常规：隐血（+++），蛋白（++）。

初步诊断：①获得性免疫缺陷综合征，药物性肝损伤？②贫血原因待查，再生障碍性贫血？淋巴瘤？噬血细胞综合征？

治疗经过：入院后先给予头孢他啶、哌拉西林钠他唑巴坦钠抗感染治疗效果差，仍发热，复查 PCT：3.87ng/mL，CRP：85.86mg/L，改用亚胺培南西司他丁钠加强抗感染；为避免加重肝损伤给予停用复方磺胺甲噁唑片，调整 ART 方案为：TDF+3TC+EFV；患者输注悬浮红细胞后血红蛋白上升后迅速下降，并出现酱油尿，晨起明显，午后逐渐变为淡黄色，尿常规隐血（+++），加用蛇毒血凝酶、维生素 K_1、酚磺乙胺止血疗效差，查血 Ham's 试验阴性，蔗糖试验阴性，直接人球蛋白 coombs 试验阴性，排除溶血性贫血；因患者病情重，给予促粒素、输注悬浮红细胞后再次行骨髓穿刺，骨髓涂片提示有核细胞增生明显活跃，粒系占 82.4%，红系占 0.8%，粒系：红系 =103.0∶1；粒系明显增生，原、早幼粒细胞可见，中幼粒细胞比值增高，粒细胞浆内颗粒增多、增粗，嗜酸性粒细胞可见，偶见巨中幼粒细胞；红系增生减低，幼红细胞罕见，成熟红细胞大小不一；全片巨核细胞 92 个，血小板散在小堆少见；吞噬细胞可见。铁染色，外铁：（++~+++），内铁：幼红细胞罕见。骨髓活检病理提示未见恶性细胞，部分骨髓腔内空虚（可能与抽吸有关），部分骨髓腔内增生活跃，有核细胞密度占80%，可见幼稚细胞丛，粒系增生明显，各阶段细胞形态及比例大致正常范围，巨核系细胞无明显减少，红系细胞明显减少，网硬蛋白未见明显减少。骨髓涂片有核细胞丰富，红系细胞明显减少，粒系增生明显，粒系各阶段细胞形态及比例大致在正常范围。巨核细胞未见明显减少，血小板散在分布呈小丛。彩超提示：肝实质回声密集，脾大并脾静脉增宽（厚径约48mm，肋下63mm锁骨中线），胆囊、胰腺、双肾未见异常，腹腔未见明显肿大淋巴结；颈部、腋窝及双侧腹股沟淋巴结样回声改变并部分体积增大，较大约19.3mm×5.9mm；胸部CT扫描见双肺透亮度减低，两下肺可见条索影，边缘模糊，双侧胸膜增厚粘连。结合骨髓检查结果，拟诊嗜血细胞综合征，于2015年12月4日—12月8日根据患者体重给予人免疫球蛋白17.5g联合甲泼尼松龙琥珀酸钠（甲强龙）40mg冲击治疗5天，抑制炎症反应，患者血红蛋白、白细胞未再下降。2015年12月9日甲强龙减量为20mg，2周后逐渐减量；2016年1月4日更换为泼尼松片30mg，每天1次，并逐渐减量，同时护肝降酶退黄、营养支持治疗，复查CD4：594个/μL，血细胞、肝功能、血脂正常，LDH：302U/L，铁蛋白：1 654ng/mL，尿隐血阴性，好转出院。

出院诊断： 获得性免疫缺陷综合征并嗜血细胞综合征。

随访情况： 随访患者1年余，未再发生血细胞减少及特殊不适。该患者于2017年2月因"关节疼痛伴晨僵"再次入我院，查类风湿因子升高，按"类风湿关节炎"再次给予泼尼松及羟氯喹应用后好转出院，目前随访症状减轻。

点评： 嗜血细胞综合征（hemophagocytic syndrome，HPS），又称为嗜血细胞性淋巴组织细胞增生症（hemohagocytic lymphohistiocytosis，HLH），是一种因多种致病因素导致的淋巴、单核巨噬细胞系统失控性激活、增生且伴有嗜血现象，并分泌大量炎性因子使机体处于严重甚至致命的多器官高炎症反应状态的一组临床综合征。根据病因不同，可分为原发性HPS（primary HPS，pHPS）和继发性HPS（secondary HPS，sHPS）两大类。原发性 HPS 为常染色体或性染色体隐性遗传性疾病，具有明确的基因缺陷与免疫缺陷，继发性 HPS 分为感染相关、恶性肿瘤相关及伴发于自身免疫疾病的巨噬细胞活化综合征三类，其中感染相关性 HPS 中以 EBV 最为常见，在艾滋病患者中通常继发于机会性感染，大多数病例发生于 CD4 < 70 个 /μL 的患者中，总体病死率为 44%。

诊断方面根据 HPS-2004 诊断标准，符合以下两条其中之一就可以诊断 HPS：①发现 HPS 相关的分子遗传学异常；②符合以下诊断标准八条中的五条：a.发热；b.脾大（肋下 ≥ 3cm）；c.血细胞减少（2 或 3 系受累，非骨髓增生减低或发育异常所致）：HGB < 90g/L（新生儿 HGB < 100g/L）、中性粒细胞 < 1.0×10^9/L、PLT < 100×10^9/L；d.高甘油三酯血症和（或）低纤维蛋白原血症：空腹甘油三酯 ≥ 3.0mmol/L（≥ 265mg/dL）、纤维蛋白原 ≤ 1.5g/L；e.骨髓或脾、淋巴结、皮肤穿刺 / 活检发现噬血细胞，无恶性病证据；f.NK 细胞活性降低或完全缺少；g.血清铁蛋白 ≥ 500μg/L；h.可溶性 IL-2R（CD25）≥ 2 400 U/mL。根据病史，该例患者入院前已明确 HIV 感染，CD4：47 个 /μL，重度免疫抑制状态，临床表现为持续发热、乏力、咳嗽、胸闷，体格检查见浅表淋巴结肿大、脾大，实验室检查提示血细胞减少、肝损伤，给予间断抗感染及对症支持治疗后症状缓解不明显，怀疑 HPS 的可能。因此我们及时完善与 HPS 诊断相关的检查，查骨髓涂片有吞噬细胞，铁蛋白显著升高具有强烈的提示意义，以及合并高脂血症，符合 HPS-2004 诊断标准中的 6 条，因此诊断为 HPS。

治疗上继发性 HPS 最重要的是病因治疗，对于 HIV 相关性 HPS 患者，建议使用 ART，因此对本例患者，明确诊断后，依据 HPS-2004 推荐的治疗方案，调整 ART 方案及抗生素控制全身炎症反应的病因治疗，护肝降酶、输注红细胞对症治疗，同时应用大剂量丙种球蛋白联合甲强龙冲击治疗，后激素逐渐减量，维持用泼尼松片，停止治疗后随访患者 1 年余，无发热、肝脾大、神经系统异常及血细胞减少，铁蛋白、甘油三酯未再升高，预后好，考虑与患者 ART 后免疫功能提高有关。

（三）艾滋病合并溶血性贫血

【病例 90】贫血、眼黄、尿黄——溶血性贫血

陈某，男，38 岁，无业。入院日期：2013 年 3 月 26 日。

主诉： 发现 HIV 感染 7 年，贫血 1 年半，眼黄、尿黄 10 个月，加重 3 天。

现病史： 7 年前，在当地 CDC 体检发现 HIV 感染，未查 CD4 细胞，未治疗。1 年半前因极度乏力发现贫血，在当地县医院输血治疗后好转，并开始"3TC+TDF+LPV/r"方案抗病毒治疗，服用 1 个月后自行停药。1 年前再次贫血，到开封某院住院行骨髓穿刺检查提示"溶血性贫血"，给予输血及"醋酸泼尼松片，7 片，每周减 1 片"治疗，仍效差。10 个月前再次因贫血住院输血治疗，并出现眼黄、尿黄，经护肝退黄治疗较前好转，出院后间隔约 2 个月反复一次，经输血治疗可暂缓解。3 天前再次加重，极度乏力，头晕，不能行走，高热，体温最高 39.9℃，到开封市某院输血治疗后乏力稍好转，为进一步诊疗，转诊我院。门诊以"AIDS 并溶血性贫血？"为诊断收住院。发病以来，神志清，精神差，饮食、睡眠差，大便正常，小便黄如淡茶叶水样，近期体重无下降。

既往史： 无高血压、糖尿病、心脏病等慢性病史。1 年半前输血前发现"慢性丙肝"，未进一步检查治疗。无乙肝、结核等其他传染病史。无手术外伤史，1994—1995 年间有多次不规范单采血浆史。近 1 年半因"贫血"反复输"B 型"悬浮红细胞。无药物、食物过敏史。

体格检查： T：36.8℃，P：96 次 / 分，R：24 次 / 分，BP：125/63mmHg，体重：62kg。神志清，精神差，慢性病容，面色暗黄。全身皮肤黏膜重度黄染，未见皮疹及出血点，未见肝掌及蜘蛛痣。全身表浅部位未触及肿大淋巴结。巩膜重度黄染，睑结膜苍白，双侧瞳孔等大等圆，光反射灵敏。口唇苍白，口腔黏膜未见膜状白斑。颈软，气管居中，甲状腺无肿大。肺部听诊无异常。心率为 96 次 / 分，律齐。肝脏肋下、剑突下未触及，脾肋下

平脐，缘钝，无触痛，肝区叩击痛阳性。腹部移动性浊音阴性，双下肢无水肿。神经系统检查未见异常。

辅助检查： 入院急查血常规，WBC：7.53×10^9/L，N%：54.04%，RBC：0.8×10^{12}/L，HGB：53g/L，PLT：99×10^9/L，血型为"B型"。

初步诊断： ①获得性免疫缺陷综合征。②溶血性贫血？③病毒性肝炎 丙型 慢性重度？

治疗经过： 入院后完善相关检查，进一步明确贫血原因，根据皮肤巩膜重度黄染，判断系由溶血性贫血引起，或是慢性丙型肝炎加重的表现。患者入院急查，红细胞及血红蛋白显示重度贫血，ESR140mm/h与重度贫血相关。

血细胞形态检查：外周血红细胞明显大小不等，大红细胞易见到，嗜多色红细胞多见，可见到有核红细胞，血网织红细胞：0.26，铁蛋白：931.9ng/mL，维生素B_{12}：1 024ng/mL，叶酸＞20ng/mL。排除了缺铁性贫血与巨幼细胞性贫血。

骨髓穿刺检查：骨髓象：粒系增生活跃、红系增生活跃，中晚幼红比值增高，占52.5%，淋巴细胞比值为58.5%，形态正常，提示溶血性贫血象。直接人免疫球蛋白试验（Coombs试验）阳性，支持溶血性贫血的诊断。

肝功能检查，TBIL：126.9μmol/L，DBIL：42.3μmol/L，ALT：26IU/L，AST：46IU/L，以间接胆红素升高为主，ALT与AST基本正常。HCV抗体阳性，但血HCV-RNA小于检测下限，甲型、乙型、戊型病毒性肝炎病毒标记物均阴性。肝纤维四项：HA：278.02ng/mL，Ⅳ型胶原为170.75ng/mL。自免肝抗体四项均阴性，抗核抗体＜1∶100。胆红素升高、皮肤巩膜黄染为溶血性贫血所致，排除了病毒性肝炎、自身免疫性肝病导致的肝损伤。

T细胞亚群，CD4：215个/μL，CD8：1 730个/μL。骨髓48小时培养无细菌生长。彩超提示脾大并脾静脉增宽。

更正诊断： ①获得性免疫缺陷综合征；②溶血性贫血。

诊断明确为溶血性贫血后，未再继续输血，给予醋酸泼尼松片

1mg（kg·d）（30mg，每日 2 次），口服冲击治疗，给予泮托拉唑抑酸保护胃黏膜治疗，补钙防止钙丢失。治疗 10 天后，复查血常规，WBC：$9.55×10^9$/L，N%：53.34%，RBC：$1.39×10^{12}$/L，HGB：63g/L，PLT：$165×10^9$/L。肝功能，ALT：16IU/L，AST：45IU/L，TBIL：67.7μmol/L，DBIL：18.7μmol/L，TP、ALB 正常，血脂：CHOL：2.9mg/dL（稍低）TG 正常，血糖正常。肾功能，CR：38μmol/L，LDH：927IU/L。电解质，钙：1.9mmol/L，磷：1.7mmol/L，网织红细胞：0.24%。激素共治疗 2 周，患者乏力、头晕明显好转，体温正常，皮肤巩膜黄染减轻，计划肝功能正常后，每 10 天减 1 片醋酸泼尼松（5mg/ 片）。

患者随访与转归：患者病情好转后出院回当地医院继续治疗，出院 20 天时擅自停服醋酸泼尼松，停药 2 天后病情反弹并持续加重，于 2013 年 5 月 6 日 19 时以"神志不清、重度黄染、重度贫血"急诊再次住院，RBC：$0.4×10^{12}$/L，HGB：35g/L，TBIL：127.3μmol/L，DBIL：23.7μmol/L，网织红细胞：0.35。抢救治疗 2 天无效死亡。

死亡诊断：①溶血性贫血，休克，心功能衰竭；②获得性免疫缺陷综合征。

点评：

（1）溶血性贫血是一组 B 淋巴细胞功能异常亢进，产生抗自身红细胞抗体，使红细胞破坏增加而引起的贫血。有时红细胞的破坏能被骨髓红细胞生成所代偿，临床上不发生贫血，即仅有自身免疫性溶血（AIH）。也有人仅可测及抗自身红细胞抗体，而无明显溶血迹象。当机体既产生抗自身红细胞抗体，又产生抗自身血小板抗体（甚至白细胞抗体），进而同时出现贫血和血小板减少（或全细胞减少）时，称之为 Evans 综合征。本病临床表现多端，温抗体型 AIHA 多为慢性起病，易于反复，部分患者有急性发作史，发作期间可见畏寒、发热、黄疸、腰背酸痛等；血红蛋白尿常见于阵发性冷性血红蛋白尿，少见于冷凝集素病，病情常反复，后期不易控制。

（2）溶血性贫血时，红细胞大量被破坏，生成过量的间接胆红素，远超过肝细胞摄取、结合和排泄的限度，同时溶血性贫血引起的缺氧、红细胞破坏释出的毒性物质，均可削弱肝细胞的胆红素代谢功能，使间接胆红素潴留于血中而发生皮肤巩膜的黄染。虽然该患者HCV抗体阳性，但入院时HCV-RNA低于检测下限，高胆红素血症主要表现为间接胆红素升高为主，骨髓象检查、外周血血细胞形态检查及网织红细胞计数、直接人免疫球蛋白试验阳性均支持溶血性贫血诊断。

（2）该患者前期曾因贫血反复输血治疗，但病情无缓解，且贫血、皮肤黏膜黄染反复加重，诊断溶血性贫血应用醋酸泼尼松治疗有效，但因患者依从性差，自行停药导致病情加重最终死亡。贫血是艾滋病患者常见的临床合并症，诊断贫血时需完善相关检查，区别贫血的原因：药物引起的贫血、缺铁性贫血、巨幼细胞性贫血、慢性病贫血、再生障碍性贫血、溶血性贫血等，明确诊断后采取相应的治疗措施，以达到有效的治疗目的。

第四节　抗病毒治疗相关药物不良反应

一、ART药物胃肠道反应

【病例91】齐多夫定引起的恶心、食欲减退

刘某，女，9岁。服用3TC+AZT+LPV/r，服药后一直恶心、干呕、腹胀、食欲减退，口服多潘立酮、消食片后症状改善不明显，考虑为AZT引起的消化道反应，干预无效，1个月后更换为ABC+3TC+LPV/r，症状缓解。

【病例92】克力芝引起的腹泻

张某，女，43岁，体重40kg。一线抗病毒方案AZT+3TC+EFV治疗5年，依从性差。近1年来反复腹泻，纳差，体重降低10kg，CD4：30个/

μL，考虑治疗失败，给予更换治疗方案为 3TC+TDF+LPV/r 后，患者诉腹泻加重，呈水样泻，每日 10 次左右，考虑为肠道感染与 LPV/r 的腹泻不良反应共同所致，当地医生给予止泻药物蒙脱石散口服，效果差，患者要求改服原方案以减轻腹泻。但因继续使用失败方案无助于控制病毒复制、重建免疫功能，患者原肠道感染仍会反复发生。后患者在医生指导下继续服用二线方案，采取清淡易消化饮食，并给予止泻、补液等治疗，患者腹泻渐减轻，水样泻转为糊状便，大便次数减少至 2~3 次/日。

【病例 93】克力芝引起的腹泻

李某，女，10 个月。因出生后反复腹泻，住院时发现 HIV 抗体阳性，进一步筛查其母亲为 HIV 感染者。检测 HIV-RNA：2 500 000 拷贝/mL，结合其母亲为 HIV 感染者及患儿临床表现诊断为 AIDS，给予儿童剂型 ABC+3TC+LPV/r 悬液抗病毒治疗。患儿本身间断腹泻，给予妈咪爱等止泻治疗后症状略有缓解，抗病毒治疗后腹泻加重，呈水样泻，原有止泻方案及补液效果均欠佳。考虑为克力芝（LPV/r）不良反应致腹泻加重，嘱患儿家长给予燕麦片熬粥后喂养患儿，当天患儿腹泻即明显减轻，抗病毒治疗 3 个月后病毒载量低于检测下限。

点评：

（1）胃肠道不良反应是几乎所有抗反转录病毒药物最常见的表现，尤其是 NRTIs/PIs 药物在治疗的早期，典型症状包括腹部不适，厌食、恶心和呕吐、腹泻，还可发生烧心、腹痛、腹胀、便秘等，通常饮食建议是保持良好的液体摄入，避免生冷、刺激及油腻类食物，胃肠道反应可以自限，或有时仅需要对症处理即很快缓解。

（2）严重、持续的胃肠道不良反应如不能及时纠正，可能导致脱水，营养不良和体重下降以及药物浓度降低，导致出现耐药毒株的危险性增加。大多数不良反应发生在治疗初期，如果医生的指导不能跟进，会影响患者的服药依从性，妨碍患者继续服药。

（3）在患者服药前与患者进行充分的沟通非常重要，应告知患者可能会出现的药物不良反应，而且治疗4~6周后，这些不良反应会逐渐缓解。如果胃肠道不良反应在抗病毒治疗很长一段时间后出现，有可能伴随其他致病因素，如胃炎和感染性腹泻，应对患者进行重复检查。

（4）在开始使用PIs或任何抗病毒治疗药物时，可能会出现中度腹泻（很多引起胃部症状），患者不应因为出现腹泻而担心或停止抗病毒治疗，但是如果出现了严重的腹泻，应该进行随访，严重腹泻可能提示需要更换抗病毒治疗方案。

（5）克力芝（LPV/r）为含有激动剂的蛋白酶抑制剂，抗病毒治疗作用较强，由于一线抗病毒治疗失败更换克立芝后出现恶心、腹泻等不良反应，使得患者不愿意接受，进而要求换回原有一线已经失败的EFV或NVP，临床医生应明确告知患者继续原来失败的方案将无益于HIV的控制。

胃肠道不良反应应对措施：

（1）与餐同服、对症药物应用后，仍恶心且持续2个月以上，应该考虑更换治疗方案。

（2）燕麦麸片治疗蛋白酶抑制剂相关腹泻有效而廉价。

（3）钙可缓解蛋白酶抑制剂相关腹泻。

二、ART药物过敏反应

【病例94】奈韦拉平引起的过敏

李某，男，30岁。CD4：245个/μL。2012年8月开始抗反转录病毒治疗，方案为AZT+3TC+NVP，NVP：0.2，每日1次。服药第10天，面部、四肢、躯干皮肤出现散在红色丘疹（图2-4-1、图2-4-2、图2-4-3），伴瘙痒，无发热，考虑NVP引起过敏性皮疹，建议延长NVP导入期，给予马来酸氯苯那敏（扑尔敏）及氯雷他定口服抗过敏治疗，并嘱患者密切观察皮疹变化情况。1周后患者复诊皮疹色暗，无黏膜受累。结束NVP导入期，

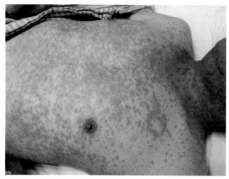
图 2-4-1　NVP 引起的皮肤过敏（A）

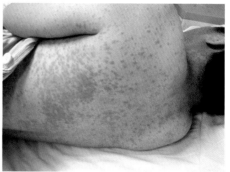
图 2-4-2　NVP 引起的皮肤过敏（B）

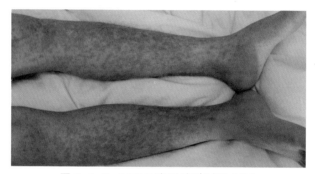
图 2-4-3　NVP 引起的皮肤过敏（C）

NVP 增至 0.2，每 12 小时 1 次，患者未再出现过敏反应。

　　NVP 导入期治疗的目的是减少过敏反应的发生，减轻过敏反应的程度，如果在导入期内发生过敏反应，通过延长导入期、抗过敏治疗后过敏反应能够得到控制的，可以继续原方案的使用。相反，如果通过上述处理后过敏反应无缓解或有加重趋势，不建议继续增加 NVP 剂量，而应停止抗病毒治疗，待过敏反应完全缓解后，再启动不含有非核苷类反转录酶抑制（NNRTI）的抗病毒治疗方案。

【病例 95】依非韦伦引起的过敏

　　张某，男，32 岁。CD4：399 个 /μL，VL：49 400 拷贝 /mL，2013 年

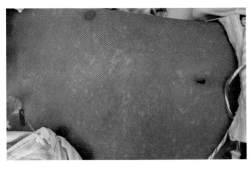

图 2-4-4　EFV 引起的皮肤过敏

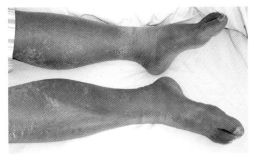

图 2-4-5　EFV 引起的皮肤过敏

9 月开始抗病毒治疗，方案为 3TC+TDF+EFV，服药第 7 天晚上，发现双手出现红色丘疹，渐波及躯干、四肢，且皮疹融合（图 2-4-4、图 2-4-5），无发热，考虑为 EFV 导致的过敏反应，给予马来酸氯苯那敏（扑尔敏）及氯雷他定口服，并给予维生素 C 针 3.0+10% 葡萄糖酸钙 20mL+ 地塞米松 10mg，静脉滴注抗过敏治疗，继续原抗病毒治疗方案，2 天后患者皮疹由手部开始消退。

抗病毒治疗前充分告知可能出现的药物不良反应及表现形式，并嘱患者出现异常反应应及时复诊。该患者由于处置及时、正确，过敏反应很快被控制，保证了初始方案得以继续使用。

【病例 96】依非韦伦引起的过敏

尚某，男，28 岁。CD4：106 个 /μL，VL：280 000 拷贝 /mL。在完善相关基线检查，准备抗病毒治疗期间，先给予复方磺胺甲噁唑 2 片 / 日，预防 PCP，同时培训患者服药依从性，监测有无 SMZ 过敏情况。3 天后患者开始 ART，方案为 3TC+TDF+EFV。服药第 10 天患者出现皮疹。T：37.5℃，给予氯雷他定及强的松抗过敏治疗，皮疹继续增多且融合呈片状红斑，睑结膜充血、口腔黏膜充血糜烂，考虑 EFV 3 级过敏反应，先停 EFV 3 天后，皮疹及黏膜过敏反应减轻，仍继续服用 SMZ，停 EFV 7 天后停 TDF+3TC，过敏反应逐渐缓解。2个月后给予3TC+TDF+LPV/r，未再出现过敏反应。

该患者抗病毒治疗前先给予复方磺胺甲噁唑预防治疗，未出现过敏反应。ART后，首选EFV方案治疗很快（第10天）出现较严重（3级）的过敏反应而停止治疗，再次启动抗病毒治疗方案时，考虑NVP与EFV均属非核苷类药物，且NVP更易发生过敏反应，故直接选用另一类（PI/r）抗病毒药物，可避免再次发生药物过敏反应，使治疗得以顺利进行。

【病例97】奈韦拉平引起的剥脱性皮炎

赵某，女，54岁。2005年8月以"AIDS并全身剥脱性皮炎"入院。入院时神志恍惚，全身皮肤呈剥脱状。患者家属诉患者半年前开始抗病毒治疗，方案为DDI+AZT+NVP，治疗1个月时出现皮疹，抗过敏治疗后减轻，继续服药，过敏加重后再抗过敏治疗。当地医生与患者都认为抗病毒治疗是"救命药，不能停"，至此次入院时过敏反应持续半年仍未停药。请皮肤科医生会诊后认为患者属严重的药物过敏反应"重症红斑性剥脱性皮炎"（图2-4-6），死亡率较高。虽给予暂停所有抗病毒药物、泼尼松龙等抗过敏、补液、抗感染等综合治疗，入院20小时后患者仍因严重感染、全身脏器衰竭死亡。

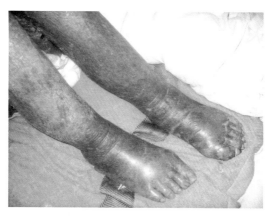

图2-4-6 NVP引起的重症红斑性剥脱性皮炎

该例严重过敏反应是在国家免费抗病毒治疗早期阶段发生的病例，患者珍视免费抗病毒药来之不易，基层医生临床经验还不够丰富，对药物过敏反应的判断及严重过敏反应的处理及可能的预后估计不足，值得汲取教训。

【病例 98】拉米夫定引起的过敏

龚某，女，34 岁。2009 年曾有婚外性行为，并两次在小诊所行人工流产术，2011 年献血时查 HIV 抗体初筛及确证阳性；2012 年 5 月，查 CD4 细胞为 137 个 /μL，在当地医院开始 ART，方案为 AZT+3TC+NVP，出现重度过敏性皮炎、肝衰竭，转我院住院综合治疗 20 余天好转出院。过敏反应、肝衰竭完全缓解 2 个月后，再次开始 ART，方案为 D4T+3TC+LPV/r，早晨 9 时服药一次，5 小时后面部、颈部出现风团，伴有瘙痒，9 小时后，皮疹融合成片状，眼睑及面部红肿，皮疹以面部、躯干为多，双眼分泌物增多。体格检查：T：38.5℃，全身皮肤无黄染，面部、颈部、躯干皮肤充血、水肿，压之褪色，疹间皮肤充血，四肢皮肤见散在分布的点状红斑，伴瘙痒。面部红肿明显，双眼睑水肿，结膜充血。复查 CD3：2 914 个 /μL，CD4：1 672 个 /μL，CD8：1 218 个 /μL，CD4%：57%，CD4/CD8：1.37。CD4 细胞显著升高，考虑与患者体内免疫反应强烈有关，另外患者初始治疗前 CD4 为 137 个 /μL，也可能存在检验误差。第二次服药 1 次即出现过敏反应，表明患者处于过敏的应激状态。

2014 年 10 月，距第一次服药过敏 2 年后患者再次入院，要求在住院监测情况下开始抗病毒治疗。给予 EFV+LPV/r 服药 7 天无过敏反应，考虑 EFV 与 LPV/r 为 NNRTIc 与 PI 两类药物，如果治疗失败，将来的药物选择将受到限制，征求患者意见，拟给予 3TC+TDF+EFV 方案，考虑患者已服用 EFV 1 周未发生过敏反应，为查找致敏药物，第 8 日采用晨服 3TC，晚上服 TDF+EFV，结果晨服 1 片 3TC 后 3 小时即出现颜面、颈部与躯干皮肤充血、瘙痒，给予氯雷他定、葡萄糖酸钙抗过敏治疗，并停用 3TC，继续给予 EFV+LPV/r 方案抗病毒治疗，患者过敏症状逐渐缓解。

奈韦拉平初次治疗女性患者 CD4 细胞 250 个 /μL 以上，男性患者基础 CD4 细胞 400 个 /μL 以上肝坏死的发生率分别是 11% 和 6%。通常发生在治疗的第 6~18 周，可能出现胃肠道症状、皮肤黏膜黄染、药疹、嗜酸性粒细胞增多、肝功能损伤等。应立即停止所有抗反转录病毒药物，对症支持治疗，激素应慎用。因 NVP 的半衰期较长，NVP 在体内的代谢可能需要 7~10 天，停药后症状可能还会继续加重。由于可能存在 CD4 检测误差，因此仅凭一次 CD4 检测结果选择 NVP 作为初始治疗方案时，可能由于实际的基线 CD4 细胞较高，导致过敏反应及肝坏死的发生。因此对于无症状 HIV 感染者，有条件时能够复测 CD4，尽量避免为基础 CD4 较高的患者选择含有 NVP 的方案进行初始治疗，减少 NVP 引起的过敏与肝坏死。

该患者第二次与第三次服药均为服用 3TC 后短时间（3~5 小时）内即发生较重的过敏反应，暂停服用 3TC 后继续 EFV+LPV/r 过敏未再进一步加重，抗过敏后逐渐缓解，因此考虑该患者对 3TC 过敏（图 2-4-7、图 2-4-8）。

点评：所有非核苷类反转录酶抑制剂及核苷类似物，如阿巴卡韦和蛋白酶抑制剂等，都可发生药物过敏反应，为减少过敏反应的重叠发生，一般不推荐同时使用阿巴卡韦和 NNRTIs 类药物。

史蒂文斯 - 约翰逊综合征（Stevens-Johnson Syndrome，SJS 综合征）和中毒性表皮坏死松解症（TEN），通常在治疗的数周内出现发热、肌痛、水

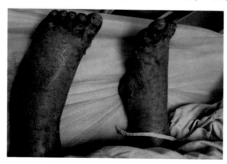

图 2-4-7　3TC 引起的皮肤过敏（A）

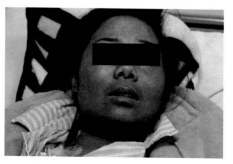

图 2-4-8　3TC 引起的皮肤过敏（B）

疱样皮疹伴或不伴黏膜受累。NVP 发生率为 0.5%~1%，EFV 为 0.1%。

阿巴卡韦（ABC）超敏反应（5%）：表现为（按顺序列出）高热、弥漫分布皮疹、恶心、头痛、腹痛、腹泻、关节痛、咽炎和呼吸困难。研究确认，阿巴卡韦高敏反应危险的明显增加与携带 HLA-B5701 等位基因有关。

由北京佑安医院牵头，六家临床研究基地参与的大型前瞻性的流行病学研究，关于中国 HIV 感染者的 HLA-B5701 的流行率调查结果显示，3 000 例中国 HIV 感染者中 25 例 HLA-B5701 阳性（0.86%），和以前报告的亚洲人群的研究结果非常相似，均为小于 1%。

由于目前国内基层医院 HLA-B5701 等位基因检测条件所限，结合国内的前瞻性流行病学研究结果，目前儿童免费应用阿巴卡韦和个别成年人选用阿巴卡韦时，并未进行 HLA-B5701 等位基因的筛查。但是临床医生必须掌握阿巴卡韦过敏反应的表现，并在患者服药前进行充分的告知。如有条件进行 HLA-B5701 等位基因检测，对于任何接受阿巴卡韦治疗的患者，一旦出现疑似阿巴卡韦高敏反应的临床表现，应将临床诊断作为临床决策的基础。即使患者不具有 HLA-B5701 等位基因，如果在临床基础上不能排除阿巴卡韦高敏反应的可能，都应永久停用阿巴卡韦，且不可再次使用，因为潜在的危险可能导致严重的甚至致命的反应，过敏反应分级表见 2-4-1。

表 2-4-1 过敏反应分级

分级	1级	2级	3级	4级
过敏反应	局部荨麻疹	局部荨麻疹，轻度血管性水肿	全身荨麻疹，血管性水肿，轻度支气管痉挛	过敏性休克，喉部水肿，严重气道痉挛
发热	37.7~38.6℃	38.7~39.3℃	39.4~40.5℃	＞ 40.5℃
皮疹	局部斑疹	广泛斑、丘疹	广泛斑、丘疹伴水疱，少量黏膜受累	广泛水疱，或黏膜受累，SJS 或 TEN

过敏反应的处理原则：

（1）轻到中度：可以在给予抗过敏的基础上观察皮疹的变化，有无增多，有无特殊皮疹的出现。一旦发展到 3~4 级，应马上停用引起过敏的药物。

（2）对于 3~4 级皮疹可以使用激素，一般 1 周左右。

（3）皮肤的护理：请皮肤科协助。用紫草油、鱼肝油、维生素 E，以及激素类药膏等护理。

（4）皮疹恢复后重新启动 ART，尽量避免使用非核苷类药物。

（5）一旦明确是 ABC 过敏，必须停用 ABC，并禁止再次使用。对症支持治疗，停药后 48 小时症状缓解。

各级过敏反应图例见图 2-4-9 至图 2-4-14。

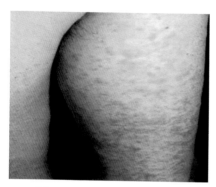

图 2-4-9　局部荨麻疹
（1 级过敏反应）

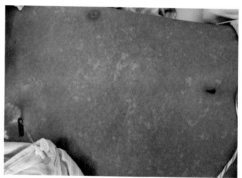

图 2-4-10　广泛斑、丘疹（2 级过敏反应）

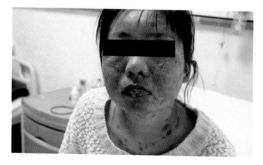

图 2-4-11　斑疹、丘疹，伴水疱，少量黏膜
受累（3 级过敏反应）

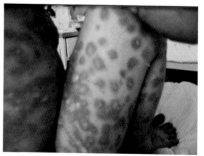

图 2-4-12　多形性红斑

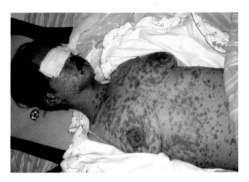 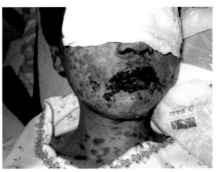

图 2-4-13 重症红斑性剥脱性皮炎　　　　图 2-4-14 重症红斑性剥脱性皮炎

（4级过敏反应）（A）　　　　　　　　　（4级过敏反应）（B）

三、ART药物导致的骨髓抑制

【病例99】乏力、纳差——骨髓抑制

许某，女，76岁，退休干部。入院日期：2012年8月7日。

主诉：发现HIV感染10年，乏力、纳差1个月余。

现病史：10年前其配偶因HIV感染，患者检查HIV抗体阳性，当时查CD4为123个/μL，开始抗HIV治疗。9年前因"重度贫血"住院输血治疗后好转，出院后自购泰国产S30（D4T+3TC+NVP）方案治疗，依从性好。3个月前在病友建议下更换泰国药Z250。1个多月前无明显原因出现乏力、纳差，食量减少1/3，偶胸闷，无恶心、呕吐，无发热咳嗽，在当地医院门诊按心脏病治疗，效差，在我院门诊查血常规提示"重度贫血"收入院。

既往史：发现高血压10余年，血压最高160/100mmHg，自服"美托洛尔片，半片/日"，1周前监测血压为120/50mmHg左右，自行停服。无糖尿病、冠心病等慢性病史，无结核、肝炎等其他传染病史。9年前因服用抗HIV药物导致重度贫血输入悬浮红细胞治疗（具体量不详），无献血史，无药物、食物过敏史。

个人史：出生于原籍，初中文化，从事会计工作，已退休，无治游史。

婚育史：28 岁结婚，配偶 2002 年因 AIDS 去世。

体格检查：T：37.3℃，P：98 次 / 分，R：24 次 / 分，BP：140/68mmHg。发育正常，营养差，贫血貌，神志清，精神差。患者家属扶入病房。全身皮肤黏膜无黄染，无皮疹，未见肝掌及蜘蛛痣，浅表部位未触及肿大淋巴结。头颅无畸形，头发苍白，毛发分布正常，五官端正无水肿，结膜苍白，巩膜无黄染。口唇、甲床苍白。肺部听诊无异常。心脏听诊：心音有力，心率为 98 次 / 分，心律齐，各瓣膜听诊区未闻及杂音。腹部检查无异常。神经系统检查无异常。

辅助检查：血常规，WBC：1.5×10^9/L，N%：33.32%，RBC：0.86×10^{12}/L，HGB：37g/L，PLT：147×10^9/L。肝功能正常。肾功能正常。血脂，CHOL：3.4mmol/L，TG：3.0mmol/L。血糖正常。T 细胞亚群，CD4：366 个 / μL，CD8：261 个 / μL。

心电图：①左心室高电压；②ST-T 改变。腹部彩超：①肝实质弥漫性回声改变；②右肾囊肿。

入院诊断：①获得性免疫缺陷综合征并骨髓抑制（重度贫血，白细胞减少），高脂血症。②高血压病　2 级　高危组。

治疗经过：泰国产三合一抗病毒药 Z250 的主要成分为 AZT+3TC+NVP，考虑贫血与 AZT 有关停用抗 HIV 药物；输入悬浮红细胞及服用生血宁、叶酸片纠正贫血治疗，促粒素升白细胞治疗，维生素对症治疗。胃镜检查提示：慢性浅表性胃炎（胆汁反流型）、Hp 阴性，给予磷酸铝凝胶保护胃黏膜及利胆治疗。住院治疗 9 天，血常规，WBC：1.87×10^9/L，N%：34.32%，RBC：2.35×10^{12}/L，HGB：85g/L，PLT：118×10^9/L，患者乏力、恶心较前好转出院。

入院后查 HIV-RNA 低于检测下限（VL < 50 拷贝 /mL），一线方案抗病毒治疗仍然有效。给予调整抗病毒治疗方案为 TDF+3TC+NVP，观察。

患者抗病毒治疗经过：2002 年 5 月 CD4 为 123 个 / μL，开始自费抗病毒治疗，方案：双汰芝（AZT+3TC）+ 依非韦伦（EFV），因出现骨髓抑制，9年前因重度贫血住院输血治疗后好转，在医生指导下建议调整治疗方案为D4T+3TC+EFV。因受当时国内抗病毒药品供应的限制，患者自费购买泰国药物 S30（D4T+3TC+NVP），未在医生指导下随访服药。

2011 年服 "S30" 后因面部消瘦明显在某病友建议下自费购买泰国药物 "Z250"（AZT+3TC+NVP），仍未在专业医生指导下随访。

2012 年 8 月服 "Z250" 3 个月后因头晕、乏力就诊，因重度贫血收入院。

点评： HIV 感染本身可以导致血细胞的减少，尤其在 HIV 感染晚期，CD4 水平较低的患者如果合并感染也可能导致贫血。抗反转录病毒药物尤其是齐多夫定（AZT）主要的不良反应是引起骨髓抑制，以红细胞受累明显，可以导致贫血。应用 AZT 出现贫血，通常发生在治疗的前 3 个月。白细胞减少也可发生于应用茚地那韦、阿巴卡韦或替诺福韦的患者，儿童患者使用 NVP 也可出现白细胞和粒细胞的减少。

患者在抗病毒治疗后，如果能够按照国家免费抗病毒治疗指南的实验室监测要求，在服药前（基线）和服药后半个月、1 个月、2 个月、3 个月进行血常规检测，多能及时发现抗病毒药物对血液系统的不良反应。但有时 AZT 导致的骨髓抑制在治疗数年后仍可发生。

临床应该密切监测血常规，当粒细胞低于 0.75×10^9/L，或 HGB 低于 70g/L，或 HGB 下降较基线超过 25% 时需及时更换 AZT。情况严重的病例，要给患者输血、注射促红素、补充叶酸与铁剂、注射集落细胞刺激因子。

本例患者以 "乏力、纳差" 为主诉入院，临床第一印象似乎与消化道相关疾病有关，急查血常规提示存在严重的白细胞减少、红细胞与血红蛋白减少，且患者肝肾功能及乳酸、电解质均正常，排除了肝肾疾病、电解质紊乱、乳酸酸中毒等引起的 "纳差、乏力" 症状的可能。详细追问患者的服药史非常重要。该患者曾因服用含有 AZT 方案的抗病毒药引起严重贫血，经过输血、调整抗病毒治疗方案后，治疗近十年仍能保持较好的抗病毒治疗效果。但是由于自己购买药物，未经过专业医生的指导，患者不了解辗转购买的抗病毒复方制剂中含有可导致贫血的齐多夫定，服用后再次导致严重贫血而入院，所幸医生发现其经不正规渠道购买的 Z250 中含有 AZT，通过调整治疗方案使患者得到正确的救治。因患者的 HIV-RNA 仍低于检测下限，2NRTIs+NNRTIs 治疗方案仍有效，依据患者肝肾功能正常，建议调整治疗方案为 TDF+3TC+NVP，经随访观察患者一般情况好。

HIV 抗反转录病毒治疗方案的选择需要在专业医生的指导下，依据患者的身体状况，如血常规、肝功能、肾功能、合并的疾病（如结核感染、真菌感染）、合并用药情况、抗反转录病毒治疗史（治疗成功或失败、曾经的药物不良反应等）进行综合分析后，确定患者是否需要更换方案、如何调整方案。在医疗实践活动中，由于社会因素，HIV 感染者及其家属出于对隐私保密的过度关切，有时会采取回避医生的态度，或不能保持经常的随访，以致发生一些完全可以避免的临床问题。因此，消除患者及其家属的恐惧心理，与患者建立充分的信任关系，保持密切的随访与沟通，对于获得良好、持久的抗病毒治疗效果非常重要。

四、ART药物导致肝毒性

【病例 100】依非韦伦引起的肝损伤

刘某，男，39 岁，已婚，销售员。入院日期：2017 年 11 月 28 日，出院日期：2017 年 12 月 15 日。

主诉：发现 HIV 感染 11 个月，乏力、尿黄 1 个月。

现病史：10 个月前（2017 年 1 月）行 HIV 确证试验阳性，CD4：304 个 /μL，ART 方案为 TDF+3TC+EFV。4 个月前（2017 年 7 月）复查 CD4：744 个 /μL。1 个月前（2017 年 10 月）患者出现乏力，尿黄如浓茶水样，纳差，饭量减少约 2/3，口苦，无发热、恶心、呕吐、腹痛、腹胀等症状，至北京某医院查 ALT：544.3U/L，AST：312.5U/L，TBIL：82μmol/L，DBIL：68.5μmol/L，给予"复方甘草酸苷、多烯磷脂酰胆碱、还原型谷胱甘肽、当飞利肝宁、大黄利胆片"等治疗半个月，乏力、尿黄、纳差好转。2017 年 11 月 12 日查 CD4 为 561 个 /μL。2017 年 11 月 26 日复查 ALT：105.2U/L，AST：382U/L，TBIL：47.4μmol/L，DBIL：39.5μmol/L。2017 年 11 月 28 日因"HIV 感染，肝损伤原因待查"转诊我院。

既往史：平素体健，否认肝炎、结核等传染病史，2010 年及 2014 年因"痔疮"手术治疗。1997 年无偿献血 400mL。无药物、食物过敏史。

个人史：生长于原籍河南，近 17 年在北京某房地产公司从事销售工作，吸烟 5 年，每周 1 包，偶有饮酒。有冶游史。

婚育史：19 岁结婚，配偶体健，育 1 子 1 女。

家族史：否认家族遗传病史。

体格检查：T：36.9℃，P：84 次 / 分，R：21 次 / 分，BP：128/80mmHg。神志清，精神差，营养中等。全身皮肤黏膜无黄染，无皮疹及出血点，无肝掌及蜘蛛痣。浅表部位未触及肿大淋巴结。巩膜轻度黄染，口腔黏膜无白斑，听诊两肺呼吸音粗，未闻及干湿性啰音，心率为 84 次 / 分，各瓣膜听诊区未闻及杂音，腹软，无压痛及反跳痛，肝脾肋下未触及，双下肢无水肿，病理征未引出。

辅助检查：HAV–IgM 阴性，HEV–IgM 阴性，乙肝五项均阴性，抗 HCV 阴性，HCV–RNA 小于检测下限。自身免疫性肝炎全套阴性。EB 病毒早期抗原 IgG 阴性，EB 衣壳抗原 IgM 阴性，EBV–DNA 为 6.06×10^9 拷贝 / mL。彩超：肝实质回声轻度弥漫性改变，胆囊壁毛糙并增厚。胸部 CT：右肺中叶及左肺上叶可见少许絮状、条索状密度增高影。血常规，WBC：5.28×10^9/L，RBC：4.37×10^{12}/L，HGB：148g/L，PLT：183×10^9/L。CRP：8.72mg/L。生化，白蛋白 42.3g/L，TBIL：74.92μmol/L，DBIL：54.79μmol/L，ALT：106U/L，AST：274U/L，GGT：1 935U/L，总胆汁酸：131.3μmol/L，甘油三酯 2.86mmol/l，CK：110U/L，Cr：52μmol/L。血钾：3.9mmol/L，钠：143mmol/L。ESR：3mm/h，尿胆原（+），PCT：0.21ng/mL。

初步诊断：①HIV 感染；②药物性肝损伤；③EB 病毒感染。

治疗经过：入院后给予继续 ART 治疗，异甘草酸镁、还原型谷胱甘肽保肝降酶，牛磺熊去氧胆酸胶囊利胆退黄，更昔洛韦抗 EB 病毒治疗。患者乏力、纳差较前好转，复查 TBIL：46.33 μmol/L，DBIL：32.8 μmol/L，ALT：88U/L，AST：58U/L，GGT：1 230U/L，总胆汁酸：65.9 μmol/L，较前好转。

患者肝损伤考虑药物性可能性大，给予肝穿刺病理检查。

（1）镜下可见：肝穿刺活检组织，肝小叶结构存在，部分肝细胞脂肪变性（约占 5%）。肝小叶中央静脉及肝小叶肝窦内中量混合性炎性细胞浸润。汇管区少量混合性炎性细胞浸润，未见明显纤维组织增生（HE、Masson 及 D-PAS 染色显示）。

（2）病理诊断：①符合小叶性肝炎　中度　慢性，分期相当于 G_2S_0，结合临床病史，病因考虑药物性/毒物性所致。②建议结合血 EB 病毒检测，排除 EB 病毒感染。③特殊染色：铁染色阴性。④免疫组化：HBsAg（-）、HBcAg（-）、CK7（-）。

患者临床症状缓解，经护肝退黄治疗后肝功能好转，肝组织病理支持药物性肝损伤诊断，建议停用 EFV，7 天后停用 TDF 和 3TC，继续护肝治疗。出院后门诊复查肝功能较前继续好转。建议患者肝功能完全正常后，服用 TDF+3TC+LPV/r 或者 TDF+3TC+DTG。

出院诊断：① HIV 感染；②药物性肝损伤；③ EB 病毒血症。

点评：肝毒性是与 ART 相关的最常见的严重不良事件之一，临床表现从无症状血清转氨酶升高到肝衰竭，在抗 HIV 药物中，引起肝损伤的药物，非核苷反转录酶抑制剂引起的肝毒性通常是过敏反应或直接药物毒性。对于无症状的转氨酶轻度升高通常不需停药，但若 ALT > 5~10ULN 和 DBIL 升高或者 ALT > 10ULN，终止 ART。

该患者 ART 10 个月时出现重度肝损伤，且经病理证实。一般说来药物性肝损害如能及时诊断和停药，预后多数良好，给予适当的治疗后，多数可以在 1~3 个月内肝功能逐渐恢复。

五、肾脏毒性

【病例 101】纳差乏力、顽固性低钾——范可尼（Fanconi）综合征

常某，女，69 岁，农民。入院日期：2010 年 7 月 2 日。

主诉：发现 HIV 感染 4 年，纳差、乏力 3 个月。

现病史：4 年前因慢性腹泻发现 HIV 感染，HIV 确证试验阳性，CD4：28 个 /μL，给予 AZT +3TC+NVP 抗病毒治疗。2 年前 CD4：200 个 /μL。因免疫功能重建不理想，在当地更换为 TDF+3TC +LPV/r。3 个月前反复出现纳差、乏力、泛酸，进食后呃逆，腰背部疼痛，无恶心、呕吐、咳嗽、咳痰，当地医院检查提示血钾降低，原因不明，转我院进一步诊断治疗。发病以来，神志清，精神差，饮食及睡眠差，大便干，4～5 天 1 次，小便正常。近 1 年体重下降 5kg。

既往史：无高血压、糖尿病、心脏病史，无肝炎、结核等传染病史及传染病接触史。1995 年因"胃出血"输血治疗，4 年前行胃息肉切除术。无药物及食物过敏史。配偶 HIV 抗体阴性。

入院体格检查：T、P、R、BP 均正常，体重 35kg。神志清，精神差，全身皮肤黏膜无黄染，浅表部位未触及肿大淋巴结。颈软，口腔黏膜光滑未见白斑，听诊双下肺呼吸音弱，未闻及干湿性啰音。心脏听诊无异常。舟状腹，脐周压痛，肝脾肋下未触及，双下肢无水肿。神经系统检查，生理反射存在，病理反射未引出。

辅助检查：电解质，K：2.55mmol/L，Na：137mmol/L，cl：111mmol/L，Ca：2.33 mmol/L。血糖：4.78 mmol/L，HGB：95g/L；尿常规，pH：6.0，比重：1.020，葡萄糖（++++），蛋白（+）；糖化血红蛋白正常；动脉血气分析，pH：7.296，PCO_2：30.7mmHg，PO_2：99mmHg，HCO_3^-：15.8mmol/L，BE：−12mmol/L，SO_2％：97％；CD4：273 个 /μL，CD4%：46％；HIV 病毒载量＜ 50 拷贝 /mL。

头颅 MRI：多发腔隙性脑梗死，脑白质脱髓鞘；上消化道钡餐：胃下垂。

初步诊断：①获得性免疫缺陷综合征；②Fanconi 综合征；③代谢性酸中毒；④多发腔隙性脑梗死；⑤脑白质脱髓鞘；⑥胃下垂。

治疗经过：立即停用抗病毒药物，给予纠正酸中毒、补充电解质及营养对症治疗 4 周，患者乏力明显好转，仍腰背部疼痛，电解质，K^+：3.67mmol/L，Na^+：138.5mmol/L，Cl^-：106.8mmol/L，Ca^{2+}：2.25mmol/L，P^{3+}：0.72 mmol/L；血糖：5.10mmol/L；尿常规，pH：8.5，比重：1.010，葡萄糖（+++），蛋白（++），余阴性；动脉血气分析，pH：7.419，PCO_2：32.1mmHg，PO_2：70mmHg，HCO_3^-：20.8mmol/L，BE：−4mmol/L，SO_2%：94%。患者出院回当地继续治疗。

出院后，患者抗病毒方案更换为 AZT+3TC+LPV/r，2012 年 10 月随访，CD4：243 个/μL，VL＜最低检测下限。肾功能、尿糖、尿蛋白、电解质均恢复正常。

点评：

（1）范可尼综合征（Fanconi syndrome，FS）是一种肾小管功能障碍性疾病，以近端小管功能紊乱为特征，临床表现为肾性氨基酸尿、肾性葡萄糖尿（尿糖升高、血糖正常）、肾性有机酸尿、肾小管性蛋白尿、近端肾小管酸中毒、尿磷酸盐及电解质丢失等，由此引起低磷血症、低钙血症、脱水、骨质疏松等。本病在临床中容易误诊、漏诊。

本病因 1936 年 Fanconi 首先发现而得名。由于肾小管受损程度不同，患者临床表现各异，轻者仅表现为肾性糖尿和氨基酸、蛋白质等物质的重吸收障碍；重者可出现严重的佝偻病或软骨病。国内 2000 年报道 18 岁以下非成年人患病占 33%，40 岁以上占 20%，男女比例为 2：1，原发性与继发性各占 50%。从病因方面可分为遗传性、特发性及继发性三类。继发性范可尼综合征主要见于成年人，可因药物和其他化学因子中毒、维生素 D 缺乏、肾移植、多发性骨髓瘤、淀粉样变等多种疾病引起。抗病毒药物尤其是抗反转录病毒药如西多福、替诺福韦（TDF）、阿德福韦可以导致肾小管系统功能障碍，导致继发性范可尼综合征的发生。TDF 的肾毒性多发生在治疗数月后，平均为 7 个月，如果及早发现在终止治疗 4～8 周消失。危险因素包括：TDF 剂量较大、原有肾损害、低体重、高龄、使用肾毒性药物。最近发现替诺福韦的肾毒性与其辅剂或联合用药有关，以蛋白酶抑制剂利托那韦（ritonavir）为辅剂或替诺福韦与地丹诺辛联合使用时肾毒性最明显。

HIV 患者出现低磷血症不伴有尿糖升高时不能诊断为 Fanconi 综合征，而可能和营养不良、维生素 D 缺乏、利尿剂或者酒精应用有关，因此不需要停用 TDF。

（2）本病例患者系高龄、低体，近 3 个月反复低钾，乏力，腰背部疼痛，服用替诺福韦＋拉米夫定＋克力芝 2 年，出现低磷血症，尿糖升高，血糖正常，轻度蛋白尿，动脉血气分析提示严重代谢性酸中毒，符合范可尼综合征诊断。治疗给予停抗病毒药物及纠正酸中毒、电解质紊乱对症治疗 4 周后，患者症状好转，电解质正常，仍有肾性糖尿、蛋白尿。

（3）我国《国家免费艾滋病抗病毒药物治疗手册》（第 2 版）自 2008 年开始将 TDF 纳入二线抗病毒治疗方案，2012 年第 3 版将 TDF 列入一线抗病毒治疗方案，随着 TDF 的使用，需要重视其长期应用造成的肾脏毒性，使用 TDF 的患者应定期监测肾功能、尿常规、电解质，避免同时使用肾脏毒性药物（如氨基糖苷类、两性霉素 B、更昔洛韦等）。TDF 导致的范可尼综合征，由于临床症状不典型，容易误诊、漏诊，需引起临床医生的重视，及时给予正确的诊断，并调整抗病毒治疗方案，避免 TDF 造成严重的肾功能损伤。

（注：该病例报告发表于《中国艾滋病性病》，2011 年第 17 卷第 5 期，第 593 页。）

【病例 102】全身疼痛——范可尼综合征

张某，女，51 岁，汉族，农民。入院日期：2014 年 8 月 22 日，出院日期：2014 年 9 月 1 日。

主诉：发现 HIV 感染 6 年，全身疼痛 1 年。

现病史：6 年前患者因"发热"在当地县疾病预防控制中心查 HIV 抗体初筛及确证试验阳性，时查 CD4 不详，开始 ART，具体方案不详。2 年前患者查 HIV 病毒载量仍较高（具体不详），更换抗病毒方案为 TDF+3TC+LPV/r，依从性可。1 年前，患者无明显诱因出现全身多部位疼痛，以两侧髋关节、肋骨胀痛明显，偶有晨僵，无胸闷、胸痛、肢体无力、跛行等症状，就诊于当地县人民医院，行胸片、骨关节片未发现明显异常（具体未见报告单），自行按"风湿性关节炎"药店购药（具体不详）治疗，效差。间断就诊于当地诊所，给予中药、膏药贴敷及局部红光治疗 1 个月余，可短暂缓解疼痛，停药后反复。3 个月前，患者无明显诱因出现双下肢无力，步态不稳，伴乏力、纳差，偶有头晕，无头痛、胸闷、心慌、恶心、呕吐、腹痛、腹泻等症状，为进一步诊疗转诊我院。发病以来，神志清，精神差，饮食量减少 1/2，睡眠差，大小便正常。体重近半年减轻 5kg。

既往史：20 年前因"食管息肉"在某医院行"开胸食管息肉切除术"，术中因大失血输血治疗（具体用品及用量不详）。

体格检查：T: 36.8℃，P: 72 次 / 分，R: 18 次 / 分，BP: 138/88mmHg，体重：40kg。发育正常，营养中等，神志清，精神差，扶入病房，体格检查合作。全身皮肤黏膜无黄染，未见皮疹及出血点，无肝掌、蜘蛛痣。全身浅表淋巴结未触及肿大。头颅无畸形，双眼睑无水肿，结膜苍白，无水肿，巩膜无黄染，双侧瞳孔等大等圆，直径约为 3mm，对光反射灵敏。耳鼻无畸形，外耳道及鼻腔无异常分泌物。口唇无发绀，口腔黏膜未见白斑，伸舌居中，咽腔无充血，扁桃体无肿大。颈软，无抵抗。颈静脉无怒张，气管居中，甲状腺无肿大，无血管杂音。胸廓无畸形，语颤正常，双侧叩诊呈清音，两下肺听诊呼吸音清，可闻及干湿性啰音。心前区无隆起，无震颤，无心包摩擦感，心脏相对浊音界正常，心率为 72 次 / 分，律齐，各瓣膜听诊区未闻及杂音。左上腹至季肋处可见一斜行长约 15cm 手术瘢痕，愈合良好。腹平软，无压痛及反跳痛，肝脏肋下及剑突下未触及，脾肋下未触及，墨菲征阴性，肝上界位于右锁骨中线上第5肋间，肝区无叩击痛；双肾区无叩击痛。移动性浊音阴性，肠鸣音正常；肛门及生殖器未查。脊柱四肢无畸形，四肢肌张力稍增强，双下肢肌力Ⅲ级，双上肢肌力Ⅳ级，生理反射存在，病理反射未引出。

辅助检查： 血常规（本院，2014年8月19日），WBC：3.8×10^9/L，N%：60.84%，L%：34.54%，RBC：2.89×10^{12}/L，HGB：96g/L，PLT：186×10^9/L。尿常规，浊度（+），葡萄糖（++++），尿蛋白（++），白细胞：121.6/μL，上皮细胞：95.7/μL，管型：26.67/μL；尿微量白蛋白：50.3mg/L。肝功能，ALB：34.7g/L，余正常；血脂：TG：2.90mmol/L，HDL：1.10mmol/L，APOB：0.2g/L，余正常；肾功能，BUN：5.5mmol/L，Cr：78μmol/L，UA：82μmol/L；血糖：4.6mmol/L；电解质，血磷：0.8mmol/L，余正常。类风湿因子（本院，2014年8月20日）< 20IU/mL。

入院诊断： ①获得性免疫缺陷综合征；②范可尼综合征？

诊疗经过： 入院后患者诉晨起髋关节僵硬，约半个小时后逐渐缓解，全身酸痛，不能独立行走。后查静脉乳酸：1.05mmol/L；血气分析，pH：7.348，Lac：1.10mmol/L，PCO_2：27.80mmHg，PO_2：107.4mmHg，HCO_3^-：14.90mmol/L，SO_2%：97.60%，BE：−9.00mmol/L。ESR：16mm/h。T淋巴细胞亚群：CD3：1607个/μL，CD4：648个/μL，CD8：979个/μL，CD4%：40%，CD4/CD8：0.66。尿常规，浊度（+），葡萄糖（+++），蛋白（+），余正常。乙肝系列：HBsAg阳性，余阴性。丙肝抗体：阳性。梅毒抗体：阴性。肿瘤标志物均在正常范围。HCV−RNA为2.13×10^6IU/mL，类风湿因子小于10IU/mL，抗U1RNP/抗Sm阴性，抗Sm阴性，抗SSA阴性，抗SSB阴性，抗Sc1−70阴性，抗Jo−1阴性，抗核抗体（ANA）核颗粒型（1:100）。抗环瓜氨酸肽抗体：阴性。尿微量白蛋白：236.70mg/L。考虑替诺福韦导致的范可尼综合征（患者出现蛋白尿、尿糖阳性，血糖正常，血磷下降，pH < 7.35并出现全身酸痛）。入院后停用ART，三磷酸腺苷辅酶胰岛素促进代谢，血塞通改善循环，维生素类营养支持治疗1周。患者全身酸痛逐渐减轻，晨僵消失，

患者出院。

出院诊断：①获得性免疫缺陷综合征；②范可尼综合征；③病毒性肝炎 丙型 慢性轻度。

点评：本例患者为中年女性，体重较轻，口服包含替诺福韦方案 2 年出现全身疼痛。由于中年女性也是风湿免疫病高发人群，该患者出现晨僵，全身疼痛，就诊时医生首先考虑的是风湿免疫病，由于基层条件所限，未明确诊断就应用治疗风湿免疫病的药物，治疗效果欠佳。我国 2012 年开始在 HIV 感染患者中较多地应用替诺福韦，该药所致的范可尼综合征是较常见的药物不良反应，多发生在体重较轻的患者中，经停用 ART 后，相应症状可逐渐减轻，有些患者可能出现肾功能异常，其中一部分患者肾功能始终无法恢复正常。基层医生可在服用包含替诺福韦患者的日常随访中加入尿常规检查，即可及时发现端倪。

六、线粒体毒性——乳酸酸中毒

高乳酸血症和乳酸酸中毒是 ART 中较为罕见的严重不良反应，通常由核苷类似物反转录酶抑制剂（NRTIs）引起，主要见于司他夫定（D4T）、AZT、DDI，通常发生在 ART 治疗 8~9 个月后。司他夫定胶囊引起的乳酸酸中毒最常见，研究证明，NRTIs 不仅能作用于病毒 DNA，阻止病毒 DNA 链的延长而抑制其复制，也能影响宿主细胞 DNA 聚合酶的活性，特别是线粒体 DNA 聚合酶的活性，从而产生线粒体毒性，线粒体受损至乳酸酸中毒，正常人血清乳酸浓度为 0.5 ~ 1.5mmol/L，血浆乳酸达 2mmol/L，诊断为高乳酸血症；血浆乳酸＞5mmol/L，伴 pH＜7.25，诊断为乳酸酸中毒；当血清乳酸＞10mmol/L 时，患者死亡率接近 80%。若没有条件做乳酸检测时，可检测血阴离子间隙，若阴离子间隙（AG）＞18mmol/L，排除其他酸中毒（尿毒症、酮症酸中毒、水杨酸中毒等），提示乳酸酸中毒。HIV 药物引起的乳酸酸中毒，应用透析治疗效果欠佳，最重要的治疗是及早停用 HIV 药物，对症治疗。若患者病情稳定，再次启动 ART 时，应避免使用核苷类反转录酶抑制剂；重新开始的 ART 方案可为 PIs/r+1NNRTIs，或选择含有 TDF/ABC 的 ART 方案。随着我国整合酶抑制剂的引进，患者的抗病毒药物选择种类增加。

乳酸酸中毒的临床表现：全身及消化道症状、消瘦、血乳酸升高、酸中毒，CPK、LDH、阴离子间隙升高，严重的可出现代谢性酸中毒、多器官功能受累。部分严重的乳酸酸中毒出现前可无高乳酸血症（无伴随临床症状）。

乳酸酸中毒的处理措施：监测血乳酸 3~5mmol/L，无症状时可严密观察，也可适当调整抗病毒治疗方案。当血乳酸大于 5mmol/L 时，先停止抗病毒治疗，待乳酸酸中毒纠正后，需更换为线粒体毒性小的抗病毒药物，如 EFV+LPV/r。

因此在 ART 时代，临床上若出现以下症状：①不明原因的显著的疲惫乏力；②恶心或呕吐；③胃、肝区疼痛不适；④腹痛；⑤肌肉疼痛；⑥呼吸增快；⑦突然出现周围神经病变；⑧血液循环不良；⑨不明原因体重减轻等，应高度警惕乳酸酸中毒的可能。乳酸酸中毒症状不典型，临床上极易误诊，延误病情。如果临床诊断可疑，则应停止抗病毒治疗，诊断仍需依靠血清乳酸测定。在基层医院的临床工作中，因无条件测定血清乳酸浓度，因此，当临床上出现以上症状经对症、支持治疗效果不好时，应该及时考虑乳酸酸中毒，并建议患者到有条件的医疗单位就诊，明确诊断。

【病例 103】恶心呕吐、胸闷气喘——乳酸酸中毒

段某，女，46 岁，农民，已婚。入院日期：2008 年 8 月 25 日，死亡日期：2008 年 8 月 31 日。

主诉：发现 HIV 感染 1 年余，恶心呕吐 3 个月，胸闷、气喘 1 周。

现病史：患者 1 年前因发热就诊时发现 HIV 感染，并在当地疾病控制中心行 HIV 确证试验阳性，查 CD4：91 个 /μL，于 2007 年 5 月开始

3TC+D4T+NVP 抗病毒治疗，服药依从性好，定期复查血常规、肝肾功能、血尿淀粉酶等无异常。3 个月前逐渐出现乏力、纳差、恶心、呕吐、咽痛，到郑州大学第一附属医院经胃镜检查诊断：①食管炎；②慢性浅表性胃炎（活动期）。2008 年 7 月 16 日按"胃炎，药物性肝炎"到我院治疗 6 天，症状减轻后出院。出院后仍间断出现纳差、乏力、恶心等症状，1 周前上述症状加重，进食即吐，伴胸闷、气喘，为求诊治进一步治疗，转入我院感染科。

既往史： 1992 年多次修补牙齿，无输血、献血史。配偶 HIV 抗体阴性，否认冶游史。

体格检查： T：36.7℃，P：120 次 / 分，R：35 次 / 分，BP：110/78mmHg。神志清，精神差，表情痛苦，体格检查合作。全身皮肤黏膜无黄染，浅表淋巴结未触及肿大。心率快，120 次 / 分，律齐。呼吸浅促，35 次 / 分，双肺未闻及干湿性啰音。腹软，剑突下压痛明显，无反跳痛。肝脾肋下未触及，肠鸣音正常。神经反射未见异常。

初步诊断： ①获得性免疫缺陷综合征。②胃炎？③乳酸酸中毒？

治疗经过： 入院后完善检查，心电图示：窦性心动过速，ST-T 改变。电解质示，钾：3.23mmol/L，肝功能、余电解质等无异常。CD4：242 个 / μL。胃镜示：慢性浅表性胃炎。胸部 CT 示：未见异常。动脉血气分析示，pH：7.32，PCO_2：24.1mmHg，PO_2：87mmHg，HCO_3^-：28.7mmol/L，BE：−15mmol/L，SO_2%：97%，Lac：8mmol/L。诊断为乳酸酸中毒，立即停用 ART 药物，给予吸氧、碳酸氢钠、大剂量维生素 B 等治疗。患者于 8 月 31 日 12 时开始出现腹痛，全身不适，烦躁，四肢冰凉，口唇发绀，呼吸急促，R：40 次 / 分，P：110 次 / 分，急查动脉血气分析示，pH：6.991，PCO_2：11.1mmHg，PO_2：126mmHg，HCO_3^-：32.7mmol/L，BE：−29mmol/L，SO_2%：97%，Lac：11mmol/L，继续补充碳酸氢钠、维生素、输血浆等抢救治疗，病情逐渐加重，出现昏迷；再次急查动脉血气分析示，pH：6.688，PCO_2：51.8mmHg，PO_2：63mmHg，HCO_3^-：5.8mmol/L，BE：−38mmol/L，

$SO_2\%$：56%，Lac：18mmol/L。于 2008 年 8 月 31 日 23 时经抢救无效死亡。

死亡诊断：①获得性免疫缺陷综合征；②乳酸酸中毒；③慢性浅表性胃炎。

点评：该病例 ART 抗病毒治疗 1 年，以胸闷、气喘为主要症状，伴有恶心、呕吐等消化道症状，经检查肝肾功能正常，胸部影像学检查正常，胃镜检查提示食管炎、慢性浅表性胃炎，第一次入院时由于临床医生对乳酸酸中毒认识不足，按"胃炎"治疗，没有及时查血乳酸，继续 HAART，病情逐渐发展到乳酸酸中毒，虽然停药对症治疗，但患者最终死亡。

这是我院诊断的第一例 ART 药物导致的乳酸酸中毒病例，教训可谓深刻。对长期接受抗病毒治疗的患者，应定期随访，若患者出现难以归类的症状，如没有原因可解释的显著的疲惫乏力、呼吸增快、恶心、呕吐、腹痛、肌肉疼痛和体重减轻等症状，应考虑到乳酸酸中毒的可能，及时检测血乳酸，做到早期诊断，尽早干预，以便取得良好的预后。

【病例 104】纳差、呕吐、腹痛——乳酸酸中毒

张某，男，17 岁，学生。入院日期：2009 年 7 月 8 日，死亡日期：2009 年 7 月 9 日。

主诉：纳差、腹胀 6 天，呕吐 2 天，突发剧烈腹痛 8 小时。

现病史：6 天前无明显原因出现纳差，进食量明显减少，伴有剑突下烧灼感，腹胀，在当地医院按"胃炎"给予口服药治疗，效果欠佳。2 天前出现间断呕吐，呕吐物为胃内容物，非喷射性，在当地小诊所按"胃肠炎"给予输液治疗，效差。于 1 天前进食香蕉后突发上腹部剧烈疼痛，呈持续性，伴阵发性加重。立即到我院检查，急诊诊断为：①急性上消化道穿孔；②感染中毒性休克；③ AIDS，收入我院外科治疗。

既往史：10 余年前外伤后输血治疗一次，输血 400mL。2005 年在我院体检发现 HIV 感染，于河南省疾病预防控制中心行 HIV 确证试验阳性，

CD4 为 270 个 /μL，开始给予 3TC+AZT+EFV 抗病毒治疗，患者服药依从性良好。2007 年查 CD4 细胞为 500 个 /μL，定期复查肝功能、血淀粉酶等正常。2008 年因"间断肝功能异常"发现丙肝病毒感染，丙肝病毒载量高，具体值不详。于半年前在当地开始干扰素 α-1b500μg，隔日 1 次，皮下注射；利巴韦林 0.2g，每日 3 次，口服，抗丙肝病毒治疗。无高血压、糖尿病病史。无伤寒、结核等传染病史；无外伤、手术史，无药物及食物过敏史。预防接种随社会计划免疫进行。

个人史：出生于原籍，高中学生，家庭生活居住条件一般，无长期外地环境居住史。无疫区、疫地居住史，无疫水接触史。无有毒、有害物质及放射性物质接触史；无烟酒嗜好。

家族史：父母身体健康，1 姐 1 弟均健康，HIV 抗体初筛均阴性。

体格检查：T: 38℃，P: 180 次 / 分，R: 36 次 / 分，BP: 80/60mmHg。神志清，精神差，急性病面容，四肢发凉，烦躁不安，呼吸急促，肺部体格检查无异常，全腹肌紧张，有压痛，以剑突下为著，无明显反跳痛，移动性浊音不明显，肠鸣音减弱，偶可闻及高调金属音。

辅助检查：急查血常规，WBC: 20.26×10^9/L，N%: 81.6%，HGB: 142.5g/L，PLT: 208×10^9/L；淀粉酶: 423IU/L；心肌酶，AST: 42U/L LDH: 314IU/L，CK: 1 160 IU/L，CK-MB: 25.3IU/L；肾功能，BUN: 7.1mmol/L，Cr: 144μmol/L，尿酸: 517μmol/L；血电解质，钾: 5.75mmol/L，Na^+: 142mmol/L，氯: 114mmol/L，Ca^{2+}: 2.37mmol/L；抗 HCV 阳性。

入院诊断：① HIV 感染。②消化道穿孔？感染性休克。

治疗经过：入院急查动脉血气分析，pH: 7.26，PCO_2: 35.8mmHg，HCO_3^-: 20.7mmol/L，BE: -8mmol/L，Lac: 12mmol/L，SO_2%: 94%。心电图：阵发性室上性心动过速；粪潜血阳性。外科检查排除急性上消化道穿孔，无手术指征，转入感染科治疗。

复查动脉血气分析，pH: 7.093，PCO_2: 8.6mmHg，PO_2: 104mmHg，SO_2%: 96%，HCO_3^-: 2.6mmol/L，BE: -27mmol/L，Lac: 18mmol/L。考虑

核苷类药物引起的乳酸酸中毒，立即停用 3TC+AZT+EFV 治疗，停用干扰素及利巴韦林抗丙肝治疗；及时补液扩容，持续胃肠减压；抗炎，补充碳酸氢钠、维生素等纠正酸中毒，抗心律失常等对症、支持治疗，患者症状无改善。逐渐出现意识丧失，中度昏迷，持续烦躁，测体温40℃，呼吸频快，50 次 / 分，压眶无反应，双侧瞳孔等大等圆，直径 2.5mm，对光反射迟钝，持续胃肠减压，引流出咖啡色胃内容物，大小便失禁。继续抢救治疗，效果差。于 7 月 9 日晨 5 时 50 分出现叹气样呼吸，R：10 次 / 分左右，HR：120 次 / 分，BP：70/30 mmHg，深昏迷，双侧瞳孔等大等圆，约 3.5mm，对光反应消失，立即给予尼可刹米针、多巴胺针等抢救治疗，于 7 月 9 日晨 6 时 10 分抢救无效死亡。

死亡诊断：① HIV 感染。②乳酸酸中毒、消化道应激性溃疡？心律失常（室上速），腹膜炎？③病毒性肝炎　丙型　慢性　中度。

点评：本例为年轻患者，3TC+AZT+EFV 抗病毒治疗 4 年，半年前开始干扰素 α–1b 和利巴韦林抗丙肝病毒治疗，就诊过程曲折，用药较多，表现为消化道症状，纳差、腹胀、烧心、呕吐，按胃炎、胃肠炎治疗；病情进展表现为"急腹症"到外科就诊，病情进展快，到我院时已经发生严重的乳酸酸中毒，经抢救无效，很快死亡。

乳酸酸中毒的危险因素除 D4T 等核苷类反转录酶抑制剂外，还包括肥胖、女性、妊娠、应用利巴韦林、Cr 清除率降低、CD4 细胞低下、NRTIs 的浓度及应用时间等。该患者发生严重的乳酸酸中毒，也不排除与合并应用利巴韦林有关，提示我们在治疗过程中应加强不良反应的监测。

【病例 105】乏力、恶心——乳酸酸中毒

潘某，女，42 岁，已婚，无业。入院日期：2012 年 6 月 7 日，出院日期：2012 年 9 月 28 日。

主诉：发现 HIV 感染 9 年，双下肢酸困、乏力、恶心 10 余天。

现病史：9年前"孕检"发现HIV感染，未行ART治疗。10个月前查HIV病毒载量为10^6拷贝/L，CD4值细胞为800个/μL，开始以"AZT+3TC+EFV"方案ART，半年前因"贫血"将"AZT"换为"D4T"治疗至今，依从性可。10天前患者感双下肢酸困、全身乏力，伴纳差、恶心，住院治疗。

既往史："甲状腺功能亢进"病史16年，1年前碘放射治疗3个月，现无明显不适。16年前因"白内障"曾行"晶体置换术"（具体不详）。6年"癫痫"病史，服用"丙戊酸钠片,2片（400mg），每日2次，口服；癫痫宁丸（中成药），6丸，每日2次，口服"至今。2年前有"肺结核"病史，抗结核治疗半年后停药，现已治愈。无输血、献血史；既往无肝炎病史。

个人史：出生原籍，小学毕业，在家务农。家居生活条件一般，无疫区居住史，无疫水接触史，无工业毒物、粉尘、放射性物质接触史；无烟酒嗜好，否认冶游史。

婚姻史：20岁结婚，夫妻感情好，丈夫为HIV感染者，已开始抗病毒治疗。抱养一女孩，健康。

家族史：父母体健，1哥1姐均体健，HIV抗体均阴性。家族中无其他遗传性疾病及其他传染病史。

体格检查：T：36.8℃，R：26次/分。神志清，精神差，表情痛苦，咽腔无充血，双侧扁桃体无肿大，双肺呼吸音粗，未闻及干湿性啰音。心肺听诊无异常。腹部膨隆，腹围增大，腹壁静脉曲张，肝脏肋下平脐可触及，脾肋下未触及，腹部移动性浊音阴性。双下肢无水肿。神经系统检查无异常。

辅助检查：静脉血乳酸：6.5mmol/L；血淀粉酶：503U/L；血脂，总胆固醇：7.17mmol/L，甘油三酯：9.23mmol/L。

腹部彩超：①肝实质弥漫性回声改变并体积增大（肋下16mm）（重度脂肪肝？）；②肝右叶低回声区（非均匀性脂肪沉积？）。

初步诊断：①HIV感染乳酸酸中毒，高脂血症，低蛋白血症；②重度脂肪肝；③癫痫；④白内障（左眼）。

治疗经过：入院后急查动脉血气分析，Lac：8.5mmol/L，pH：7.311；血常规、肝功能、CRP、肾功能、空腹血糖、心肌酶、电解质、ESR正常；甲状腺功能：正常；抗HCV、PCR-HCV-RNA、HAV-IgM、HEV-IgM抗体均阴性；凝血功能，PT：9.3秒，INR：0.59，PTA：222%，PTAA：19.9秒；D-二聚体：275ng/mL；T淋巴细胞亚群：CD4：983个/μL，CD4%：41%，CD4/CD8：0.72。腹腔B超：下腔静脉及肝左、肝中静脉未见异常，肝右静脉显示不清（肝左、中静脉内径分别为5mm、4mm）。

考虑ART药物引起的乳酸酸中毒，立即停用ART药物，给予复合维生素B、辅酶Q等降乳酸治疗；间断给予碳酸氢钠纠正酸中毒，非诺贝特胶囊调血脂治疗。继续丙戊酸钠片及癫痫宁丸抗癫痫，期间因为血乳酸高曾行血液透析及血液滤过治疗5次，效果欠佳。乳酸波动在8.80~13.20mmol/L，pH值7.251~7.370；患者诉双下肢酸困胀痛持续加重，腹部胀痛，全身乏力加重，伴恶心、干呕、食欲减退。经院内专家会诊，考虑丙戊酸钠也会引起乳酸酸中毒，停用丙戊酸钠治疗，碳酸氢钠及血液透析效果不佳，停用。给予苯巴比妥片（30mg，每日3次，口服）与癫痫宁丸继续抗癫痫治疗，复合维生素B、辅酶Q等降血乳酸，非诺贝特胶囊调血脂治疗。调整治疗后，患者症状逐渐减轻，复查动脉血乳酸较前下降，动脉血pH值正常，动脉血乳酸降至1.5mmol/L；患者无恶心呕吐，无胸闷胸痛。8月7日腹部彩超：肝实质弥漫性回声改变并肝大（肝右叶最大斜径198mm，肋下97mm，平脐）；重度脂肪肝。8月11日腹部CT平扫+增强：重度脂肪肝；8月17日腹部彩超：肝实质弥漫性回声改变并肝大（肝右叶最大斜径147mm，肋下62mm）。行肝脏组织活检：提示重度脂肪肝，伴轻度炎性反应，轻度纤维化，相当于G_1/S_1（图2-4-15）。经3个多月综合治疗，患者全腹膨隆减轻，肝脏剑突下及肋下60mm可触及，脾脏肋下未及，好转出院。

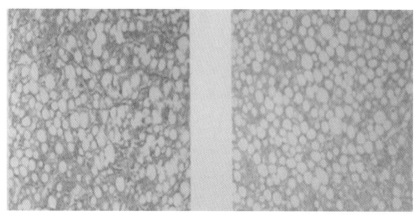

图 2-4-15　肝脏活检病理

点评：该患者发现 HIV 感染 9 年，病情复杂，联合用药多，曾反复住院治疗。抗病毒治疗 10 个月，开始"AZT+3TC+EFV"方案，因"贫血"将"AZT"换为"D4T"。治疗半年后出现双下肢酸困、全身乏力，伴恶心，且症状逐步加重，因患者为我院随访管理的艾滋病患者，医生对患者病情比较了解，同时对乳酸酸中毒的认识加深，所以诊断乳酸酸中毒比较及时。但经过降乳酸、血液透析等多种方法治疗效果不好，经全院专家会诊，分析病情，患者基础疾病多，联合用药，而丙戊酸钠也可触发线粒体代谢过程受损，司他夫定胶囊和丙戊酸钠两种药物合用会使乳酸酸中毒的发生率更高，并加重乳酸酸中毒，考虑多因素导致病情加重，故简化治疗方案，停用丙戊酸钠片，采用吸氧、补充维生素及辅酶 Q、肠外营养等全身对症支持治疗，病情逐渐稳定。严重乳酸酸中毒可加重肝脏脂肪沉积，加重脂肪肝，该患者肝组织病理证实为重度脂肪肝。

七、中枢神经系统不良反应——头晕、妄想、精神异常

【病例 106】依非韦伦引起的精神异常

田某，男，45 岁。入院日期：2012 年 11 月 6 日。

主诉： 发现 HIV 感染 11 个月，头晕 20 天。

现病史： 11 个月前体检发现 HIV 抗体初筛阳性，并行确证试验阳性，CD4 细胞不详，未行 ART 治疗。4 个月前因"发热、纳差"在我院按"①获得性免疫缺陷综合征并肠道感染，消耗综合征，真菌性口炎；②丙肝肝硬化，活动性失代偿期并脾功能亢进"住院治疗，入院时查 CD4：14 个 /μL 给予保肝降酶、利胆退黄、抗感染及营养对症支持治疗。机会性感染得到控制，肝功能好转，后开始 3TC+TDF+EFV 方案 ART 治疗，口服抗病毒药物第 1 周，有轻度头晕，后症状逐渐减轻。于 20 天前（服用抗病毒药物 2 个月后）无明显诱因出现头晕，偶有头痛，无恶心、呕吐，无视力改变，肢体活动正常，体温正常，在当地医院治疗效果差，再次转我院治疗。

既往史： 18 年前多次单采血浆。无精神疾病史。

体格检查： 形体消瘦。神志清，精神差。全身皮肤黏膜及巩膜无黄染，浅表淋巴结未触及肿大。颈软，无抵抗。口腔黏膜及舌面未见白斑。听诊双肺呼吸音清，未闻及干湿性啰音。心脏听诊无异常。腹平软，无压痛，无反跳痛。肝脏肋下及剑突下未触及，脾肋下 2cm 可触及，质中等，无触痛，墨菲征阴性。肝区无叩击痛。双下肢无水肿。神经系统检查无异常。

初步诊断： ①获得性免疫缺陷综合征并中枢神经系统病变？②丙肝肝硬化　失代偿期并脾功能亢进。

诊疗经过： 入院后继续 ART，为排除中枢神经系统病变，进行头颅 CT 平扫未见异常。腰椎穿刺术，测颅压为 $50mmH_2O$。脑脊液常规：无色清晰无凝块，潘氏试验阴性，细胞总数为 $0.01 \times 10^9/L$，墨汁染色未找到隐球菌。脑脊液生化检查 ADA：37U/L（偏高），余正常。脑脊液 HCMV-DNA、TB-DNA 均小于检测下限，脑脊液涂片未发现抗酸杆菌，脑脊液培养无细菌生长。

入院 1 周后凌晨患者突然出现妄想，情绪异常激动，考虑与 EFV 的副作用有关，暂停 ART（先停用 EFV，1 周后停用另外两种药物），请心理内科会诊，给予心理干预，1 周后头晕、头痛缓解，未再出现精神异常。因患者合并有丙肝肝硬化，不再选择更换奈韦拉平（NVP），故更换为

3TC+TDF+LPV/r 方案治疗。

出院诊断：①获得性免疫缺陷综合征；②精神病；③丙肝肝硬化 失代偿期并脾功能亢进。

患者转归：服用 3TC+TDF+LPV/r 后随访 3 个月，患者未再出现精神异常。

点评：该患者进行腰椎穿刺术，结合脑脊液检查结果，排除中枢神经系统病变，考虑为依非韦伦精神异常的不良反应，停药并对症处理后症状消失。

依非韦伦是我国目前一线抗病毒治疗方案中首选的非核苷类药物之一。依非韦伦相关神经精神不良反应的发生率为 40%～50%，成为限制该药使用的主要因素。神经精神症状通常为轻度至中度，其中最主要的不良反应包括眩晕、失眠、困倦、注意力不集中、幻觉及异梦，严重精神障碍罕见。

依非韦伦相关的神经精神严重不良反应需引起临床医师重视，由于一些大规模的随机对照试验仅仅关注是否是"严重神经精神症状"，而较少提及具体的症状，因而很难得到确切评价。不过，国外仍有零星的病例报告指出依非韦伦可引起躁狂、严重抑郁或精神病，严重时需要药物干预和住院治疗。该例患者出现严重精神障碍时难以配合治疗，给予暂停用 ART，短程使用抗精神病药以及更换依非韦伦为蛋白酶抑制剂，并配合心理干预，使得症状缓解，抗病毒治疗得以顺利进行。

鉴于依非韦伦可能发生的严重神经精神不良反应，准备接受依非韦伦治疗的患者需要询问既往是否存在精神疾病史，并在治疗期间密切监测。如出现严重神经精神症状应及时更换抗病毒治疗方案，给予心理干预，必要时使用抗精神病药。但需注意抗精神病药物和 ART 药物之间的相互作用。如三环类抗抑郁药与 PIs 合用，理论上三环类抗抑郁药与 PIs 血药浓度均升高，应减少三环类抗抑郁药的用量。如氟伏沙明与 PIs 合用，理论上 PIs 血药浓度升高，应注意监测 PIs 的不良反应。

八、脂代谢异常——高脂血症、胰腺炎

【病例 107】腹痛、腹胀——急性胰腺炎、脓毒症

患者，毛某，男，37岁，职员。入院日期：2013年6月8日凌晨3时急诊入院。

主诉： 发现HIV感染3年，腹痛、腹胀12小时。

现病史： 3年前，患者因"发热、腹泻"就诊时发现HIV抗体初筛试验阳性，确证试验阳性，CD4：600个/μL，当地给予AZT+3TC+LPV/r抗病毒治疗，服药依从性欠佳，未定时服用，有漏服现象。12小时前，患者无明显诱因出现腹痛，脐周疼痛明显，腹胀、泛酸、烧心、恶心、呕吐，呕吐物为胃内容物，体温正常，无咳嗽、咳痰、胸闷、胸痛等症状，于当地人民医院住院治疗，考虑：① HIV感染；②胰腺炎。给予"左氧氟沙星针"等对症治疗，效果差，患者腹痛剧烈，不能忍受，持续不缓解，急诊转入我院。

既往史： 无冠心病、糖尿病、高血压病等慢性病史。吸烟史9年，约20支/天，无饮酒史。冶游史不详。

家族史： 家族中无类似疾病史。

体格检查： T：36.8℃，P：105次/分，R：26次/分，BP：130/68mmHg。体态偏胖，神志清，精神差，急性面容，轮椅推入病房，心肺听诊正常。腹部膨隆，脐周压痛、反跳痛，肝上界位于右锁骨中线上第5肋间，肋下及剑突下未触及，墨菲征阴性，肝区无叩击痛。脾脏肋下未及，腹部叩诊呈鼓音，移动性浊音阴性，肠鸣音消失。

入院急查： 血常规，WBC：22×10^9/L，N%：91.14%，L%：4.74%，PLT：327×10^9/L。血生化，甘油三酯：10.7mmol/L，总胆固醇：13.99mmol/L，脂肪酶：253U/L，淀粉酶：524U/L，血糖：8.34mmol/L；电解质，钾：4.29mmol/L，钠：133mmol/L，氯：96mmol/L，钙：2.16mmol/L，磷：0.75mmol/L，镁：1.88mmol/L。PCT：0.07ng/mL，CRP：25.4mg/L。腹平片正常。

初步诊断：① HIV 感染；②急性胰腺炎；③高脂血症。

治疗经过：住院后嘱患者卧床休息，暂禁食、水。给予胃肠减压，亚胺培南西司他丁钠针1.0，每小时1次，抗感染治疗，乌司他丁针抑制炎症反应，泮托拉唑针抑酸、保护胃黏膜治疗。生长抑素持续泵入抑制腺体分泌治疗。维生素、氨基酸、丙氨酰谷氨酰胺、转化糖等营养支持治疗。次日查房，患者腹痛、腹胀无缓解，给予山莨菪碱针肌内注射后疼痛可减轻，发热，体温38.5℃。复查，WBC：22.6×10^9/L，N%：91.71%，L%：5.22%，RBC：3.63×10^{12}/L，HGB：156g/L，PLT：289×10^9/L；CRP：115.6mg/L，PCT：0.76ng/mL。血标本严重脂血，总胆固醇：11.01mmol/L，甘油三酯：12.6mmol/L，低密度脂蛋白：8.92mmol/L，脂肪酶：202.6U/L，淀粉酶：419U/L，较前略有下降。空腹血糖：8.22mmol/L。血气分析，pH：7.338，Lac：3.8mmol/L，PCO_2：22.1mmHg，PO_2：78mmHg，HCO_3^-：24.2mmol/L，SO_2%：94.7%，BE：−9.83mmol/L，阴离子间隙：10.2mmol/L。T淋巴细胞亚群，CD3：776个/μL，CD4：470个/μL，CD8：306个/μL，CD4%：61%，CD4/CD8：1.54。尿淀粉酶：1 670U/L。彩超：肝脏体积增大并实质弥漫性回声改变，胆囊壁毛糙，胰腺腺体体积增大并实质回声改变，腹腔积液（少量）。胰腺MRI：胰腺炎伴腹腔多发积液可能性大。诊断明确，继续禁食、水，胃肠减压，抗感染、生长抑素持续泵入抑制腺体分泌，血必净清除内毒素血症，泮托拉唑抑酸。考虑患者病情重给予持续血液滤过（CRRT）治疗48小时。

患者转归：住院治疗9天，患者体温正常，腹痛、腹胀缓解，外周血WBC：11.89×10^9/L，N%：72.34%，CRP：57mg/L，血脂肪酶、淀粉酶逐渐下降至正常，甘油三酯降至6.47mmol/L，腹部检查无异常，好转出院。

出院诊断：① HIV 感染；②急性胰腺炎并高乳酸血症、低蛋白血症、代谢性酸中毒并呼吸性碱中毒，电解质紊乱（低钠、低磷、低钙血症）；③高脂血症。

点评：

（1）高脂血症与急性胰腺炎有病因学关联，但确切机制不清楚。可能与血液黏稠度增加，导致胰循环障碍，胰缺氧；胰血管被凝聚的脂肪栓塞，胰缺血坏死；胰腺被脂肪浸润；甘油三酯被脂肪酶分解，形成有毒性的游离脂肪酸，破坏小血管壁和促进微血栓的形成等有关。目前认为，血中甘油三酯为 11.25 ~ 22.58mmol/L，即易引发急性胰腺炎。

（2）高脂血症性胰腺炎的临床特点是个体肥胖，或有家族肥胖史，日常饮食不规律，有暴饮暴食史。病后腹痛症状和腹膜炎体征不明显，早期仅表现为腹胀痛、恶心、发热，而中毒性休克在进展期出现。

（3）高脂血症性胰腺炎的治疗，对高甘油三酯血症性胰腺炎按重症胰腺炎治疗是第一原则，高甘油三酯血症必须给予相应的治疗。强调低脂饮食和降血脂药物的应用。当急性胰腺炎恢复后，则针对高甘油三酯血症，给予口服降脂药物，如非诺贝特缓释胶囊200mg，1次；如果患者是混合性高脂血症，则可使用他汀类药物降血脂。同时要控制饮食，限制脂肪的摄入，要戒烟戒酒，加强运动，应注意定期随访血脂和肝功能。

（4）针对该患者体态较胖，有长期吸烟史。AZT+3TC+LPV/r 治疗 3 年，患者高脂血症既有其自身运动少、吸烟不良嗜好及不注意饮食习惯的因素，也不排除抗病毒药物蛋白酶抑制剂克立芝对脂肪代谢的影响。重要的是在日常生活中该患者没有加强对血脂的监测与干预，导致出现较严重的后果。

（5）艾滋病患者抗病毒治疗后出现脂代谢异常是普遍现象，临床医生在患者随访过程中要重视对血脂、血糖代谢异常的干预处理，包括对患者健康知识的宣教，取得患者的配合，减少代谢异常导致的非 AIDS 相关并发症的发生，提高患者生活质量。

九、复方磺胺甲噁唑致巨幼细胞性贫血（叶酸缺乏）

【病例108】纳差，乏力——巨幼细胞性贫血

贾某，男，21岁，未婚，无业人员。入院日期：2016年11月22日，出院日期：2016年12月5日。

主诉： 发现HIV感染18年，纳差、乏力、口腔溃疡1个月余。

现病史： 18年前患者于当地行HIV确证试验阳性，CD4细胞不详。10年前开始ART，方案不详，一直口服复方磺胺甲噁唑（SMZ）（每次2片，每日1次）至今。2年前更换ART方案为：TDF+3TC+EFV，依从性可，CD4细胞不详。1个多月前患者开始出现纳差、乏力，饮食量减少至既往1/5，间断出现恶心、呕吐，呕吐物为胃内容物，口腔内多发溃疡，伴疼痛感，乏力，爬楼梯3层即感心慌、气喘，无咳嗽、咳痰，于当地查CD4细胞约400个/μL，当时未诊治。1周前患者因上述症状就诊于当地医院，按"AIDS，贫血，口腔溃疡"予以输液（具体不详）及口服"琥珀酸亚铁""维生素B$_{12}$"治疗，上述症状稍改善。2016年11月22日收入我科，近1个月体重减轻约5kg。

既往史： 平素体健，否认肝炎、结核等传染病史，否认手术、外伤史，19年前于当地有输血史，输血原因及输血成分具体不详。无药物食物、过敏史。

个人史： 生长于原籍河南，无长期外地居住史，无烟酒嗜好。

婚育史： 未婚。

家族史： 父母身体健康，否认家族遗传病史。

体格检查： T：37.1℃，P：115/分，R：20/分，BP：130/85mmHg，体重：63kg。神志清，精神差。贫血貌，全身皮肤黏膜、巩膜无黄染，睑结膜苍白，口唇苍白，舌尖、硬腭旁、唇内侧可见多个类圆形溃疡，大小不等，最大约1.5cm×1.0cm，口腔黏膜无白斑。颈软，甲状腺未触及肿大。听诊

两肺呼吸音粗，未闻及干湿性啰音。心率为115次/分，律齐，各瓣膜听诊区未闻及杂音。腹软，右中腹部有压痛，无反跳痛，肝脾肋下、剑突下未触及，双下肢无水肿，病理征未引出。

辅助检查： 心电图：窦性心动过速，T波改变。上腹部彩超示：肝实质回声轻度弥漫性改变，脾增厚。胸部CT平扫未见明显异常。血常规，WBC：4.01×10^9/L，N：2.85×10^9/L，RBC：1.18×10^{12}/L，HGB：43g/L，HCT：12.6%，MCV：106.80fL，MCH：36.40pg，PLT：141×10^9/L；ESR：12mm/h；PCT：0.07ng/mL；贫血三项，铁蛋白：505.40ng/mL，维生素B_{12}：231.60pg/mL，叶酸：0.77ng/mL；生化，CRP：29.17mg/L，TBIL：13.81μmol/L，ALT：16U/L，AST：37U/L，LDH：969.0U/L，Cr：33μmol/L；CD4：246个/μL，CD4/CD8：0.46；G试验及GM试验：阴性；HCV-RNA载量小于检测下限；EBV-DNA小于检测下限；直接人球蛋白Coombs试验阴性；大便隐血阳性。

初步诊断： ①获得性免疫缺陷综合征；②巨幼细胞性贫血（重度）；③口腔溃疡。

治疗经过： 入院后先给予停用复方磺胺甲噁唑，继续ART，予以口服叶酸片（10mg，每日3次），输注悬浮红细胞6U（11月23日、11月24日、11月26日各输注2U）。11月26日复查血常规，WBC：8.11×10^9/L，N：4.20×10^9/L，RBC：2.10×10^{12}/L，HGB：70g/L，HCT：21.10%，MCV：100.50fL，MCH：33.30pg，PLT：146×10^9/L。患者呈现大细胞贫血、因长期服用复方磺胺甲噁唑，考虑与药物引起的叶酸缺乏有关，但患者拒绝行骨髓穿刺。后未再输注红细胞，患者口服叶酸、康复新液促进溃疡愈合，配合营养支持治疗。11月30日复查血常规示，WBC：6.92×10^9/L，N：4.53×10^9/L，RBC：3.16×10^{12}/L，HGB：103g/L，HCT：33.60%，MCV：106.30fL，MCH：32.60pg，PLT：292×10^9/L；CRP：1.93mg/L；LDH：478U/L；PCT < 0.05ng/mL；大便常规隐血阴性。为进一步排查叶酸缺乏的胃部吸收障碍病因，于12月2日行胃镜检查提示：反流性胃炎，反流性食

管炎，Hp 阴性。加用熊去氧胆酸治疗胆汁反流。患者临床症状明显改善，于 2016 年 12 月 5 日出院。

出院诊断：①获得性免疫缺陷综合征；②巨幼细胞性贫血（重度）；③口腔溃疡；④反流性胃炎；⑤反流性食管炎。

随访情况：经电话随访，患者停用复方磺胺甲噁唑后于当地多次复查血常规，未再出现贫血，临床症状已改善。

点评：巨幼细胞贫血，是由于脱氧核糖核酸（DNA）合成障碍所引起的一种贫血，主要系体内缺乏维生素 B_{12} 和（或）叶酸所致，亦可因遗传性或药物等获得性 DNA 合成障碍引起。本症特点是呈大细胞性贫血，骨髓内出现巨幼红细胞系列，并且细胞形态的巨型改变也见于粒细胞、巨核细胞系列，甚至某些增殖性体细胞。该巨幼红细胞易在骨髓内破坏，出现无效性红细胞生成。

叶酸缺乏的病因：①摄入不足。②需要增加，如妊娠期妇女、生长发育的儿童及青少年以及慢性反复溶血、白血病、肿瘤、甲状腺功能亢进及长期慢性肾衰竭用血液透析治疗的患者，叶酸的需要都会增加，如补充不足就可发生叶酸缺乏。③药物的影响，如甲氨蝶呤、氨苯蝶啶、乙胺嘧啶能抑制二氢叶酸还原酶的作用，影响四氢叶酸的生成。诊断标准：①有叶酸缺乏的病因及临床表现；②外周血呈大细胞性贫血（MCV ＞100fL）；③骨髓呈现典型的巨幼型改变，无其他病态造血表现；④血清叶酸水平降低＜ 6.81nmol/L；⑤试验性治疗有效。

艾滋病患者 CD4 细胞低于 200 个 /μL 时，给予复方磺胺甲噁唑预防 PCP 及弓形虫脑病，通过 ART 恢复或重建免疫功能后停用，一般不会造成严重的不良反应。本例患者预防口服复方磺胺甲噁唑片（每次 2 片，每日 1次）约 10 年，医生与患者未深入沟通，未根据 CD4 细胞情况及时停用，引起叶酸缺乏，最终导致重度贫血，是比较罕见的，也值得汲取教训。